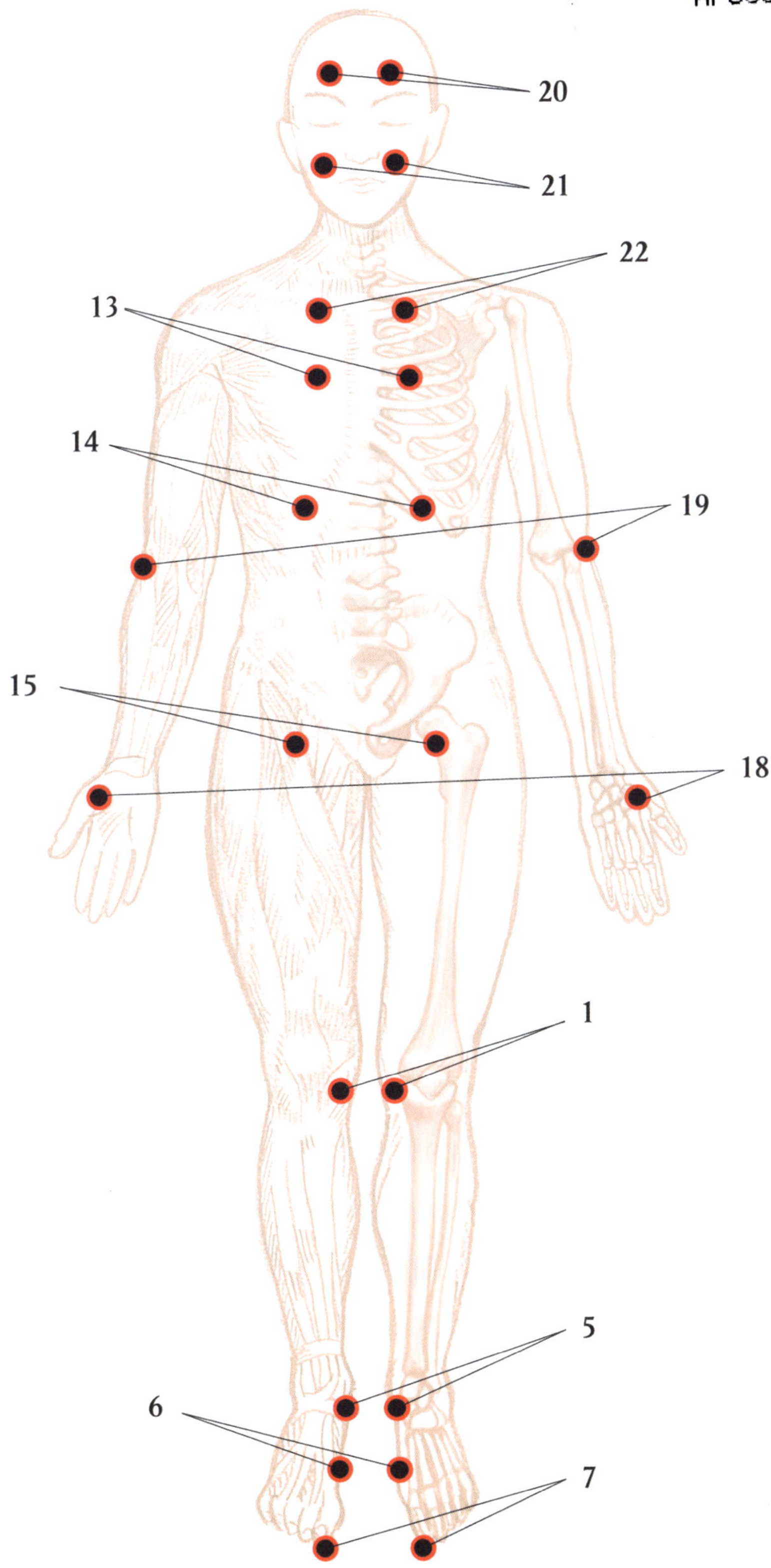
20
21
22
13
14
19
15
18
1
5
6
7

JIN SHIN JYUTSU für Frauen

Waltraud Riegger-Krause

Jin Shin Jyutsu für Frauen

Sanfte Selbsthilfe für die Wechseljahre sowie die körperliche und die geistige Fruchtbarkeit

IRISIANA

Inhalt

7 Jin Shin Jyutsu für die Zeit des Wandels

8 Lebenskunst Jin Shin Jyutsu

10 Eingebettet in die Gesetze der Natur
13 Was ist Jin Shin Jyutsu?
15 Selbsterkenntnis – der erste Schritt
17 Die Kraft in unseren Händen
19 Einfache Selbsthilfe

24 Die Energieströme in unserem Körper

26 Der Hauptzentralstrom – der Strom zur Hormonregulierung
31 Die Betreuerströme – Ausgleich der Kräfte
33 Diagonale Vermittlerströme – alles kommt in Bewegung
35 Die zwölf Organströme – Energie für die Organe

36 Harmonie und Ausgeglichenheit durch den Atem und die Finger

38 Atem ist Leben
41 Die Kraft der Gedanken
44 Finger halten beeinflusst das Denken
49 Der Finger-Zehen-Strom
50 Acht Mudras – Helfer des Bewusstseins

54 Lebenszyklen der Frau

56 Kosmische Rhythmen
59 Körperliche Veränderungen in den Wechseljahren
61 Energetische Veränderungen in den Wechseljahren
63 Beginn der Weisheit
65 Entwicklungsstadien und die Tiefen

76 Die 26 »Sicherheits«-Energieschlösser

78 Strömen verändert das Bewusstsein
79 Die »Sicherheits«-Energieschlösser im Überblick

114 Individualisierte Körperfunktionsenergie
116 Alles wirkt ineinander
116 Lungenfunktionsenergie – zweite Tiefe, Element Luft
121 Dickdarmfunktionsenergie – zweite Tiefe, Element Luft
124 Magenfunktionsenergie – erste Tiefe, Element Erde
127 Milzfunktionsenergie – erste Tiefe, Element Erde
130 Herzfunktionsenergie – fünfte Tiefe, Element Feuer
134 Dünndarmfunktionsenergie – fünfte Tiefe, Element Feuer
137 Blasenfunktionsenergie – vierte Tiefe, Element Wasser
141 Nierenfunktionsenergie – vierte Tiefe, Element Wasser
145 Zwerchfellfunktionsenergie – sechste Tiefe, Element Feuer (Urfeuer)
148 Nabelfunktionsenergie – sechste Tiefe, Element Feuer (Urfeuer)
152 Gallenblasenfunktionsenergie – dritte Tiefe, Element »Schlüssel«
155 Leberfunktionsenergie – dritte Tiefe, Element »Schlüssel«

160 Energetische Muster harmonisieren
162 Schnelle Hilfe bei Beschwerden
162 Fruchtbarkeit
163 Unfruchtbarkeit
164 Menstruationsbeschwerden
166 Zyklusstörungen
168 Myome und Endometriose
170 Spannungen in der Brust
171 Schilddrüsenprojekte
173 Emotionale Schwankungen
175 Konzentrationsstörungen und Vergesslichkeit
176 Migräne
177 Hitzewallungen
178 Schlafstörungen
180 Herzrasen und Herzrhythmusstörungen
181 Libido
182 Trockene Schleimhäute und Haut
183 Osteoporose
184 Blasenschwäche

185 Anhang
185 Selbsthilfe bei alltäglichen Beschwerden
188 Literatur
189 Register
192 Über dieses Buch

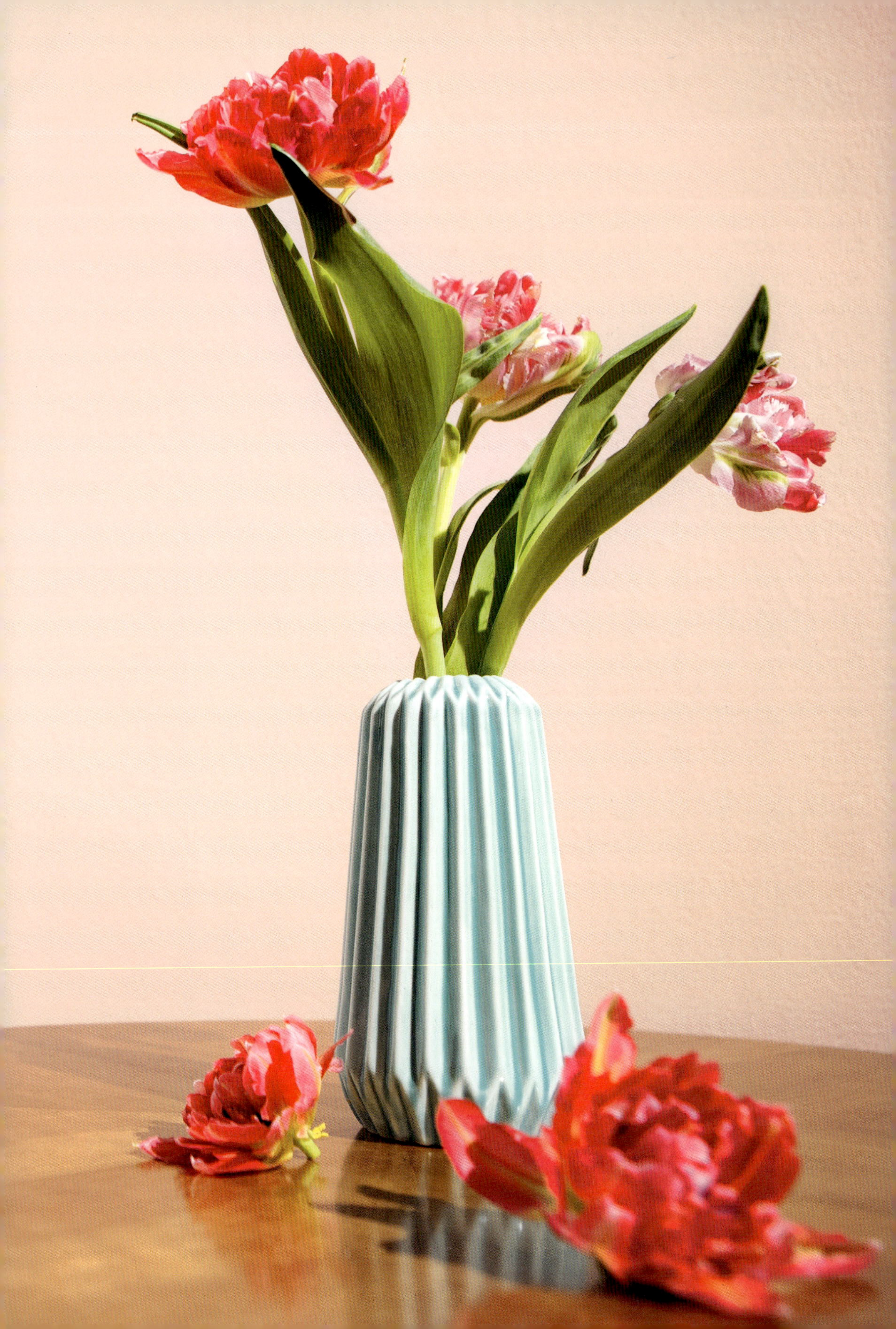

Jin Shin Jyutsu für die Zeit des Wandels

In der westlichen Kultur erleben viele Frauen die Wechseljahre verbunden mit körperlichen und psychischen Beschwerden. Obwohl die Schulmedizin die Wechseljahre gern als Krankheit darstellt, sind sie eher eine Chance für einen Neubeginn. Die Chinesen nennen die Wechseljahre einen »zweiten Frühling«. Sie beginnen oft dann, wenn sich auch die Lebenssituation vieler Frauen verändert. Wir können keine Kinder mehr gebären, die Kinder sind aus dem Haus, der Partner ist eventuell entfremdet, man muss sich um die Eltern kümmern und der Körper durchläuft eine Veränderung. Das geht häufig mit beruflichen Herausforderungen einher, da man vielleicht nicht mehr so leistungsfähig ist oder weil Jüngere bevorzugt werden. So sind wir gezwungen zu reflektieren, wie wir bis jetzt gelebt haben. Sind unsere Träume erfüllt worden? Oder wollen wir noch einmal etwas ganz Neues in Angriff nehmen?

Nicht jede Frau erlebt die Wechseljahre schmerzhaft. Etwa ein Drittel der Frauen hat nur geringe Beschwerden und ein Drittel gar keine. Der Körper macht eine große hormonelle und energetische Umstellung durch, ähnlich wie in der Pubertät. Diese Umwandlung vollzieht sich über mehrere Jahre hinweg, und das Auf und Ab der Hormone und Gefühle kann anstrengend sein. Je früher wir Frauen uns gut um uns kümmern, desto weniger Beschwerden werden wir im Laufe unseres Lebens haben.

Nicht immer sind die Wechseljahre mit Beschwerden verbunden. Treten jedoch welche auf, hilft das Jin Shin Jyutsu dabei, wieder in die eigene Mitte zu finden.

Mit Jin Shin Jyutsu zu Ruhe und Gelassenheit

Hier bietet Jin Shin Jyutsu eine kraftvolle Möglichkeit, eventuelle Beschwerden zu lindern, uns mit Energie aufzuladen und mehr in die Ruhe und Gelassenheit zu kommen. Dieselben Energieströme, die sich in der Pubertät verstärkt bilden, um die Fruchtbarkeit einzuleiten, wandeln sich in den Wechseljahren um, sodass eine geistige Fruchtbarkeit entstehen kann. Diese bringt uns in eine neue, spannende Phase unseres Lebens. Wenn wir sie bewusst durchlaufen, können wir Ängste und Unsicherheiten abwenden.

Das vorliegende Werk beschreibt die energetischen Zusammenhänge des Themas in Anlehnung an die fernöstliche Medizin und bietet einfache Selbsthilfesequenzen zur Harmonisierung des Menschen und seiner Lebensenergie. Gleichzeitig schenkt es uns eine Einführung in die Kunst des Jin Shin Jyutsu.

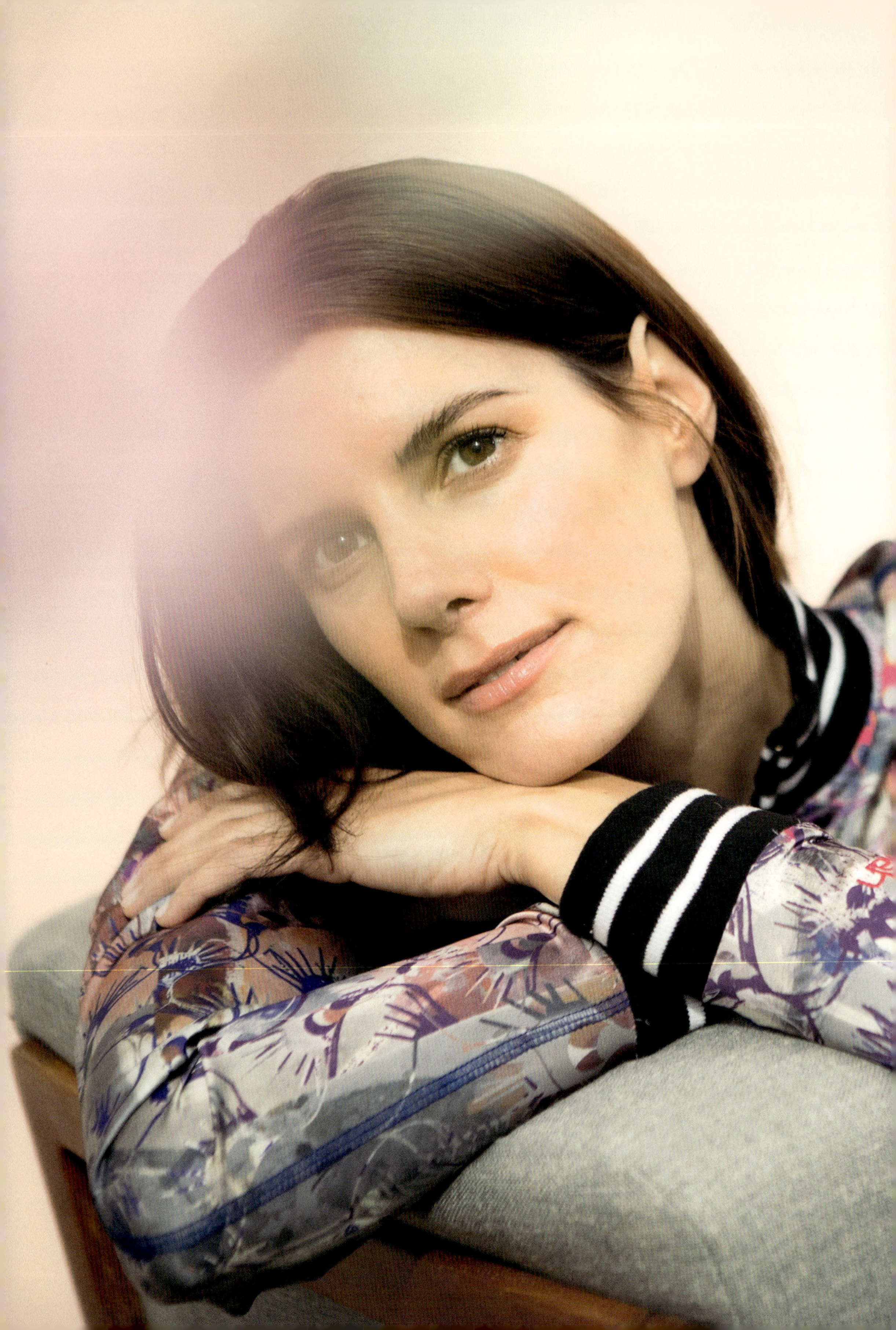

LEBENSKUNST JIN SHIN JYUTSU

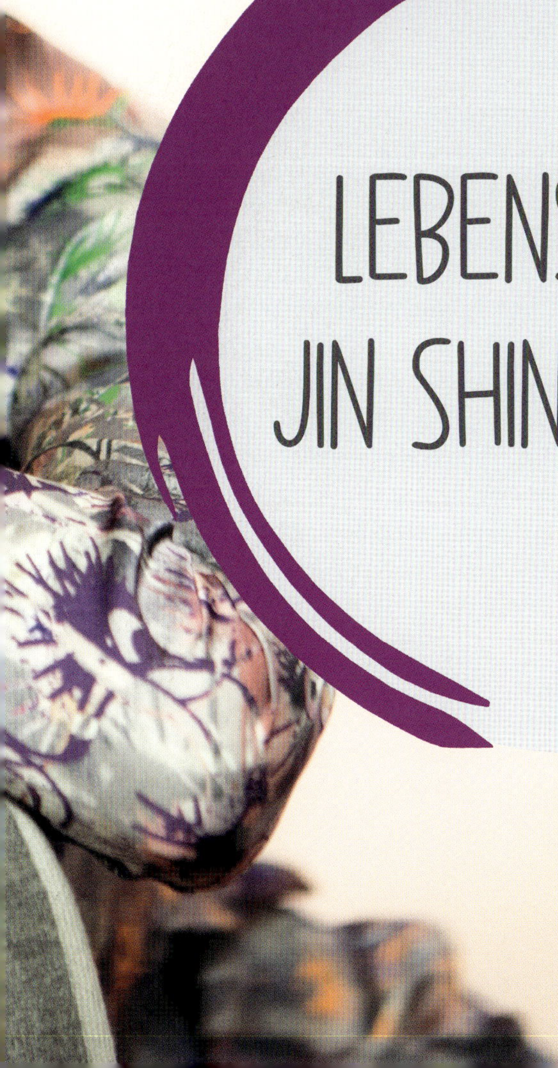

Eingebettet in die Gesetze der Natur

Unser Körper ist von Energiebahnen durchzogen, auf denen Energiepunkte liegen. Durch das Halten dieser Energiepunkte kann Heilung geschehen.

Die Lehre des Jin Shin Jyutsu wurde Anfang des letzten Jahrhunderts von Jiro Murai in Japan wiederentdeckt und mündlich an seine Schüler weitergereicht. Sie beschreibt eine Lebenskunst, die uns hilft, uns »selbst zu erkennen« und unseren Lebensstil mit den Gesetzen des Universums in Einklang zu bringen. Im alten Japan wurde diese Methode als Selbsthilfe zur Heilung mündlich von Generation zu Generation weitergetragen. Jin Shin Jyutsu spricht davon, dass der Mensch von einem feinen System von Energiekanälen durchzogen ist, die Licht in den Körper bringen und ihn mit den universellen feinstofflichen Kräften verbinden. Durch das Berühren dieser Energiebahnen und das Halten bestimmter Energiepunkte sind wir in der Lage, Schmerzen und Beschwerden zu lindern.

Die Grundlage für das Jin Shin Jyutsu ist die Philosophie des Ostens, die den Menschen in die Gesetze der Natur eingebettet sieht. Dieser Lehre zufolge formt sich das Leben aus einer Lebensenergie, die sich in verschiedenen Tiefen und Feinheitsgraden von den unsichtbaren kosmischen Kräften bis hin zum sichtbaren Körper manifestiert und die uns jederzeit als erfrischende Quelle der Kraft für Geist, Seele und Körper zur Verfügung steht.

Durch unsere moderne, gestresste Lebensweise oder durch emotionale und gedankliche Einstellungen kann diese Lebensenergie stagnieren. Das führt zu emotionaler Unausgeglichenheit und körperlichen Beschwerden.

Das vorliegende Buch möchte dem Leser die vielschichtigen Zusammenhänge näherbringen und gezielt zum Thema Frauengesundheit und Wechseljahre einfache Möglichkeiten der Selbsthilfe aufzeigen. Es ist sowohl für Anfänger geeignet, die hier wertvolle Hinweise und einfache Griffe zur täglichen Anwendung finden, als auch für Fortgeschrittene, die durch das Aufzeigen von Zusammenhängen ihr Selbststudium vertiefen können.

JIN SHIN JYUTSU, PHYSIO PHILOSOPHY® ist in den USA urheberrechtlich geschützt und Eigentum der JIN SHIN JYUTSU® INC., Scottsdale, Arizona.

Jiro Murai – Entdecker alten Wissens

In einem lebensbedrohlichen Zustand erfuhr Jiro Murai, der japanische Begründer des Jin Shin Jyutsu, Heilung durch das Formen von Mudras. Mudras sind Fingerpositionen, die in allen Kulturen zu finden sind. Durch das Beugen, Strecken und Aneinanderlegen der Finger wird unsere körpereigene Schwingung erhöht und geistig-spirituelle Energie im Körper bewegt. Das führt zu innerer Harmonie für Körper, Geist und Seele.

Bei seinen späteren Forschungen fand Jiro Murai alte Schriften, darunter auch das japanische Weisheitsbuch *Kojiki,* in denen die Geheimnisse über Energiebahnen und -punkte aufgezeichnet waren. Jiro Murai bildete eine Synthese aus diesem überlieferten Wissen und seinen eigenen Erfahrungen und entwickelte eine Lebenskunst, die er Jin Shin Jyutsu nannte. Der Name »Jin Shin Jyutsu« (gesprochen: Dschin Schin Dschitsu) stammt aus dem Japanischen:

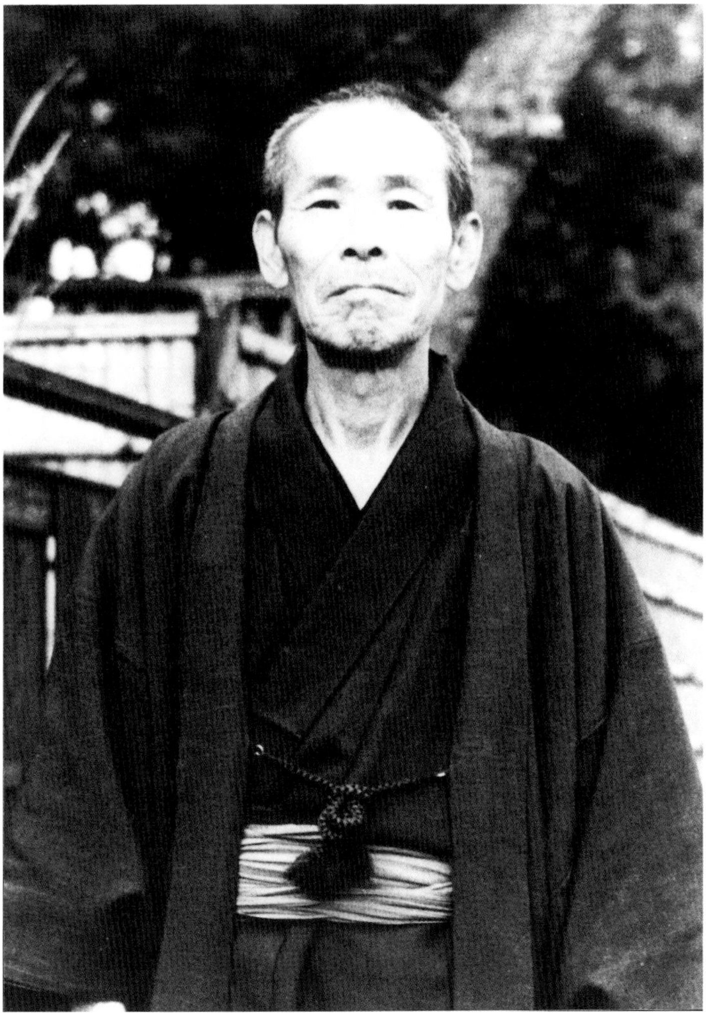

Jiro Murai entdeckte das Jin Shin Jyutsu, die »Kunst des Schöpfers durch den mitfühlenden Menschen«, zu Beginn des vergangenen Jahrhunderts in Japan wieder.

Jin bedeutet der (mitfühlende, wissende) Mensch.
Shin bedeutet der Schöpfer oder der Geist Gottes.
Jyutsu bedeutet Kunst.
Demnach bedeutet Jin Shin Jyutsu die Kunst des Schöpfers durch den mitfühlenden Menschen.

Jin Shin Jyutsu kommt in den Westen

Jiro Murais treue Schülerin Mary Burmeister brachte das Jin Shin Jyutsu in den Westen. Mary wurde 1918 in Seattle in den USA als Tochter japanischer Eltern geboren. In den 1940er-Jahren ging sie – unzufrieden mit ihrer Situation in den USA und gleichzeitig neugierig auf ihr Vaterland – nach Japan. Auf der Suche nach dem Sinn des Lebens war sie für alles Neue offen. Sie wollte Diplomatie studieren und gab nebenbei Englischunterricht, um sich ihren Lebensunterhalt zu verdienen.

Eines Tages wurde sie von Frau Soto, einer ihrer Englischschülerinnen, in deren Haus zu einem Vortrag von Meister Jiro Murai eingeladen.

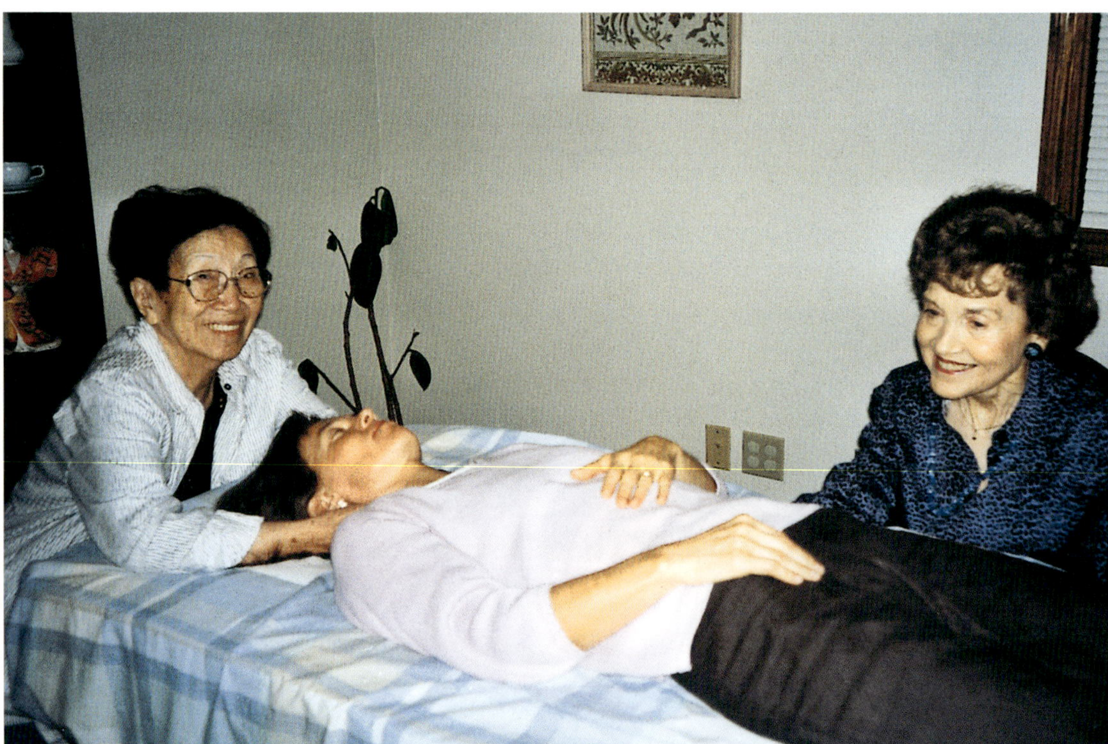

Mary Burmeister – links im Bild – war Jiro Murais Schülerin und brachte die Kunst des Jin Shin Jyutsu in den Westen.

Er wollte Mary schon lange kennenlernen und ihr ein Geschenk überreichen, das sie in die USA mitnehmen sollte – Jin Shin Jyutsu. Mary lauschte seinem Vortrag und war sehr berührt. Eine Ahnung, die tief in ihr schlummerte, wurde wachgerüttelt. Sie wurde Jiros Schülerin.

Mary beschreibt ihre Erfahrungen folgendermaßen: »Jin Shin Jyutsu erweckt unser Bewusstsein für die einfache Tatsache, dass alles, was wir für Harmonie und Gleichgewicht mit dem Universum benötigen – sei es geistig, seelisch oder körperlich –, in uns selbst liegt. Durch dieses Bewusstsein wird ein Gefühl des vollständigen Friedens, der Gelassenheit, der Sicherheit und der inneren Einheit erweckt.«

Mary Mariko Iino studierte zwölf Jahre lang mit Jiro Murai, sechs davon in Japan. 1954 kehrte sie in die USA zurück, um Gil Burmeister zu heiraten. Nach einem erfüllten Leben als Mutter, Jin-Shin-Jyutsu-Praktizierende und -Lehrerin verließ sie die physische Welt am 27. Januar 2018. Sie verabschiedete sich in ihren Kursen oft mit den Worten: »Danke, und in bedingungsloser kosmischer Liebe verlasse ich euch physisch und werde mit euch allen ewig EINS SEIN. Möge jede/r Einzelne von euch den Lehrer im Inneren entdecken und die Freude sein.«

Es gibt eine unsichtbare Welt, die die sichtbare durchdringt.

Gustav Meyrink

Was ist Jin Shin Jyutsu?

Im Jin Shin Jyutsu wird beschrieben, dass allem Leben im Universum und somit auch dem Leben in unserem Körper eine Kraft oder Energie zugrunde liegt, die dieses Leben ermöglicht.

Jiro Murai beschreibt eine Lebensenergie, die sich aus der kosmischen Quelle in verschiedenen Stufen – hier Tiefen genannt – immer mehr verdichtet, um unser Bewusstsein, die Gedanken, die Emotionen und den physischen Körper zu bauen. Er überlieferte uns eine Methode, die zeigt, wie wir durch das Berühren und Halten von verschiedenen Stellen am Körper diese Lebensenergie im Fluss halten können.

Universelle Lebensenergie

Viele Kulturen sprechen von einer universellen Kraft, die alle Dinge durchdringt und in Bewegung hält. Diese Kraft hat viele Namen. Die Inder nennen sie Prana, die Chinesen Chi und die Japaner Ki, im Westen nennen wir sie vitale Lebensenergie. Gemeint ist dieselbe pulsierende Kraft, die allem Leben innewohnt.

Auch die moderne Wissenschaft hat inzwischen herausgefunden, dass alle Materie letztendlich Energie ist. Max Planck formulierte dies in einer Rede folgendermaßen: »Und so sage ich nach meinen Erforschungen des Atoms dieses: Es gibt keine Materie an sich. Alle Materie entsteht und besteht nur durch eine Kraft, welche die Atomteilchen in Schwingung bringt und sie zum winzigsten Sonnensystem des Alls zusammenhält.« An anderer Stelle sagte er: »Materie an sich gibt es nicht, es gibt nur den belebenden, unsichtbaren, unsterblichen Geist als Urgrund der Materie [...] den ich mich nicht scheue, Gott zu nennen.«

Das Jin Shin Jyutsu geht davon aus, dass diese vitale Lebensenergie in ganz bestimmten Mustern durch unseren Körper fließt. Wenn sie ungehindert fließen kann, sind wir rundum gesund und kraftvoll, geistig, seelisch und körperlich. Allerdings kann diese Lebensenergie durch unseren Lebensstil, unsere Gewohnheiten, unsere Gedanken und Gefühle in Disharmonie geraten, wodurch vielfältige Beschwerden hervorgerufen werden. Es bilden sich Verspannungen und Verhärtungen entlang den Energiebahnen. Die Lebensenergie ist blockiert, festgehalten, umgeleitet, sie verliert an Kraft. Ähnliches passiert durch Traumata und Unfälle oder eine lang andauernde, einseitige körperliche Betätigung.

Ich glaube, dass Heilen auf nicht-materiellem Weg, durch geistige Methoden, eine Zukunft ungeahnter Möglichkeiten hat. Und ich glaube, dass ihr Bereich allmählich über das, was wir heute, zu Recht oder Unrecht, als funktionell bezeichnen, hinauswachsen und auch alles Organische umschließen wird.

C. G. Jung

Durch die Anwendung von Jin Shin Jyutsu können wir diesen Energiefluss wieder in Harmonie bringen und zu unserem inneren Gleichgewicht zurückkehren.

Energienetzwerk des Körpers

Ähnlich wie das Blut über die Blutgefäße im Körper verteilt wird, fließt die vitale Lebensenergie entlang einem weit verzweigten Energienetzwerk durch unseren Körper und versorgt alle Zellen mit Vitalität. In der Elektroakupunktur konnten diese Energieströme sogar schon gemessen und sichtbar gemacht werden.

Bei der Anwendung des Jin Shin Jyutsu arbeiten wir mit den Händen und legen sie auf bestimmte Stellen am Körper, die sogenannten »Sicherheits«-Energieschlösser (SES), um den Fluss der Lebensenergie in uns auszugleichen. Die »Sicherheits«-Energieschlösser sind nicht nur Punkte, sondern handtellergroße Zonen entlang den verschiedenen Energiebahnen. Mary wählte diesen Namen, da sie sich zu unserer Sicherheit verschließen, wenn wir unseren Körper oder unsere Seele überlasten. Dieses Verschließen macht sich als Schmerz oder Unwohlsein bemerkbar, was uns letztlich darauf hinweisen soll, dass etwas nicht stimmt. Meist folgen wir dieser Stimme und ändern unsere Verhaltensweisen. Das Berühren und Halten der »Sicherheits«-Energieschlösser wird auch Strömen genannt. Anders als bei anderen Behandlungsmethoden, die anregen oder beruhigen, wird im Jin Shin Jyutsu durch einfaches Halten ohne Druck und Reiben die Lebensenergie harmonisiert. Dadurch geschieht der Ausgleich im Körper ganz von selbst.

Gott hat keine anderen Hände als die deinen.

Kloster Ottilien, Walzenhausen

Selbsterkenntnis – der erste Schritt

Für Jiro Murai war Jin Shin Jyutsu eine Lebenskunst. Wenn wir in einem geströmten Zustand sind, können wir über unsere persönlichen Probleme hinaussehen und den größeren Zusammenhang erkennen, in den wir eingebettet sind. Jenseits unserer persönlichen Belange gibt es viele kleine Dinge, die glücklich machen: eine Blume am Wegrand, Sonne, die durch Laub fällt, ein warmer Kaffee zur richtigen Zeit, einem Kind beim Spielen zuzusehen …

Dadurch erscheinen uns die Unannehmlichkeiten des Alltags weniger dramatisch, und wir entdecken Leichtigkeit und Freude in uns. Anstatt uns immer nur darauf zu konzentrieren, was in unserem Leben gerade nicht funktioniert, beginnen wir, die vielen kleinen Dinge wahrzunehmen, die positiv sind. Der erste Schritt ist die Wahrnehmung. Wir werden uns bewusster, wie wir denken. Oft rutschen wir automatisch in die immer wieder gleichen, uns begrenzenden negativen Gedanken. Auch wenn wir sie noch nicht sofort ändern können, hilft uns schon das Bewusstwerden dieser Haltung. Das ist der erste Schritt. Jin Shin Jyutsu ist die Kunst, MICH SELBST ZU ERKENNEN.

Über den Körper die Seele heilen

Häufig verdrängen wir unsere seelischen Bedürfnisse und beachten sie nicht in gleichem Maße wie die körperlichen Beschwerden. Deshalb bekommen wir dann manchmal eine körperliche Krankheit, um einen seelischen Heilungsprozess durchzumachen.

Jin Shin Jyutsu für Körper, Geist und Seele

Strömen fördert die körperliche Gesundheit

- Indem die Lebensenergie ungehindert fließt, können alle Zellen und Gewebeschichten besser versorgt werden.
- Der Körper wird effektiver entgiftet.
- Der Stoffwechsel wird angeregt.
- Der Körper gerät in eine tiefe Entspannung und kann dadurch vegetative und funktionelle Störungen ausgleichen.
- Kreislauf und Verdauung werden harmonisiert.
- Das Immunsystem wird gestärkt.

Strömen fördert die seelische Gesundheit

- Die Stimmung hellt sich auf.
- Das Selbstbewusstsein wird gestärkt.
- Alte Verhaltensmuster werden aufgelöst.
- Die Einstellungen – Sorgen, Ängste, Wut, Trauer und Bemühung – werden harmonisiert.
- Depressive Verstimmungen lösen sich auf.
- Die Ausstrahlung verbessert sich.

Strömen fördert die spirituelle und geistige Harmonie

- Negative Gedankenmuster lösen sich auf.
- Gelassenheit und Heiterkeit entwickeln sich.
- Neue »Aha-Erlebnisse« entstehen.
- Die geistige Klarheit wird gefördert.
- Spirituelle Einsichten werden vermehrt gewonnen.
- Das Bewusstsein erweitert sich.

Meist spüren wir schon lange, bevor eine Krankheit ausbricht, dass in unserem Inneren etwas nicht stimmt und dass sich eine Disharmonie anbahnt. Aber wir wollen das Problem zunächst nicht wahrhaben und verdrängen es.

Manchmal erhalten wir noch einen zweiten und sogar dritten Hinweis; spätestens dann müssten wir etwas unternehmen, tun es aber trotzdem nicht, bis uns schließlich der Körper sehr deutlich zu verstehen gibt, dass wir etwas verändern müssen. Doch dann ist es oft schon zu spät, dann hat der Körper schon mit einer Krankheit reagiert. Erst wenn sich die körperliche Erkrankung eingestellt, wenn sich seelischer Kummer als physische Krankheit manifestiert hat, haben wir verstanden. Gerade hier kann das Jin Shin Jyutsu oft enorme Erleichterung bringen, denn es arbeitet auf der feinstofflichen, psychischen und körperlichen Ebene gleichermaßen.

Die Kraft in unseren Händen

Kinder beruhigen sich schnell, wenn die Mutter ihre Hand auf eine schmerzende Stelle legt. Uns tut es gut, wenn jemand unseren verspannten Nackenmuskel greift oder auch nur die Hand darauflegt. Wir praktizieren das Handauflegen unbewusst in unserem Alltag.

In der Chakrenarbeit wird beschrieben, dass in den Handinnenflächen sogenannte Nebenchakren wohnen, die mit dem Herzchakra verbunden sind. In der indischen Mythologie symbolisieren die Hände die heilige Handlung.

Der Biophotonenforscher Fritz-Albert Popp fand heraus, dass bei Heilern, die mit Handauflegen arbeiten, die Biophotonenemission während ihrer Arbeit massiv ansteigt. In der Anwendung der Kunst des Jin Shin Jyutsu lernen wir, dass es die universelle Energie des Lichts ist, die bei jedem Menschen durch die Hände fließt. Mary vergleicht die Hände mit einem »Kanal, durch den die unendlichen ästhetischen Kräfte des Schöpfers fließen«.

Mit der Kraft unserer Hände können wir allein durch Handauflegen Blockaden lösen und den Fluss der Energie in unserem Körper anregen. Dadurch entstehen Harmonie und Gesundheit.

Das Strömen

In der Anwendung des Jin Shin Jyutsu legen wir entweder unsere Finger oder die gesamte Handfläche auf die gewünschte Körperstelle über die Kleidung. In der Regel halten wir zwei Energieschlösser gleichzeitig, sodass die Energie zwischen diesen beiden Polen ins Fließen kommt. Durch das bewusste Berühren oder Halten eines Energieschlosses oder eines Fingers benutzen wir die Kraft der Hände, um Blockaden zu lösen und den Energiefluss im Körper anzuregen. Wir lassen es strömen. Deswegen wird die Anwendung des Jin Shin Jyutsu bei uns selbst oder bei anderen Strömen genannt. Wir strömen eine Stelle in der Regel so lange, bis

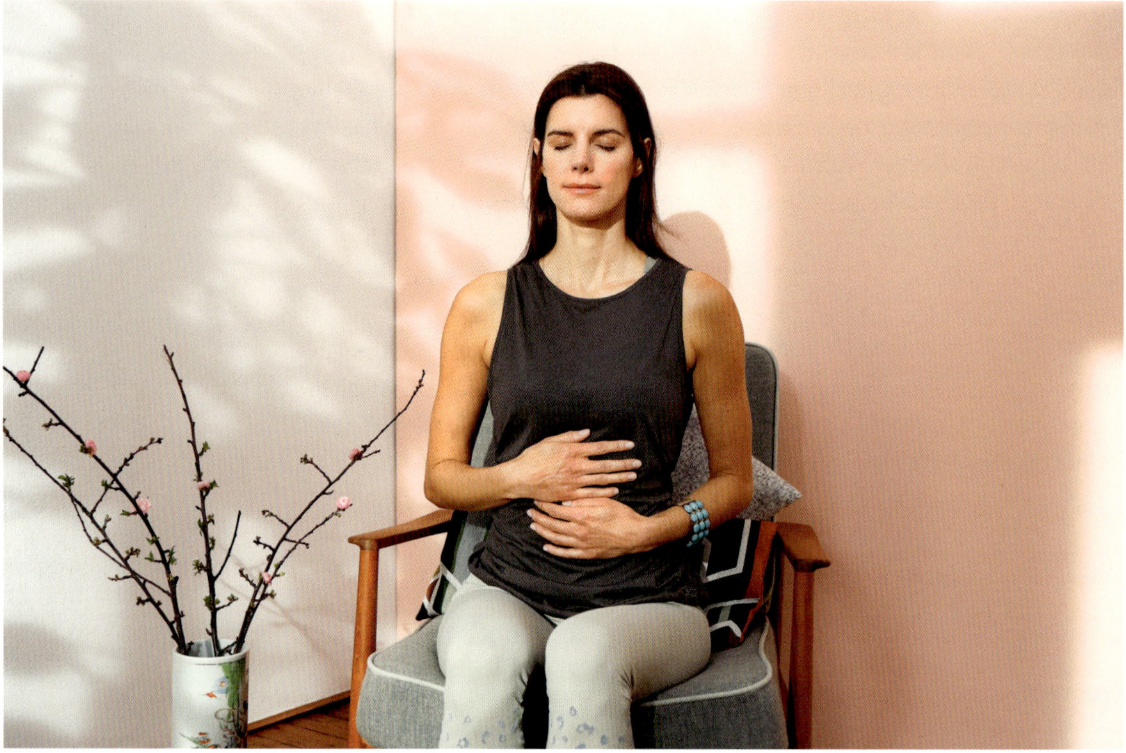

Beim Strömen werden beide Hände über der Kleidung auf den Körper gelegt, bis wir ein kräftiges Pulsieren in den Fingern verspüren. Meist strömen wir zwei »Sicherheits«-Energieschlösser gleichzeitig – eines mit jeder Hand.

wir ein kräftiges Pulsieren unter unseren Fingern oder in der Handfläche wahrnehmen. Dies ist ein Zeichen dafür, dass Energie fließt. Können wir jedoch am Anfang des Lernens dieses Pulsieren noch nicht spüren, bleiben wir einfach drei bis fünf Minuten an jeder Position.

Mary vergleicht unsere Hände auch mit Starthilfekabeln. Indem wir sie bei uns oder bei anderen auflegen, helfen wir, dass sich die persönliche Lebensbatterie durch die große Energiequelle des Kosmos wieder auflädt. Dabei geben wir nicht unsere eigene Energie ab, sondern lassen es durch uns hindurchfließen. Oder, wie Mary es formulierte: »Der, der strömt, der das Starthilfekabel ist, ist nur ein Zuschauer. Der Geströmte ist derjenige, der sich selbst heilt.«

Im Jin Shin Jyutsu arbeiten wir mit 26 sogenannten »Sicherheits«-Energieschlössern (SES) auf der linken Körperseite und 26 »Sicherheits«-Energieschlössern auf der rechten Körperseite. Wenn wir zwei Energieschlösser gleichzeitig mit unseren Händen halten, geben wir ihnen gewissermaßen Starthilfe. Dadurch lösen sich deren Blockaden, und die vitale Lebensenergie in den Strömen kann wieder ungehindert fließen.

Einfach Beobachter sein

Beim Anwenden des Jin Shin Jyutsu sind wir einfach Beobachter. Dabei können wir uns sogar unterhalten, die Energie fließt trotzdem. Wenn wir allerdings mit unserer Aufmerksamkeit in unseren Händen sind und mit unserem Herzen fühlen, was das Energieschloss uns mitteilen möchte, ist die Wirkung stärker. Da wir nichts »machen«, werden wir auch nicht müde beim Strömen. Wir geben nicht unsere eigene Energie, sondern lassen ES strömen. Dadurch nehmen wir auch keine Energie vom Geströmten auf. Je weniger wir uns in den Weg stellen, desto besser kann die Energie fließen. Dieses Fließen kann als rhythmisches Pulsieren, Kribbeln oder Ziehen, als Wärme- oder Kältegefühl erlebt werden. Jeder Mensch nimmt Energie unterschiedlich wahr.

Setzen Sie sich nicht unter Druck, wenn Sie am Anfang noch nichts spüren. Die meisten Menschen haben sich ihr Leben lang nur mit der Materie, dem Sichtbaren, befasst, und so kann es einige Zeit dauern, bis auch das Unsichtbare wahrgenommen werden kann.

Wenn die Kraft der Achtsamkeit und des mitfühlenden Zuhörens in dir ist, kann deine Gegenwart eine heilende und beruhigende Wirkung auf andere ausüben. Du brauchst dich nur dazuzusetzen und dem Menschen, der sich dir anvertraut, zuzuhören.

Thich Nhat Hanh

Projekte statt Probleme

Wenn der Arzt einem kranken Menschen die Diagnose mitteilt, stellt sie meist nicht nur für den Betroffenen einen Schock dar, sondern auch für die Menschen in seinem Umfeld – vor allem wenn es sich um eine schwerwiegende Krankheit handelt. Oft projizieren auch die Angehörigen ihre Ängste mit hinein, und die Erkrankung wird zu einem unlösbaren Problem. Probleme aber machen wiederum Angst, und diese lähmt uns in unseren Handlungen. Das Strömen hingegen lindert nicht nur Beschwerden, sondern bietet auch eine Möglichkeit, selbst aktiv zu werden und etwas zu verändern. Deshalb sprechen wir im Jin Shin Jyutsu in Bezug auf Krankheiten von Projekten, an denen wir arbeiten können.

Einfache Selbsthilfe

In früheren Zeiten wurde in den Familien in Japan die Lebenskunst des Jin Shin Jyutsu als Selbsthilfe praktiziert. Das Wissen dazu wurde von Generation zu Generation überliefert, bis es allmählich in Vergessenheit geriet. Jiro Murai dürfen wir als Wiederentdecker der Lebenskunst des Jin Shin Jyutsu betrachten, und durch Mary wurde diese Kunst auch dem Westen geschenkt.

Für die Selbstanwendung gibt uns Mary ganz einfache Griffe mit einer starken Wirkung. Wir wenden uns nach innen und schenken uns eine liebevolle Berührung. Wir lernen uns neu kennen, durch Aufmerksamkeit, durch genaue Beobachtung unserer Gedanken und Gefühle. Dabei sind wir ganz im Jetzt, in diesem einen Moment. Mary sagte: »Im Jetzt haben wir alles, was wir für wahres Glücklichsein brauchen, zur Verfügung. Die Vergangenheit ist schon vorbei, die Zukunft noch gar nicht da. Leben geschieht im Jetzt.«

Strömen ist ein Geschenk, das wir uns selbst oder anderen machen können. Da wir dabei keine Energie von uns selbst abgeben und auch keine vom anderen aufnehmen, ist es nicht anstrengend oder erschöpfend.

Je mehr wir die Kunst des Jin Shin Jyutsu anwenden, desto deutlicher erkennen wir, was wir benötigen, um in Harmonie zu leben. Wir werden uns bewusst, dass wir vielleicht unsere Gewohnheiten ändern müssen. Und wir werden erkennen, dass wir unser Leben selbst in die Hand nehmen können und den Gegebenheiten nicht hilflos ausgeliefert sind.

Geströmt werden

Alle Griffe, die für die Selbsthilfe angegeben werden, können wir auch bei anderen Menschen anwenden. Viele Menschen aus der Familie oder dem Freundeskreis freuen sich, wenn wir sie strömen.

Mit der Zeit wird sich unsere Fähigkeit zu fühlen verfeinern. Dann spüren wir genau, wo das Zentrum eines Energieschlosses ist. Wir spüren die Beschaffenheit des Gewebes, den Widerstand, die Spannung, die Überladung oder Leere und Bedürftigkeit.

Dabei drücken die Finger nicht, und trotzdem schmerzt es manchmal den Klienten. Vielleicht hat er ungelöste Probleme im Körper angestaut oder ist einfach nur verspannt. Sobald wir, als Geströmte, ausatmen und loslassen, wird es besser.

Anwenden der Kunst

Für die Anwendung des Jin Shin Jyutsu benötigen wir nichts weiter als unsere Hände und einen bequemen Platz, an dem wir uns wohlfühlen – vielleicht ein Sofa mit einer warmen Decke und ein paar Kissen, um die Arme beim Strömen zu unterstützen. Am besten, wir nehmen uns täglich ein- oder zweimal eine halbe Stunde dafür Zeit. Wenn das nicht möglich ist, können wir die Strömgriffe auch einfach in unseren Alltag integrieren. Beispielsweise das Fingerhalten können wir fast unbemerkt während einer Besprechung, während der Fahrt zur Arbeit im Zug oder beim Lesen und Fernsehen ausüben.

Reaktionen auf das Geströmtwerden

Meist fühlen wir uns nach den ersten Selbsthilfeübungen gleich schon wohler und entspannter. Oder wir spüren, dass unser Körper verspannt ist und wir ihn vernachlässigt haben. Jin Shin Jyutsu zeigt uns unseren wahren Zustand. Und so sind wir nach dem Strömen manchmal erfrischt und wach und ein anderes Mal müde – das kommt ganz auf unsere aktuelle Tagesverfassung an.

Wenn Blockaden gelöst werden, können sich auch eingelagerte Gefühle und Emotionen lösen und auf dem Weg nach draußen noch einmal durch unser Bewusstsein fließen. Wir bekommen noch einmal die Gelegenheit, sie anzuschauen, eventuelle Widerstände zu spüren und uns von ihnen zu verabschieden.

Wenden wir Jin Shin Jyutsu regelmäßig an, wird unser Gehirn gewissermaßen auf die Wirkung der Behandlung »programmiert«. Dann können wir uns schneller entspannen.

Regelmäßige Anwendung

Die regelmäßige Anwendung ist wichtig. Durch das wiederholte Halten derselben Sequenz über einen längeren Zeitraum hinweg wird das Gehirn gepolt und schaltet dann schon bei der ersten Berührung auf Entspannung. Von Entspannungsmethoden wie autogenem Training ist bekannt, dass sie unsere Gehirnfrequenz auf die heilende Alpha-Schwingung einstimmen. Dies erzeugt eine tiefgreifende Erneuerung und hilft, Stress abzubauen. Dieselbe Tiefenentspannung erreichen wir beim Anwenden unserer Starthilfekabel, sowohl bei der Selbstanwendung als auch bei der Behandlung durch andere. Strömen reduziert die Ausschüttung von Stresshormonen und regt das parasympathische Nervensystem an, das uns in die Entspannung bringt.

Bei der Strömbehandlung durch andere können wir ganz abschalten und uns in die Hände des anderen fallen lassen. Manchmal erkennt ein anderer die Ursachen der Disharmonien sogar besser als wir selbst – er hat eine größere Distanz. Nach dem Strömen sehen wir alles gelassener. Viele Sorgen und Ängste sind verschwunden. Die meisten Menschen wissen gar nicht mehr, wie es ist, wenn man sich richtig wohlfühlt.

Ihr persönliches Selbsthilfeprogramm

Zusätzlich zu besonderen Sequenzen bei bestimmten Symptomen der Wechseljahre ist es wichtig, immer wieder die Hauptströme wie Zentralstrom, Betreuerströme und Vermittlerströme zu machen sowie die große Umarmung und das Halten der Finger. Stellen Sie sich Ihr individuelles Selbsthilfeprogramm selbst zusammen.

Wählen Sie dazu Griffe für die tägliche Gesundheitspflege und Entspannung sowie Griffe für Ihre ganz speziellen Bedürfnisse.

Das tägliche Grundprogramm

Hast du ein unangenehmes Gefühl, dann halte nicht daran fest, koche es nicht immer wieder auf. Lass es lieber in Ruhe, damit es fließen kann. Die Welle der Gefühle wird von selbst abebben, wenn du ihr nicht durch dein Beharren Nahrung gibst.

Haemin Sunim

Für das tägliche Grundprogramm sind die folgenden Selbsthilfeübungen geeignet:

- Selbsthilfeübung 1: Der Atem (siehe S. 39)
- Selbsthilfeübung 2: Die Finger (siehe S. 45ff.)
- Selbsthilfeübung 3: Der Hauptzentralstrom (siehe S. 28ff.)
- Selbsthilfeübung 4: Die Betreuerströme (siehe S. 32f.)
- Selbsthilfeübung 5: Die Vermittlerströme (siehe S. 34)

Wählen Sie aus diesen eine bis zwei Übungen aus, die Sie eine Zeit lang praktizieren. Nehmen Sie immer wieder einmal eine andere Übung dazu und lassen Sie eine bereits praktizierte weg – ganz nach Ihren eigenen Bedürfnissen. Das Sammeln eigener Erfahrungen ist das Wichtigste auf dem Weg zur Selbsterkenntnis.

Spezielle Bedürfnisse

Sie können Ihr Grundprogramm speziell nach Ihren individuellen Bedürfnissen mit einer oder zwei zusätzlichen Übungen aus den Kapiteln »Die 26 ›Sicherheits‹-Energieschlösser« (siehe S. 76ff.), »Individualisierte Körperfunktionsenergie« (siehe S. 114ff.) oder »Mit Jin Shin Jyutsu energetische Muster harmonisieren« (siehe S. 160ff.) ergänzen. Alle Übungen können beliebig miteinander kombiniert werden. Folgen Sie dabei einfach Ihrer Intuition.

Zur täglichen Harmonisierung und Vorbeugung gegen Krankheiten reicht ein- bis zweimal täglich ein etwa 20- bis 30-minütiges Strömen, je nach Belastung und Stress. Wenn Sie besonders viel Stress im Alltag erfahren oder ein akutes Projekt haben, brauchen Sie das Strömen häufiger, allerdings nicht länger als eine Stunde am Stück. Fühlen Sie selbst, was Ihnen guttut.

Die Selbsthilfe durch das Strömen sollte so selbstverständlich zu Ihrem Alltag gehören wie das Zähneputzen. Bei ihr gibt es keine zeitliche Begrenzung. Sie spüren selbst am besten, wie lange Ihnen das Strömen guttut. Wenn Sie das allerdings nicht genau spüren, sollten Sie nicht länger als eine Stunde am Stück strömen. Bei der Anwendung bei anderen sollten Sie auch nicht länger als eine Stunde strömen. Bei Kindern oder sehr alten und kranken Menschen verkürzt sich die Anwendungszeit auf 20 Minuten.

Informieren Sie sich auch über die Zusammenhänge der einzelnen Beschwerden. Dauerhafte Gesundheit entsteht nur, wenn Sie die Ursachen einer Erkrankung erkennen und beseitigen. Es wird immer der ganze Mensch geströmt, nicht nur seine Symptome.

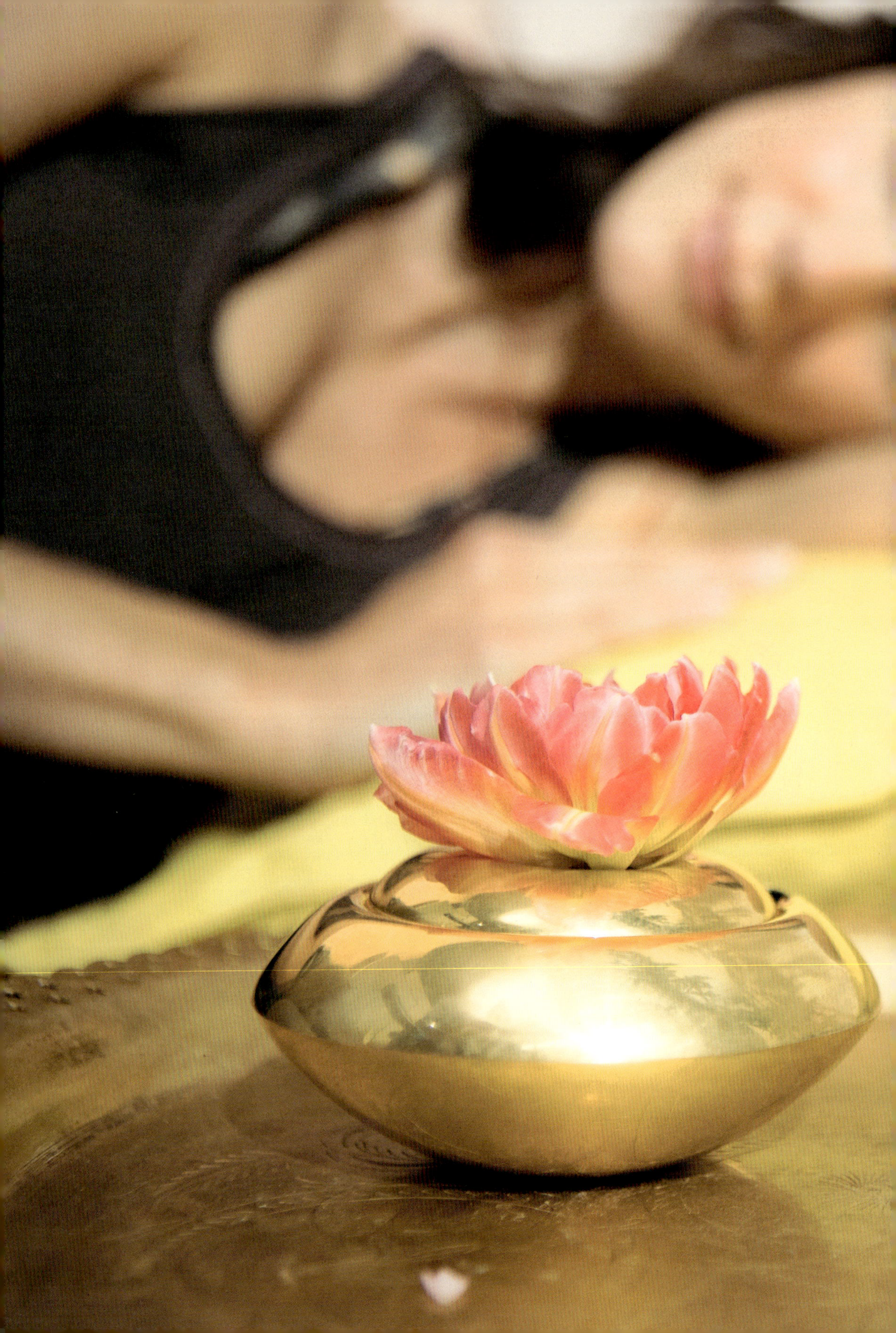

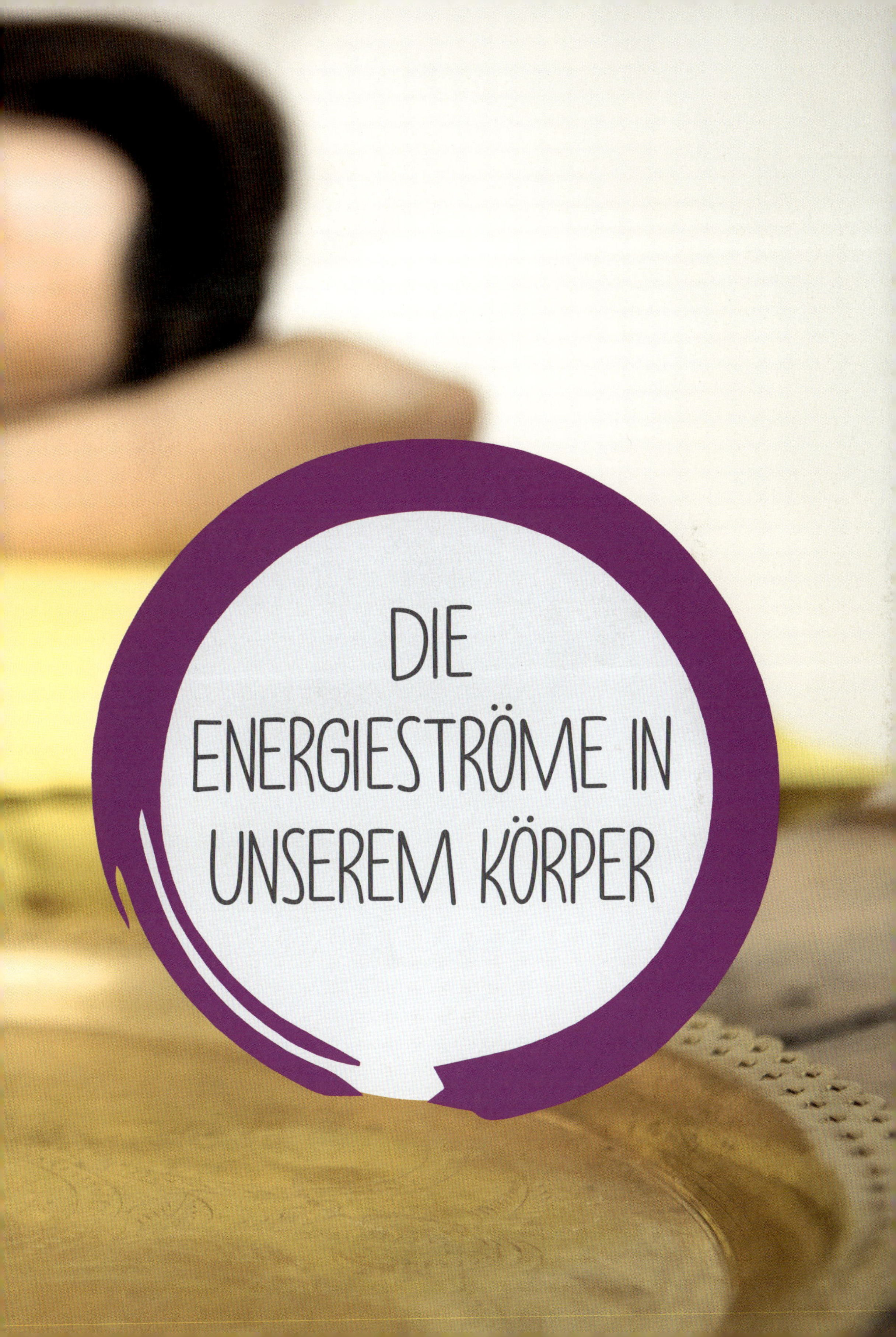

DIE ENERGIESTRÖME IN UNSEREM KÖRPER

Der Hauptzentralstrom – der Strom zur Hormonregulierung

Der erste Energiestrom, der sich im Menschen bildet, ist die sogenannte Hauptzentrale Universelle Harmonisierungsenergie oder, einfacher ausgedrückt, der Hauptzentralstrom. Seine Energie steigt in der Körpermitte vorn ab und hinten wieder auf. Wie eine große Energiequelle versorgt

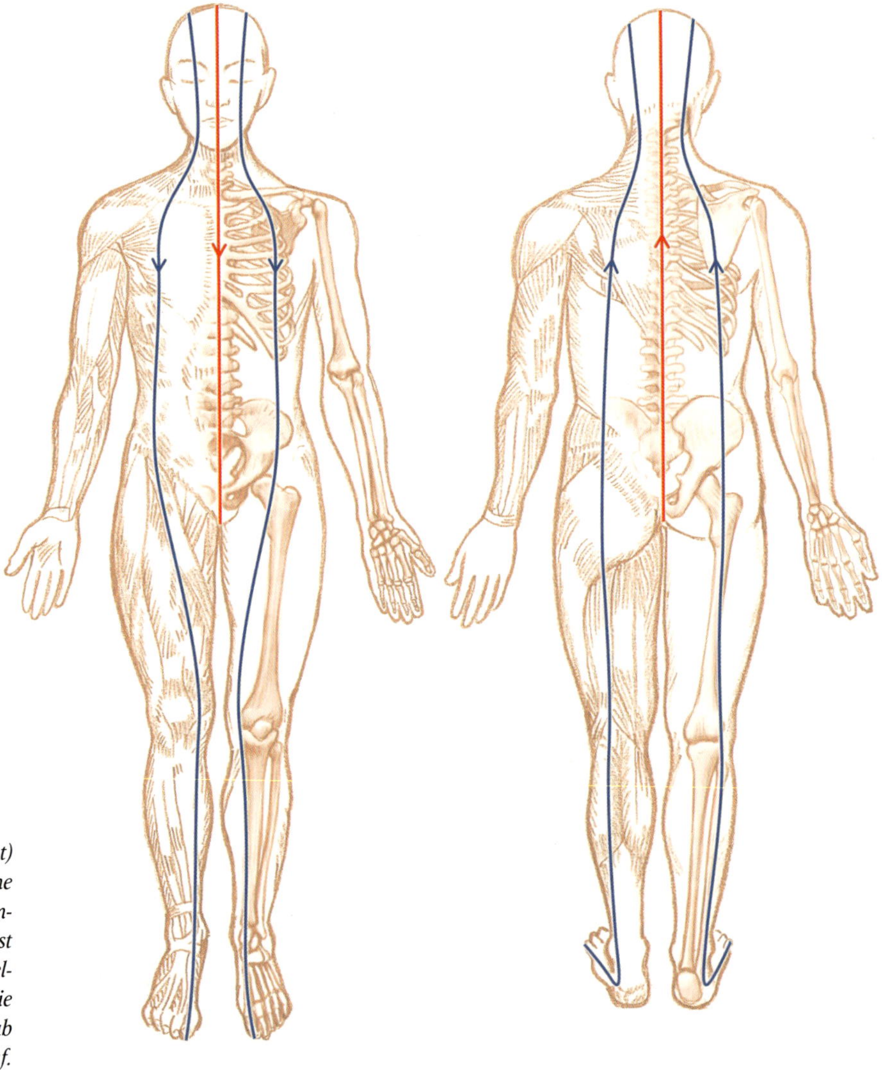

Der Hauptzentralstrom (rot) und die beiden Betreuerströme (blau) versorgen unseren gesamten Körper sowie unseren Geist und unsere Seele mit universeller Lebensenergie. Die Energie steigt vorn am Körper hinab und hinten am Körper hinauf.

er uns mit lebensspendender Kraft. Jiro Murai nannte ihn »die göttliche Präsenz im ehrwürdigen Zentrum des Universums«. Er ist »mein Ur-Feuer«, »meine spirituelle Flamme«, die zu lodern beginnt. Er ist der »Lebensatem für mich selbst«. Da im Hauptzentralstrom universelle Energie fließt, kann sein Rhythmus zwar nie zerstört, durch unsere Denk- und Lebensweise kann der Zufluss aus der großen Quelle jedoch behindert werden. Aus der Mitte des Hauptzentralstroms heraus entwickeln sich alle weiteren Ströme.

Wichtiger Helfer für die Hormonbalance

Über den Hauptzentralstrom können wir Einfluss auf die Hormone in unserem Körper nehmen. Dies ist besonders in Zeiten der Hormonumstellung wie etwa in der Pubertät oder den Wechseljahren wichtig.

Den Hauptzentralstrom können wir täglich zur Energieversorgung anwenden. Bei Erschöpfung und Müdigkeit liefert er uns die nötige Kraft aus der universellen Quelle. Der Hauptzentralstrom richtet uns körperlich auf und stärkt die Wirbelsäule.

Es ist gut, diesen Strom gleich morgens nach dem Aufwachen anzuwenden, da er uns hilft, wach zu werden. Wenn wir einen schwierigen Tag vor uns haben, bringt er die Energie, die wir brauchen, um zentriert und ausgerichtet zu sein. Der Hauptzentralstrom bringt uns in die Mitte, er reguliert Stoffwechsel, Stress und die Fortpflanzungsdrüsen und ist deshalb während der Pubertät und in den Wechseljahren so wichtig.

Durch die Anwendung des Zentralstroms harmonisieren wir unser gesamtes endokrines Drüsensystem, das für die Bildung und Verteilung der Hormone im Körper zuständig ist. Ich vergleiche das Zusammenspiel der Hormone gern mit einer Perlenkette: Verändert sich eine Perle, hat das Auswirkungen auf die gesamte Kette. Deshalb ist der Hauptzentralstrom für alle hormonellen Umstellungen, wie sie etwa in der Pubertät und in den Wechseljahren stattfinden, wichtig; er ist in alle hormonell bedingten Disharmonien involviert und kann durch seine Anwendung Linderung bringen. Hormone steuern die Körperfunktionen und stellen eine Verbindung zum Energiekörper her. Mit jedem Schritt des Zentralstroms berühren wir auch die Chakren, die spirituelle Informationen an die Drüsen weiterleiten.

Diesen Strom kann man zu jeder Tageszeit anwenden. Abends hilft er uns, dass wir entspannen und vom Tagesgeschehen abschalten können.

Zur Harmonisierung dieser Energie können Sie als Kurzgriff einfach die Handinnenflächen halten, indem Sie beispielsweise die Hände aneinanderlegen, oder folgende ausführliche Sequenz durchführen.

Selbsthilfeübung Hauptzentralstrom

Legen Sie sich bequem auf eine Matte oder ein Sofa. Lassen Sie Ihre Schultern fallen und verwenden Sie dafür – falls nötig – einige zusätzliche Kissen unter den Armen. Sie können die ersten drei Schritte dieser Sequenz bequem in der Seitenlage rechts halten und sich danach auf den Rücken legen. Lauschen Sie nach innen und warten Sie bei jedem Schritt, bis Sie unter den Fingern den harmonischen Rhythmus des Pulses spüren. Gehen Sie erst dann zum nächsten Schritt weiter. Machen Sie sich keine Sorgen, falls Sie nichts spüren sollten: Halten Sie dann einfach jede Position für etwa drei bis fünf Minuten. Sie sind der Künstler, Sie können selbst entscheiden.

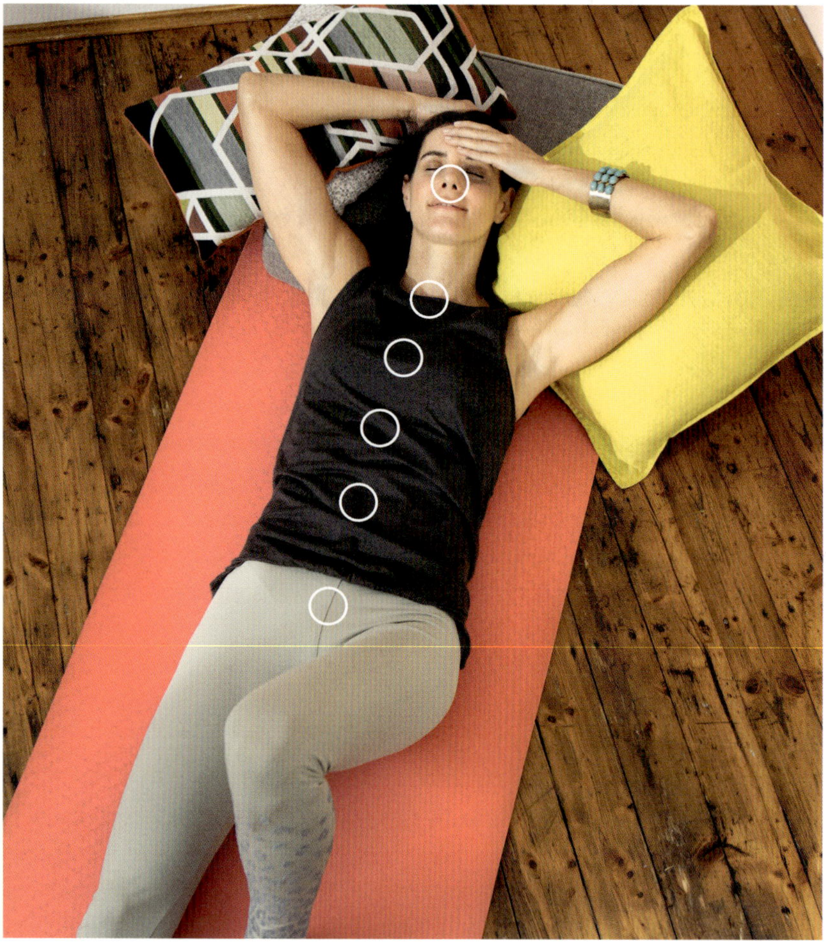

Die Selbsthilfeübung Hauptzentralstrom besteht aus insgesamt acht Schritten. Bei Schritt 1 wird die rechte Hand oben auf den Kopf und die linke Hand auf die Mitte der Stirn gelegt. Suchen Sie sich für die ausführliche Sequenz einen Ort aus, an dem Sie entspannt liegen können.

1. Schritt Legen Sie die rechte Hand oben auf den Kopf und die Finger oder die Handinnenfläche der linken Hand auf die Mitte der Stirn zwischen die Augenbrauen.

- Dieser Griff belebt Ihre geistige Vitalität und beugt Senilität vor. Er hilft dem klaren Denken, steigert das Erinnerungsvermögen und stärkt die Ströme, die tief im Körper fließen. Sie harmonisieren durch diese Haltung den Thalamus, den Hypothalamus, die Zirbeldrüse und die Hirnanhangsdrüse. Diese Drüsen im Kopf steuern alle anderen Hormondrüsen. Sie sind besonders wichtig für den weiblichen Zyklus sowie für Schwangerschaft und Wechseljahre.
- Dieser Schritt schützt vor Strahlung, die sich besonders auf unsere Drüsen negativ auswirkt. Die Zirbeldrüse reguliert den Tag-Nacht-Rhythmus, den Schlaf und die Hautpigmentierung. Über die Aufnahme des Lichts stellt sie die Verbindung zu kosmischen Kräften her. Deshalb ist es wichtig, dass wir genügend Tageslicht tanken.

Stille lindert Stress und Anspannung und füllt die geistigen Ressourcen wieder auf. Deshalb ist es so wichtig, immer wieder in die Stille zu kommen.

2. Schritt Die rechte Hand bleibt bis zum vorletzten Schritt immer auf dem Kopf. Legen Sie die Finger der linken Hand auf die Nasenspitze.

- Dieser Schritt harmonisiert die Fortpflanzungsorgane und die Energie der Körperoberfläche. Durch das Vomeronasalorgan in der Nase nehmen wir den Geruch von Pheromonen wahr, die unter anderem einen Einfluss auf die richtige Partnerwahl haben. Die Pheromone regulieren die Anziehung zum anderen Geschlecht und wählen aus, welcher Mann genetisch zur Frau passt. Dieser Geruchssinn wird durch die Einnahme der Pille sowie durch pheromonhaltige Parfüms verändert, sodass eventuell der »falsche« Partner ausgewählt wird.
- Als zusätzlichen Schritt können Sie mit dem linken Daumen das Kinn und gleichzeitig den linken Mittelfinger unter der Nase halten. Dies ist ein Notfallgriff bei Ohnmacht und nach einem Trauma.

3. Schritt Legen Sie die Finger oder die Handfläche der linken Hand auf das obere Ende des Brustbeins.

- Hier erreichen wir die Schilddrüse, die den Stoffwechsel reguliert, sowie die Nebenschilddrüse, die den Kalziumhaushalt im Blut harmonisiert. Die Schilddrüse wird oft durch die in den Wechseljahren stattfindende Hormonumstellung aus ihrer Harmonie gebracht. Häufig kommen wir Frauen in eine Unterfunktion, oder eine Hashimoto-Thyreoiditis entsteht. Wenn der Stoffwechsel langsamer wird, hat das Auswirkungen auf die Gewichtsregulierung. Auf einer höheren Ebene beeinflusst die Schilddrüse, wie wir uns in der Welt ausdrücken: Reden wir klar und deutlich, sagen wir die Wahrheit, können wir das ausdrücken, was wir wirklich sagen möchten?

4. Schritt Gehen Sie mit der linken Hand auf die Mitte des Brustbeins. Die rechte Hand liegt immer noch oben auf dem Kopf.

- Mit diesem Schritt helfen wir dem Herz und der Lunge. Gleichzeitig erreichen wir die Thymusdrüse, die eine wesentliche Rolle für unser Immunsystem spielt. Das Immunsystem ist ganz stark mit unseren Emotionen verbunden. Es ist der Ort, der uns befähigt, bedingungslose Liebe, Mitgefühl und Sympathie zu entwickeln.

Der Solarplexus, auch Sonnengeflecht genannt, gehört zum vegetativen Nervensystem und dient dem Informationsaustausch zwischen Hirnstamm und Bauchorganen. Ihm ist das Nabelchakra zugeordnet.

5. Schritt Legen Sie die linke Hand an das untere Ende des Brustbeins direkt oberhalb des Solarplexus.

- Durch das Berühren des Sonnengeflechts harmonisieren wir die Milzenergie. Die Milz ist das Tor, durch das wir Sonnenäther empfangen, der für unser gesamtes Nervensystem und die Umwandlung der Nahrung in Energie von äußerster Wichtigkeit ist. Diese Stelle ist ein wirklicher Kraftplatz, der uns mit der nötigen Lebensenergie versorgt. Er harmonisiert das sympathische Nervensystem und hilft uns, aus einer angespannten Stressreaktion herauszukommen.

6. Schritt Legen Sie die linke Hand auf den Bauchnabel.

- Hier harmonisieren wir die Nebennieren und die Verdauungsdrüsen. Es ist ein Ort, der uns Kraft gibt und Stress ausgleicht. Die Nebennieren sind wichtig für das Wachstum des Gehirns sowie das Ausbilden der Geschlechtszellen und sie nehmen Einfluss auf unser Herz-Kreislauf-System. Sie regulieren die Ausschüttung von Adrenalin und Cortisol. Durch emotionalen Stress, Schmerzen und Wut wird zu viel Adrenalin ausgeschüttet, das die Verdauungsfunktionen drosselt und zu Unverträglichkeiten, Verstopfung und Verminderung der Verdauungssäfte führen kann. Dadurch wird auch ein guter Nährboden für Pilzerkrankungen wie Candida albicans im Darm vorbereitet. Eine anhaltende, übermäßige Ausschüttung von Adrenalin kann die Ursache für Burnout sein.
- Eine Nebennierenschwäche wirkt sich negativ auf Menstruationsbeschwerden, Kinderwunsch und Wechseljahresbeschwerden aus. Nach

den Wechseljahren produzieren die Nebennieren weiterhin einige der Geschlechtshormone und können somit den Frauen helfen, ihre Libido aufrechtzuerhalten.

7. Schritt Legen Sie die linke Hand nun über den oberen Rand des Schambeinknochens.

- Hier wird die gesamte absteigende Energie harmonisiert. Der Griff reguliert die Fortpflanzungsorgane und hilft, physische Stabilität aufzubauen. Er stärkt die Wirbelsäule, öffnet die Energie in die Beine und erdet uns.

8. Schritt Die linke Hand bleibt am Schambein, die rechte Hand wandert jetzt vom Kopf zum Steißbein. Sie können hier entweder mit der Handinnenseite oder dem Handrücken halten.

- Dieser letzte Griff harmonisiert vom Kopf bis zu den Füßen und von den Füßen bis zum Kopf. Er erdet uns, hilft allem, was mit den Beinen, den Knöcheln oder mit Krampfadern zu tun hat, und wird vor allem für das Wärmen der Füße verwendet. Darüber hinaus unterstützt er unsere Fortpflanzungsenergie.

Aus den beiden Betreuerströmen entspringen die 26 »Sicherheits«-Energieschlösser auf jeder Körperseite. Die Ströme ergänzen einander und machen uns ganz.

Die Betreuerströme – Ausgleich der Kräfte

Die Energie des Hauptzentralstroms teilt sich zwischen Nabel und Schambein und wird zum linken und rechten Betreuerstrom. Der linke Strom steht für das männliche, aktive und ausatmende Prinzip, der rechte für das weibliche, empfangende und einatmende Prinzip.

Hier werden die polaren Kräfte wahrnehmbar, Gut und Böse, Licht und Dunkelheit, Yin und Yang. Durch das Erkennen der Gegensätze entwickeln wir Weisheit. Die Betreuerströme sind dem Luftelement zugeordnet. Hier entsteht die Fähigkeit zu denken und zu differenzieren. Die beiden Ströme fließen jeweils auf der Vorderseite des Körpers hinunter und auf der Rückseite des Körpers wieder hinauf. Sie betreuen ihre jeweilige Körperseite und lassen die 26 »Sicherheits«-Energieschlösser entspringen. Die Betreuerströme regulieren die gesamte Körperfunktionsenergie und gleichen Überschuss und Mangel aus. Sie geben die Kraft, aufrecht zu gehen, und harmonisieren alles, was den Rücken belastet. Sie helfen bei Skoliose und Bandscheibenvorfall und unterstützen die Verdauung sowie die Atmung.

Selbsthilfeübung Betreuerströme

Durch die folgende einfache Sequenz können die beiden Betreuerströme in Harmonie gehalten werden. Bei der Anwendung der Sequenz werden gleichzeitig die Gedanken harmonisiert.

- Um Spannungen in der linken Körperhälfte zu harmonisieren, legen Sie Ihre rechte Hand über die linke Schulter. Halten oder strömen Sie »Sicherheits«-Energieschloss 11 (siehe S. 93f.). Legen Sie gleichzeitig Ihre linke Hand unter den linken Sitzknochen an »Sicherheits«-Energieschloss 25 (siehe S. 111f.). Dieser Griff hilft vor allem der absteigenden Energie und damit allem, was sich oberhalb der Taille staut. Er hilft bei Spannungen und Stress im Bauch und im Darm.

Die Griffe der Selbsthilfeübung Betreuerströme helfen einerseits der absteigenden Energie (links) und andererseits der aufsteigenden Energie (rechts).

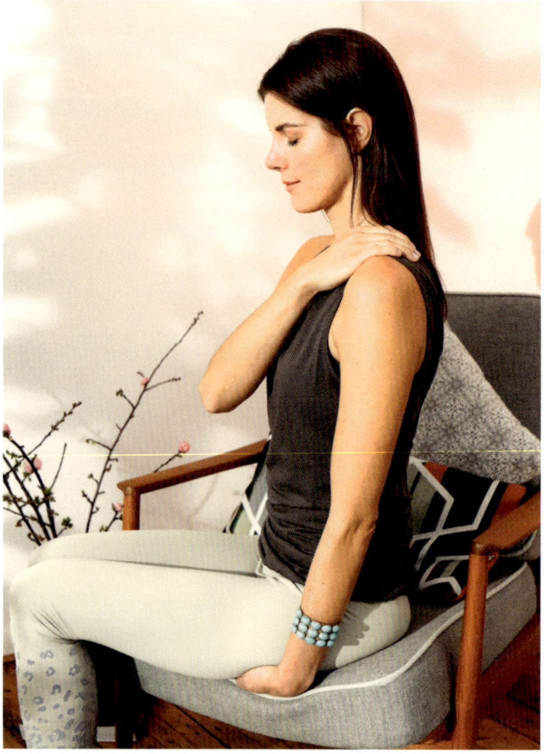

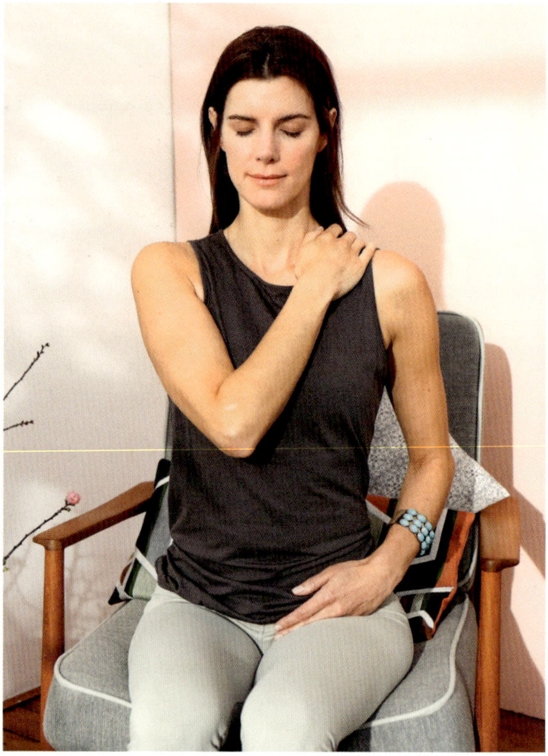

- Um der aufsteigenden Energie und damit allem, was sich unterhalb der Taille staut, zu helfen, legen Sie die rechte Hand auf die linke Schulter (»Sicherheits«-Energieschloss 11) und die linke Hand in die linke Leistenbeuge (»Sicherheits«-Energieschloss 15, siehe S. 99). Dieser Griff hilft bei geschwollenen, schmerzenden Beinen und dem Becken.
- Um die rechte Körperhälfte zu harmonisieren, kehren Sie die Sequenz einfach um.
- Die linke Seite harmonisiert alles, was wir aus der Vergangenheit mitbringen.
- Die rechte Seite harmonisiert alles, was wir jetzt durch unseren Lebensstil anhäufen.

Die Grundlage aller Heilung ist die Veränderung unserer Glaubenssätze.

Mary Burmeister

Diagonale Vermittlerströme – alles kommt in Bewegung

Bei »Sicherheits«-Energieschloss 3 (siehe S. 82f.) entspringen aus den beiden Betreuerströmen die Diagonalen Vermittlerströme. Sie fließen diagonal von einer Körperseite zur anderen und verbinden die Energie der Betreuerströme mit dem Hauptzentralstrom, der durch die Mitte des Körpers fließt. Dabei bringen sie die Energieströme in Bewegung. Aus ihrem Weben, dem Hin-und-her-Fließen der Energie, entfaltet sich die Vielfalt: Die zwölf Organströme werden geboren. Sie bilden somit den Übergang von den subtileren Energien zu den dichteren Energien im Körper.

Den Vermittlerströmen ist das Element Wasser zugeordnet, das in Beziehung zu unseren Gefühlen und Emotionen steht. Die Emotionen wollen fließen, die Energie möchte fließen. Stagnierende, verkrustete Gefühle und Gedanken verhärten sich zu Einstellungen (siehe S. 42ff.), die zu den Hauptursachen der Disharmonien in den Körperenergien gehören.

Alles, was uns geistig, emotional oder körperlich aus dem Gleichgewicht bringt, kann durch diese Ströme harmonisiert werden. Sie können die verkrustete Grundhaltung eines Menschen auflösen, die oft die Grundlage chronischer und langwieriger Erkrankungen ist. Sie gleichen Alltagsstress aus und helfen beim Entspannen. Da sie in die Arme hineinfließen, helfen sie bei Schmerzen in den Armen und Handgelenken, bei Schulterschmerzen sowie bei Schwierigkeiten mit der Atmung.

Selbsthilfeübung Vermittlerströme

- Sie können diesen Strom im Sitzen oder Liegen praktizieren. Bleiben Sie dabei möglichst entspannt und lassen Sie die Schultern fallen.
- Legen Sie für die linke Körperseite die rechte Hand auf die linke Schulter an das »Sicherheits«-Energieschloss 3.
- Bilden Sie mit der linken Hand einen Kreis, indem Sie den Daumen auf den Nagel des Ringfingers legen.
- Bringen Sie nun die Knie zusammen, sodass sie sich an der Innenseite berühren.
- Um die rechte Körperhälfte zu harmonisieren, können Sie die Sequenz einfach umkehren.

Die Selbsthilfeübung Vermittlerströme harmonisiert alles, was geistig, emotional oder körperlich aus der Balance geraten ist.

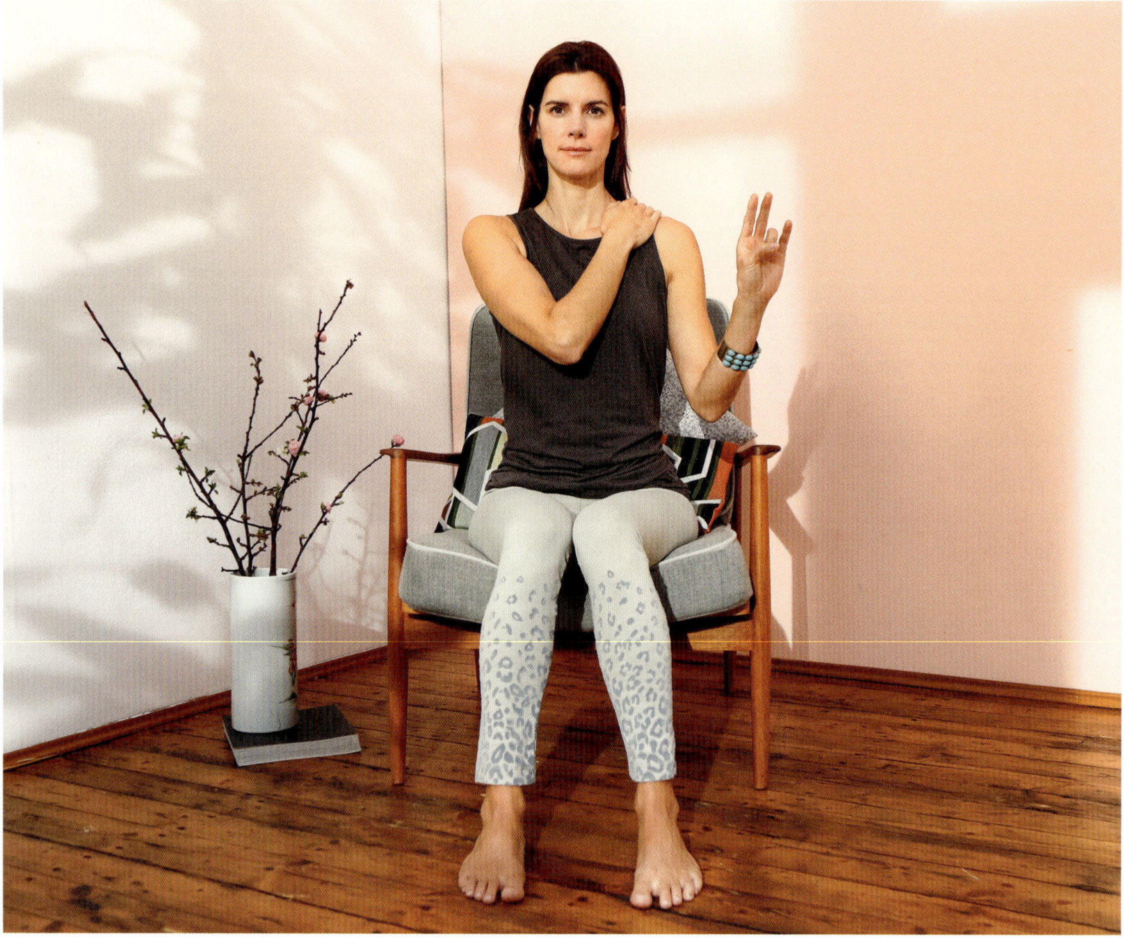

Die zwölf Organströme – Energie für die Organe

Durch das Weben der Diagonalen Vermittlerströme werden die zwölf Organströme geboren. Diese haben zahlreiche Funktionen, unter anderem bilden sie die physischen Organe und versorgen diese mit Energie. Ähnlich wie die Äste der Arterien und Venen, die von einer Hauptschlagader ausgehen und sich immer weiter und feiner in den Körper hinein verzweigen, bilden sich auch die Energiekanäle im Körper immer differenzierter aus – bis hin zu einer Gesamtzahl von 144 000. Mehr über die zwölf Organströme erfahren Sie im Kapitel »Individualisierte Körperfunktionsenergie« (siehe S. 114ff.). Dort finden Sie auch eine Behandlungssequenz für jede Funktionsenergie.

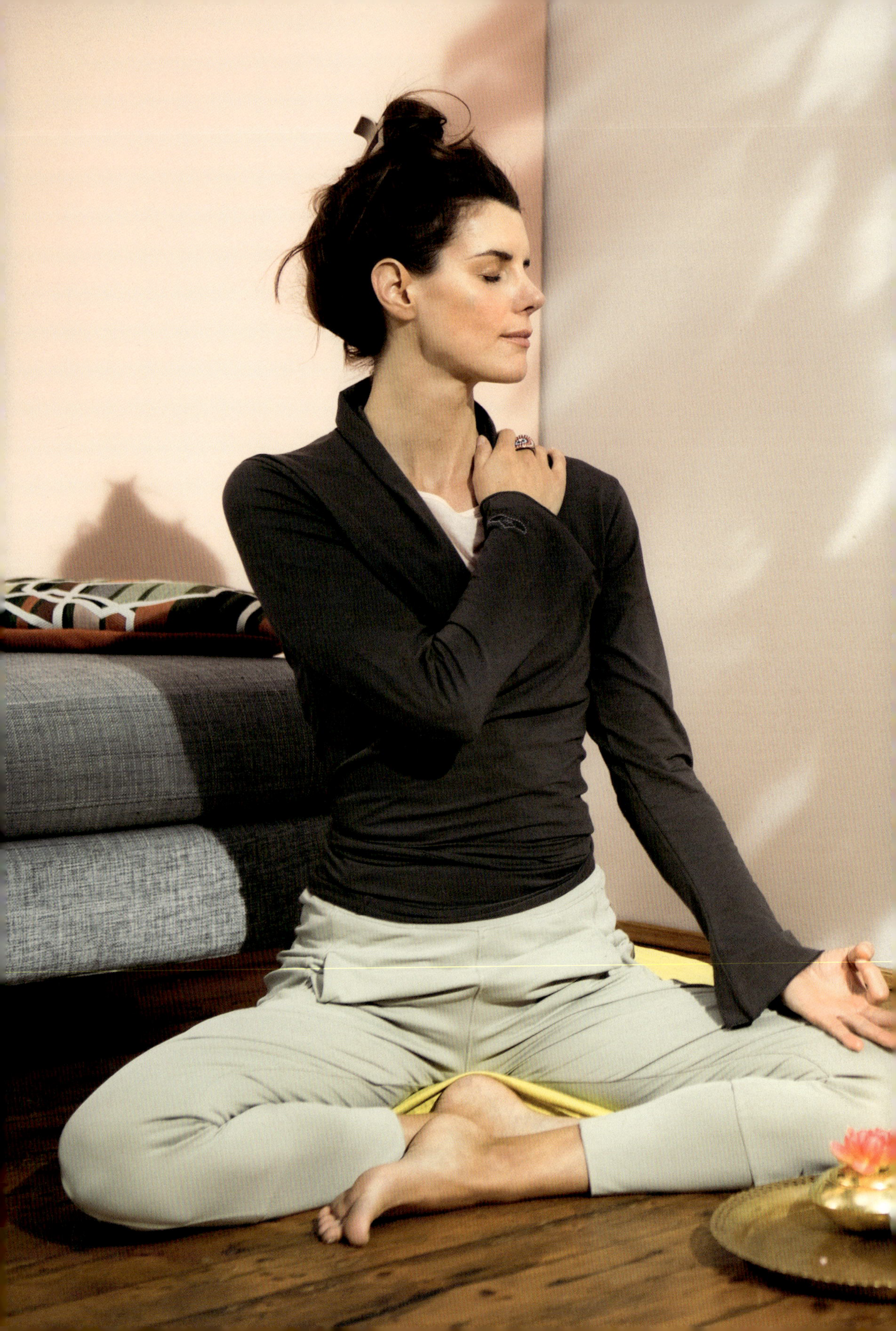

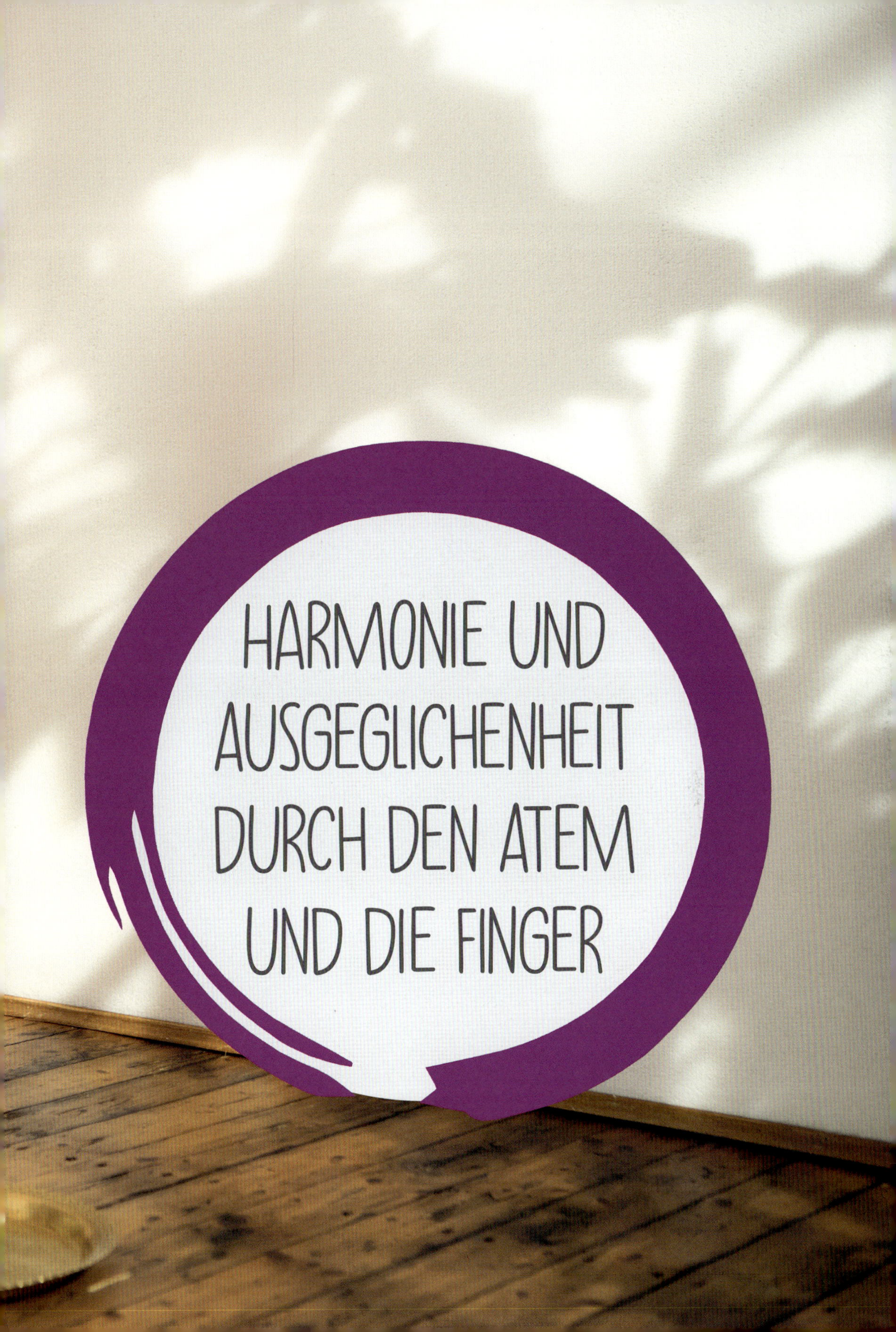

HARMONIE UND AUSGEGLICHENHEIT DURCH DEN ATEM UND DIE FINGER

Atem ist Leben

Der buddhistische Mönch, Schriftsteller und Lyriker Thich Nhat Hanh sagt: »Die Medizin der Achtsamkeit lehrt uns innezuhalten und bewusst zu atmen. Richte die gesamte Aufmerksamkeit auf dein Ausatmen und Einatmen. In diesem Innehalten und Atmen vereinigen wir Körper und Geist und kommen zu uns selbst zurück. Wir fühlen unseren Körper stärker. Wenn der Geist beim Körper ist, sind wir wirklich lebendig. Ein Atemzug genügt, um die Einheit von Körper und Geist zu spüren. Vielleich waren wir nicht immer nett zu unserem Körper. Wenn wir die Spannungen, den Schmerz und den Stress in unserem Körper spüren und in unser achtsames Bewusstsein bringen, ist das der Anfang der Heilung.«

Im Jin Shin Jyutsu spielt der Atem eine wichtige Rolle. Durch den Atem nehmen wir Lebensenergie auf. Im Ausatmen helfen wir der vorn absteigenden Energie, durch das Einatmen unterstützen wir die hinten aufsteigende Energie. So bilden sie gemeinsam einen Rhythmus, einen ununterbrochenen Atemkreislauf. Der Rhythmus des Ein- und Ausatmens ist ein Gesetz der Natur, ähnlich dem Rhythmus von Ebbe und Flut und dem Kreislauf der immer wiederkehrenden Jahreszeiten. Der Kreislauf des Aus- und Einatmens, dieses wellenartige Steigen und Fallen, ist ohne Anfang und ohne Ende und geschieht ohne unser Zutun. Er umfängt alles, was lebt, alles, was wir sehen, fühlen, hören und uns vorstellen. Durch den Atem ist der Mensch in die Rhythmen der Natur eingebunden. Auf diese Weise wird der universelle Lebensatem zu meinen persönlichen Atemzügen.

Mit dem Ein- und Ausatmen verbinden wir uns mit den Rhythmen der Natur. So können wir am universellen Lebensatem teilhaben.

Simple Werkzeuge für die Selbstheilung

Jiro Murai sagte einmal zu Mary: »Eines Tages wirst du verstehen, dass alles, was wir zur Harmonie und Ausgeglichenheit brauchen, im Atem und in den Fingern steckt.« Je tiefer, ruhiger und gleichmäßiger wir atmen, desto ausgeglichener und ruhiger sind wir innerlich. Jeder bewusste Atemzug erfüllt den Körper mit neuem Leben. Das Wichtigste ist die Ausatmung: Wir machen uns dabei leer, lassen alles los, was jetzt nicht zu uns gehört. Im Einatmen strömt die kosmische Energie in uns hinein und reinigt und erfrischt den Körper. Es gibt Situationen, in denen wir nicht richtig durchatmen können; wenn wir dann einige Male seufzend ausatmen, erleben wir gleichzeitig eine innere Befreiung. Wir spüren deutlich, wie eng unsere Emotionen mit der Art und Weise, wie wir atmen, zusammenhängen. Mary gibt uns eine Übung, um den Atem zu harmonisieren.

ÜBUNG: DIE GROSSE UMARMUNG

- Setzen Sie sich aufrecht, aber möglichst entspannt auf einen Stuhl. Der Rücken sollte gerade sein.
- Geben Sie sich selbst eine große Umarmung. Platzieren Sie dabei die Hände unterhalb der Achselhöhlen. Der Daumen liegt vorn am Brustkorb, die Finger liegen seitlich am Körper.
- Lassen Sie die Schultern fallen. Lösen Sie jegliche Spannung im Körper, so gut Sie gerade können. Wenn Ihnen das im Moment nicht gelingt, setzen Sie sich einfach hin, wie es Ihnen am bequemsten ist. Ohne Anstrengung, einfach sein.
- Schließen Sie die Augen und gehen Sie mit Ihrer Aufmerksamkeit nach innen.
- Atmen Sie ohne Anstrengung aus. Wenn die Luft aus Ihrem Körper hinausströmt, sinkt der Oberkörper ein wenig nach unten.
- Sie können beim Ausatmen alles loslassen, was jetzt gerade nicht wichtig für Sie ist.
- Atmen Sie ein. Versuchen Sie wahrzunehmen, wie der gereinigte Lebensatem in seiner ganzen Fülle in Sie einströmt. Das geschieht ebenfalls ganz ohne Anstrengung, in der Haltung eines Beobachters. Dabei richtet sich der Oberkörper wieder etwas nach oben auf.
- Wenn störende Gedanken kommen, die Sie vom bewussten Atmen wegziehen wollen, schenken Sie diesen einfach keine Aufmerksamkeit und kommen Sie wieder zum bewussten Atmen zurück.
- Das Ziel der Übung sind 36 bewusste Ausatmungen und 36 bewusste Einatmungen ohne Unterbrechung. Wenn dies am Anfang noch nicht möglich ist, können Sie die 36 Atemzüge auch in vier Gruppen von jeweils neun Atemzügen aufteilen.

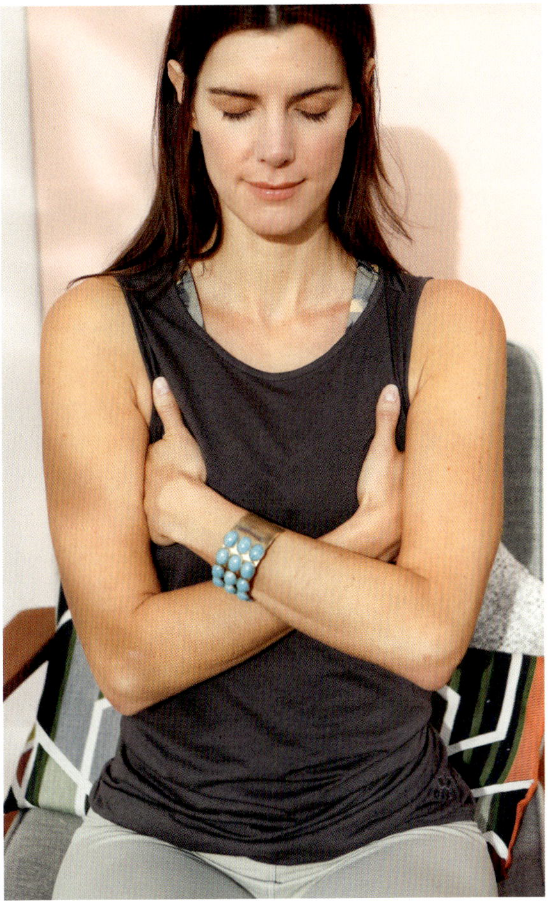

Die Übung »Die große Umarmung« dient der Harmonisierung des Atems. Ziel der Übung sind 36 bewusste Atemzüge.

Der Atem bringt in Einklang

Mit der Zeit werden Sie spüren, wie der Atem langsamer und gleichmäßiger wird. Sie nehmen wahr, wie Sie beim bewussten Atmen selbst ruhiger werden. Der Atem harmonisiert unsere Gedanken, unsere Gefühle und den Körper. Er reguliert die Verdauung und macht uns ausgeglichen. Wenn wir uns bewusst werden, dass jeder Atemzug einzigartig ist, dass er uns nur genau jetzt in diesem Moment alles geben kann, was das Universum zu geben hat, dann können wir diesen einen Atemzug in Dankbarkeit und Demut empfangen. Er wird dann eine enorme Kraft besitzen. Wenn Sie die Atemübung regelmäßig praktizieren und die Atemzüge zählen, speichert das Gehirn den Zusammenhang von Übung und Entspannung und reagiert später sofort, sobald Sie sich hinsetzen und mit dem Zählen beginnen. Das Zählen wirkt wie ein Mantra.

Mary sagte einmal: »Der Atem ist der letztendliche Heiler.« Wenn uns also keine andere Möglichkeit zur Selbsthilfe einfällt, können wir ganz einfach bewusst atmen.

Mit dem bewussten Atmen können wir alles, was sich in uns angestaut hat, wieder zum Fließen bringen. So werden Blockaden auf körperlicher, geistiger und seelischer Ebene gelöst.

Mit dem Atem emotionale Spannungen lösen

Vor Angst stockt uns der Atem, wenn wir traurig sind, atmen wir nur noch ganz flach. Wenn uns etwas auf den Magen schlägt, verspüren wir einen Kloß in der Magengegend und der Atem kann nicht mehr richtig bis zum Becken durchfließen. Wir spüren selbst in unserem Körper, wie stark unsere Emotionen das Atmen beeinflussen.

Umgekehrt können wir durch bewusstes Atmen emotionale Blockaden lösen. Alle unangenehmen Gefühle, auch solche, die wir lieber nicht fühlen wollen, müssen unser System wieder verlassen. Werden sie unterdrückt, brodeln sie in unserem Inneren. Um sie nicht mehr spüren und anschauen zu müssen, lenken wir uns gewöhnlich ab. Wir verdecken sie mit etwas anderem. Das ist oft schon der Anfang eines späteren Leidens oder sogar der Beginn von Depressionen. Die Verdeckung und Überlagerung ist dann schon so weit fortgeschritten, dass wir die Ursache gar nicht mehr kennen.

Gerade in unserer schnelllebigen Zeit, in der viele Eindrücke nacheinander auf uns einprasseln, ist es besonders wichtig, sich immer wieder Zeiten der Stille zu schaffen oder sich eine tägliche Übung des Atmens, des Strömens oder der Meditation zu gönnen. Dann kann sich das, was wir als »Eindruck« im wörtlichen Sinn in uns hineingedrückt haben, lösen und wieder hinausfließen.

ÜBUNG: EMOTIONALEN SCHMERZ HEILEN

- Setzen Sie sich aufrecht auf einen Stuhl.
- Entspannen Sie, so gut Sie können. Gehen Sie mit Ihrer Aufmerksamkeit nach innen.
- Atmen Sie ein. Führen Sie den Atem durch Ihren Körper und fühlen Sie, ob es eine Stelle gibt, die sich eng anfühlt oder schmerzt. Verweilen Sie an dieser Stelle und nehmen Sie den Schmerz oder das unangenehme Gefühl dort wahr.
- Lauschen Sie nach innen, um herauszufinden, welches Ihrer Gefühle an dieser engen Stelle festgehalten wird.
- Atmen Sie aus und geben Sie alles mit hinaus.
- Atmen Sie erneut ein. Führen Sie den Atem wieder an die Stelle im Körper, an der Sie den emotionalen Schmerz wahrnehmen. Nehmen Sie das Gefühl liebevoll an. Umarmen Sie es, spüren Sie es. Fühlen Sie nach, was es Ihnen sagen will. Spüren Sie, wie es sich plötzlich bewegt: Die Stelle wird heiß, die Spannung löst sich auf.
- Atmen Sie aus und geben Sie wieder alles mit hinaus.
- Wiederholen Sie das Aus- und Einatmen so lange, bis Sie wieder richtig durchatmen können.

Wenn wir damit beschäftigt sind, Menschen zu beurteilen, haben wir keine Zeit dazu, sie zu lieben.

Mary Burmeister

Die Kraft der Gedanken

Unsere Gedanken sind für unser Wohlbefinden verantwortlich. Denken wir negativ, sinkt unsere Stimmung. Und mit der Stimmung sinkt unsere Lebensenergie bis hin zu körperlichen Beschwerden, denn Grübeln und Sichsorgen führen zu Magenbeschwerden und erzeugen Geschwüre. Umgekehrt heben angenehme Gedanken unsere Stimmung. Denken Sie an ein strahlendes Baby, an eine vollendete und gelungene Herausforderung oder an Ihre Liebsten – gleich wird sich eine angenehmere, wohlige Stimmung einstellen.

Gefühle erleben wir stark oder weniger stark, sie ziehen uns in die eine Richtung oder in die andere, sie sind begrenzt oder lange zehrend.

Sie zu verändern fällt schwer und braucht oft lange Zeit. Ganz anders die Gedanken: Mit ihnen kann ich weit über die Gefühle hinausdenken. Ich kann mir andere Welten und Gefühlszustände denken. Die Gedanken sind nie so heftig wie ein Gefühlsausbruch, doch auf Dauer verändern sie, subtil bringen die Gedanken Dinge in Bewegung.

Stellen Sie sich eine Reihe mit nebeneinander aufgestellten Dominosteinen vor. Wenn ich an einem Ende einen Stein umstoße, so fallen alle anderen Steine der Reihe nach. Jetzt stellen Sie sich eine solche Dominostraße vor, in der jeder Stein zehn Prozent größer ist als der vorherige. Der erste Dominostein ist vier Zentimeter hoch. Nach 42 Steinen ist der letzte Dominostein größer als zwei Meter, wahrscheinlich größer als Sie. Und jetzt stoßen Sie den kleinsten Stein an und sehen, wie alle Steine, einer nach dem anderen, fallen, auch der große Zwei-Meter-Stein. So sind unsere Gedanken.

Wir sehen die Dinge nicht, wie sie sind, wir sehen sie so, wie wir sind.

Anaïs Nin

Gedanken erschaffen Welten

Wie geschieht die Wahrnehmung der Welt? Ich sehe, höre und rieche etwas. Diese Sinneseindrücke erreichen mein Gehirn. Mein Gehirn vergleicht sie mit meinen früheren Erfahrungen und präsentiert mir die Welt so, wie ich sie jetzt wahrnehme. Jeder nimmt sie anders wahr.

Gleichzeitig liegt dieser Verschiedenheit, dieser Buntheit, eine Einheit zugrunde, die wir vielleicht ahnen können oder erleben, wenn wir uns in die Stille begeben. Dazu verhilft die konstatierende Wahrnehmung, die auch als feststellendes Wahrnehmen oder urteilsfreies Wahrnehmen bezeichnet werden kann. Es ist ein Wahrnehmen im Sinne von: So ist es.

Mit dieser Art der Wahrnehmung reduziert sich mein inneres Geplapper. Wenn dieses Geplapper, mein Wenn und Aber, mein Hätte-iches-doch-anders-gemacht verstummt, kann ich vielleicht das, was IST, wahrnehmen. Wenn mein Wille nicht ständig neue Gedanken und damit Teilung erschafft, kann ich einen höheren Willen, manche nennen es den göttlichen Willen, empfangen.

Die fünf Einstellungen

Einstellungen sind Gedanken- und Gefühlsmuster, die wir durch ständige Wiederholung geprägt haben. Sind wir in einer Einstellung gefangen, ist es oft schwer, sich daraus zu befreien, da schon ein gewisser Automatis-

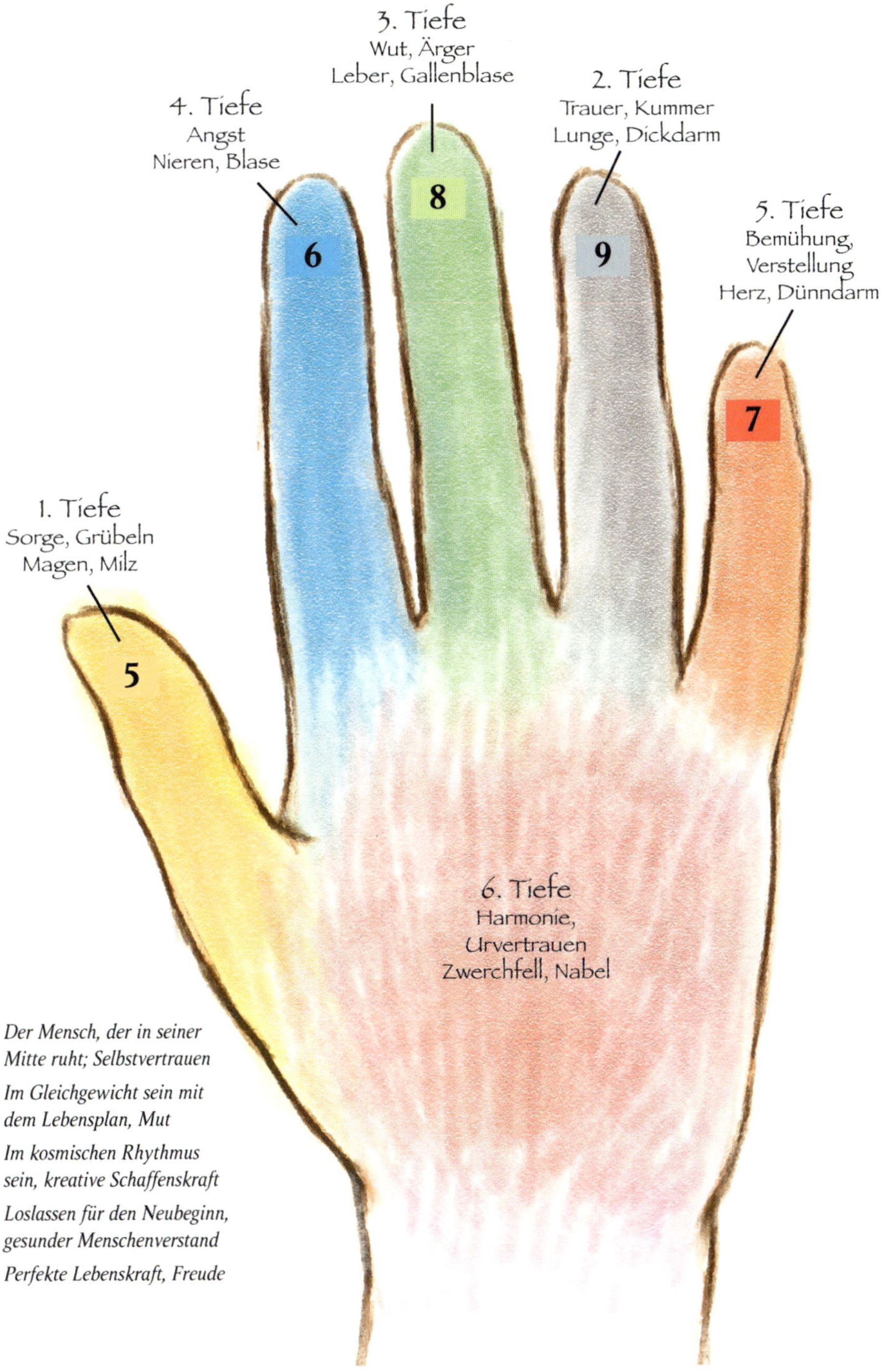

5 = *Der Mensch, der in seiner Mitte ruht; Selbstvertrauen*

6 = *Im Gleichgewicht sein mit dem Lebensplan, Mut*

8 = *Im kosmischen Rhythmus sein, kreative Schaffenskraft*

9 = *Loslassen für den Neubeginn, gesunder Menschenverstand*

7 = *Perfekte Lebenskraft, Freude*

mus eingesetzt hat. Haben wir in unserem Leben beispielsweise oft die Erfahrung gemacht, dass wir etwas nicht so gut können, begegnen wir jeder neuen Situation mit Angst und Unsicherheit. Wurden wir in unserem Tun als Kind oft bestätigt und gefördert, so sind wir aufgeschlossen und neugierig allem Neuen gegenüber. Genauso wie wir diese Lebenshaltung einstudiert haben, genauso können wir sie durch wiederholte Übungen wieder loslassen.

Im Jin Shin Jyutsu werden fünf Haupteinstellungen unterschieden:

- Die Sorge
- Die Angst
- Der Ärger oder die Wut
- Die Trauer
- Die Bemühung, Verstellung, mangelnde Freude

Mit der Zeit wirst du das nicht geheime Geheimnis der Kraft, die in Bewusstsein und Verständnis von Daumen und Fingern steckt, erkennen. Alle Disharmonien können durch sie beseitigt werden.

Jiro Murai

Finger halten beeinflusst das Denken

Kleine Kinder müssen alles anfassen, um zu verstehen und im wahrsten Sinne des Wortes zu be-greifen. Wir sagen nicht ohne Grund: »Ich begreife etwas« oder: »Ich erfasse das«. Wenn wir unsere Sprache genau betrachten, bekommen wir von dort Hinweise auf Zusammenhänge. Immanuel Kant sagte: »Die Hand ist das äußere Gehirn des Menschen.«

Das Halten unserer Finger beeinflusst unser Denken und unser Bewusstsein. Haben Sie auch schon einmal beobachtet, dass Sie intuitiv Ihre Hände oder Finger halten, um sich zu beruhigen?

Das Halten der Finger verschafft uns Ausgeglichenheit und Entspannung, denn in jedem unserer Finger beginnen oder enden mehrere Energieströme, die mit dem gesamten übrigen Körper verbunden sind. Durch das Halten unserer Finger können wir Einstellungen und Denkmuster in uns verändern und manchmal auch lösen. Für viele kranke Menschen ist das Verändern der Gedanken ein ganz wichtiger Aspekt und der erste Schritt zur Heilung.

Als tägliche, einfach anzuwendende Behandlung harmonisiert das Halten unserer Finger den Alltagsstress sowie geistige und körperliche Ermüdung. Beides, Finger halten und Mudra formen, ist für die tägliche Anwendung bestimmt.

Fingerhalten ist einfach

Das Halten der Finger geht im Stehen, Liegen oder Sitzen. Dabei wird der jeweilige Finger mit der anderen Hand umschlossen.

Es gibt so viele Alltagssituationen, in denen wir die Hände frei haben, um einen Finger zu halten. Das geht als Beifahrer im Auto, beim Lesen, Fernsehen oder auch im Kino. Selbst in einer Besprechung können Sie die Zeit dafür nutzen. Es gibt unendlich viele Möglichkeiten. Wichtig ist, dass Sie es sich einfach zur Gewohnheit machen, in bestimmten Situationen einen Finger zu halten.

Fragen Sie sich innerlich, ob Sie lieber die Finger der rechten oder der linken Hand halten wollen, und dann halten Sie einfach den Finger, der Sie am meisten anzieht. Sollte das Halten eines bestimmten Fingers unangenehm sein, so braucht er möglicherweise besonders Ihre Zuwendung. Ob Sie einen Finger zwei oder 20 Minuten halten, spielt keine Rolle. Spüren Sie selbst, was sich am besten anfühlt.

DAUMEN HALTEN HARMONISIERT DIE SORGEN

- Das Halten des Daumens harmonisiert die Sorgen und das unnötige Grübeln. Sorgen ziehen uns aus der Gegenwart fort und zerstreuen unsere Energie. Das Halten des Daumens hilft auch bei Depressionen, Hassgefühlen, Besessenheit und Ängstlichkeit. Es harmonisiert gleichzeitig die Magen- und Milzfunktionsenergie (siehe S. 124ff.).
- Da uns Sorgen bekanntlich auf den Magen schlagen, hilft das Halten des Daumens uns dabei, die Nahrung und die Eindrücke der Welt zu

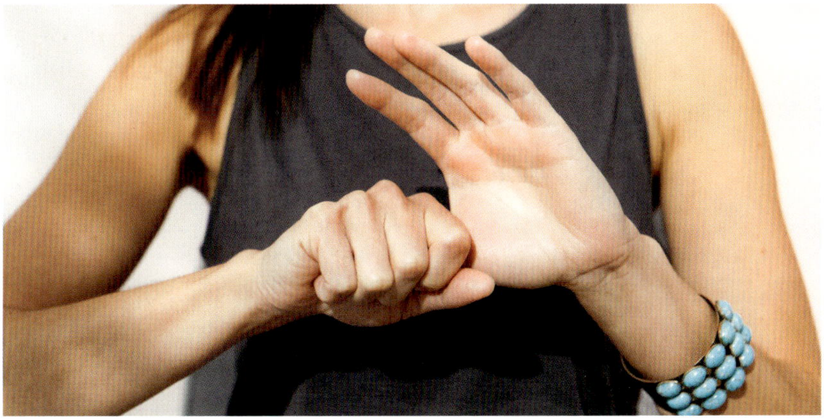

Der Daumen ist mit der Einstellung der Sorge und des Grübelns verbunden; ihm sind Magen- und Milzenergie zugeordnet.

verdauen und unsere Mitte zu stärken. Kleine Babys lutschen gezielt am Daumen; damit unterstützen sie nicht nur die Nahrungsaufnahme, sondern harmonisieren auch die Sorgen der Eltern. Das Daumenhalten stärkt zudem unser Selbstbewusstsein und hilft, Sympathie und Mitgefühl für andere zu entwickeln.

ZEIGEFINGER HALTEN HARMONISIERT DIE ANGST

- Der Zeigefinger hilft uns, mit unserem Leben im Fluss zu sein. Indem wir ihn halten, hilft er uns, Ängste, Unsicherheiten, Perfektionismus und Schüchternheit loszulassen. Mary spricht davon, dass die Angst die Ursache aller anderen der fünf Einstellungen ist – die Urangst des Losgelöstseins von der göttlichen Einheit. Ängste blockieren die körperliche Heilung.

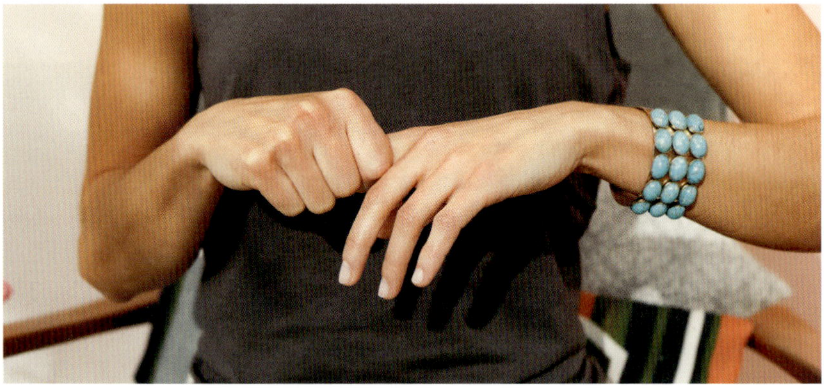

Der Zeigefinger ist mit der Einstellung der Angst verbunden; ihm sind Nieren- und Blasenenergie zugeordnet.

- Das Zeigefingerhalten unterstützt die Nieren- und Blasenfunktionsenergie (siehe S. 137ff.) und stärkt den Lebenswillen. Auch in der Volksweisheit kannte man die Verbindung von Angst und geschwächter Blasenfunktion; so sagen wir noch heute »vor Angst in die Hosen machen«.

MITTELFINGER HALTEN HARMONISIERT DIE WUT

- Genau genommen ist Wut eine angestaute kreative Energie, die sich plötzlich und meist bei der falschen Person entlädt. Oft hängt sie damit zusammen, dass die Dinge nicht so laufen, wie wir es gern hätten. Wenn Sie diesen Zustand kennen, den ganzen Tag über gereizt sind, leicht von plötzlichem Jähzorn überwältigt werden oder wenn Frus-

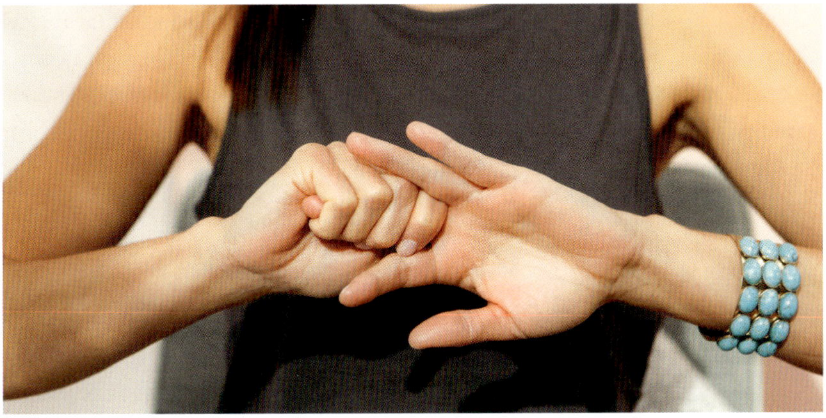

Der Mittelfinger ist mit der Einstellung der Wut und des Ärgers verbunden; ihm sind Leber und Gallenblase zugeordnet.

tration und Aggression zu Ihrem Lebensgefühl gehören, kann das Halten des Mittelfingers Ihnen helfen. Es macht Sie gelassener und schützt gleichzeitig die Leber- und Gallenblasenenergie (siehe S. 152ff.). Auch dieser Zusammenhang spiegelt sich in der Sprache wider: Wenn wir ärgerlich sind, ist uns »eine Laus über die Leber gelaufen« oder »uns geht die Galle über«. Das Halten des Mittelfingers hilft, kreative Schaffenskraft in Handlung umzusetzen.

RINGFINGER HALTEN HARMONISIERT DIE TRAUER

- Das Ringfingerhalten hilft loszulassen – seien es die überflüssigen Kleider im Schrank oder eine Freundschaft, die nicht mehr stimmt. Loslassen heißt Abschied nehmen und trauern, und das ist sehr wichtig. Das Ringfingerhalten hilft Menschen, die nicht trauern oder weinen

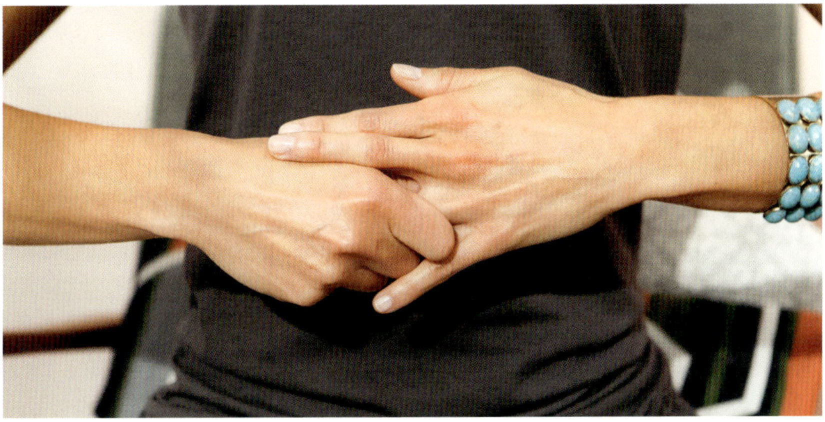

Der Ringfinger ist mit der Einstellung der Trauer und des Kummers verbunden; ihm sind Lunge und Dickdarm zugeordnet.

können. Auch die Enttäuschung und negatives Denken können durch das Halten des Ringfingers harmonisiert werden. Der gesunde Menschenverstand, der uns sagt, dass die Zeiten auch wieder besser werden, wird gestärkt. Das Ringfingerhalten harmonisiert die Lungen- und Dickdarmfunktionsenergie (siehe S. 116ff.).

KLEINEN FINGER HALTEN HARMONISIERT DIE BEMÜHUNG

- Durch das Halten des kleinen Fingers kommt wieder mehr Freude in unser Leben. Wenn jemand seine Arbeit nicht liebt, kostet es ihn große Überwindung und Anstrengung, sie auszuüben. Zu viel Mühe und Stress wiederum belasten die Herzenergie, auch wenn wir uns verstellen und äußerlich lachen, obwohl uns innerlich zum Weinen zumute ist. Das Halten des kleinen Fingers lässt uns aus dem Herzen leben und unserer eigenen Wahrheit treu sein. So entstehen Leichtigkeit und Gelassenheit, und das Leben wird einfach. Das Strömen des kleinen Fingers harmonisiert die Herz- und Dünndarmfunktionsenergie (siehe S. 130ff.).

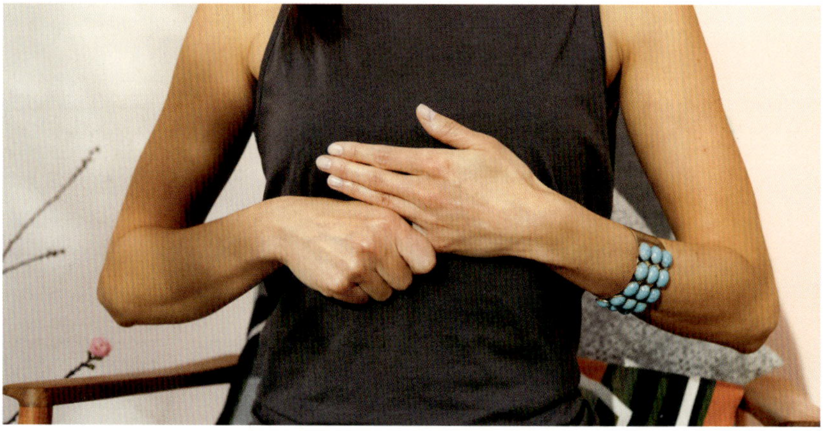

Der kleine Finger ist mit der Einstellung der Bemühung und Verstellung verbunden; ihm sind Herz- und Dünndarmenergie zugeordnet.

HANDINNENFLÄCHE HALTEN HARMONISIERT DAS GANZE WESEN

- Das Halten der Handinnenflächen – die Finger der einen Hand liegen in der Innenfläche der anderen Hand und umgekehrt – verbindet uns mit der unendlichen Energiequelle, die jedem Menschen zur Verfügung steht. Diese Energiequelle versorgt alle Zellen unseres Körpers. Sie erzeugt eine wohltuende Ausgeglichenheit und ordnet das Chaos. Eine Variation dieser Übung ist das Falten der Hände wie zum Gebet. Dadurch harmonisieren wir unser ganzes Wesen. Das Halten der Handinnenflächen unterstützt die Zwerchfell- und Nabelfunktionsenergie (siehe S. 145ff.).

Der Finger-Zehen-Strom

Beim Finger-Zehen-Strom werden die Finger der einen Hand mit den Zehen des gegenüberliegenden Fußes in Verbindung gehalten. Er ist besonders gut für die Anwendung bei anderen geeignet. Durch das Verbinden von Fingern und Zehen wird der gesamte Körper gereinigt und erneuert. Der Strom windet sich spiralförmig durch alle Gewebeschichten, alle Wirbel, Bandscheiben und Gelenke und fördert die Heilung. Rechnen Sie bei der Anwendung für jede Seite 20 bis 30 Minuten. Falls Sie nur für eine Seite Zeit haben, strömen Sie die andere Seite später.

Die Gedanken sind der wichtigste Faktor im Heilen von Beschwerden.

Mary Burmeister

ÜBUNG: FINGER-ZEHEN-STROM

- Halten Sie den linken Daumen mit einer Hand und den rechten kleinen Zeh mit der anderen Hand. Warten Sie, bis es pulsiert.
- Halten Sie den linken Zeigefinger und den rechten vierten Zeh.
- Halten Sie den linken Mittelfinger und den rechten dritten Zeh.
- Halten Sie den linken Ringfinger und den rechten zweiten Zeh.
- Halten Sie den linken kleinen Finger und den rechten großen Zeh.
- Kehren Sie die Sequenz für die andere Seite um.

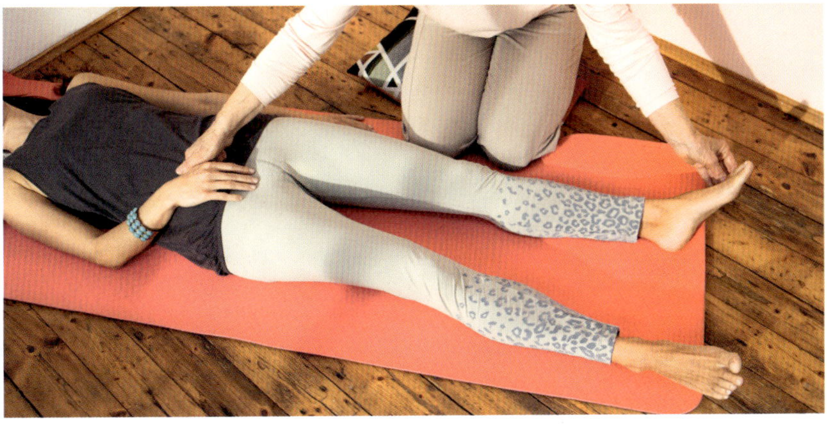

Den Daumen und den kleinen Zeh halten ist der erste Schritt des Finger-Zehen-Stroms.

Acht Mudras – Helfer des Bewusstseins

Neben dem Fasten und der Meditation verdankte Jiro Murai sein neu gewonnenes Leben dem Formen von Mudras. Durch das Beugen, Dehnen und Aneinanderlegen einzelner Finger wird Energie durch bestimmte Teile unseres Körpers geleitet, und durch das Verbinden von linker und rechter Hand entsteht eine Einheit zwischen Körper und Geist. Gleichzeitig beeinflusst dies sowohl unser Denken als auch unser Bewusstsein – die Mudras wurden von den alten Weisen des Ostens vor allem zur Erlangung einer höheren Bewusstseinsebene geformt. Jeder unserer zehn Finger ist mit 14400 Funktionen im Körper verbunden; wir können uns also vorstellen, wie kraftvoll sie sind.

Mudras als Selbsthilfe

Die folgenden acht Positionen stellen eine kleine Auswahl der von Jiro Murai praktizierten Mudras dar. Sie helfen uns vor allem, die tägliche Anspannung und den Stress zu lösen, der zu Ermüdung und Erschöpfung führt. Wann immer Ihre Hände frei sind, können Sie Mudras formen. Man kann sie je zwischen zwei und 20 Minuten lang halten. Beschrieben ist nur jeweils eine Seite – für die andere Hand kehren Sie die Sequenz einfach um.

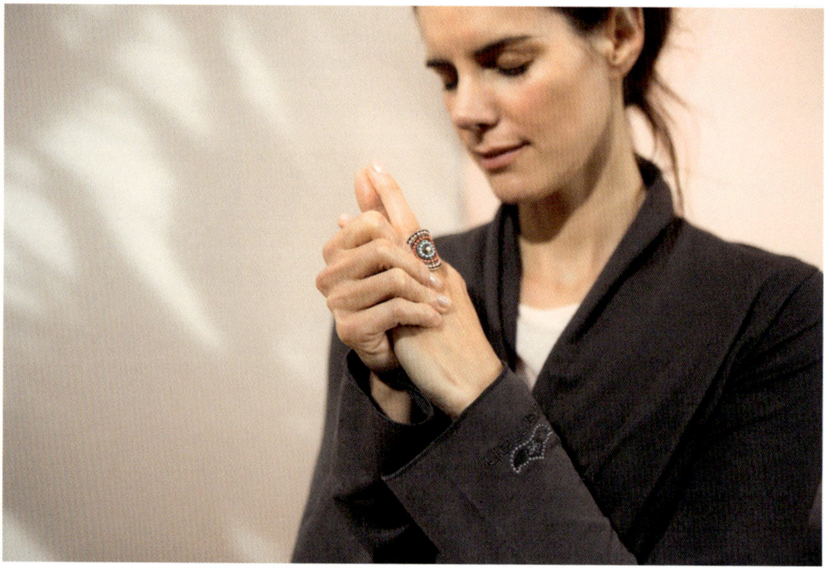

Das Halten einzelner Finger oder das Formen von Mudras kann Blockaden auf körperlicher, geistiger und seelischer Ebene lösen und uns zu einem neuen Wohlbefinden verhelfen.

ÜBUNG: FINGERPOSITION 1

- Halten Sie den linken Mittelfinger so, dass der Daumen der rechten Hand auf der Innenseite des Fingers liegt und die restlichen Finger auf der Außenseite.
- Diese Übung erleichtert das Ausatmen und baut Stress sowie Spannungen ab.

Anwendungsmöglichkeiten
- Chronische Müdigkeit
- Nachlassende Sehkraft und Altersweitsichtigkeit
- Stimmungsschwankungen und anhaltendes Gefühl der Frustration
- Entscheidungsschwierigkeiten

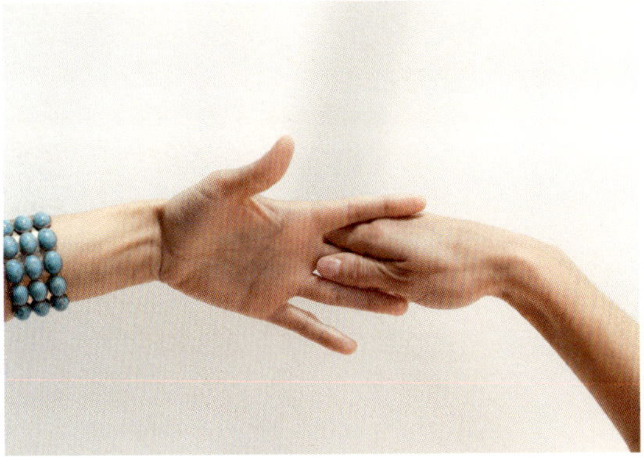

Fingerposition 1 unterstützt das Ausatmen und das Loslassen alter Eindrücke.

ÜBUNG: FINGERPOSITION 2

- Halten Sie den linken Mittelfinger so, dass der rechte Daumen auf der Rückseite des Fingers liegt und die restlichen Finger auf der Vorderseite.
- Diese Übung erleichtert das Einatmen und revitalisiert Körper und Geist.

Anwendungsmöglichkeiten
- Nachlassende Hörfähigkeit oder beginnende Schwerhörigkeit
- Fußschmerzen
- Regeneriert und entspannt den Körper
- Augenbeschwerden und Heuschnupfen

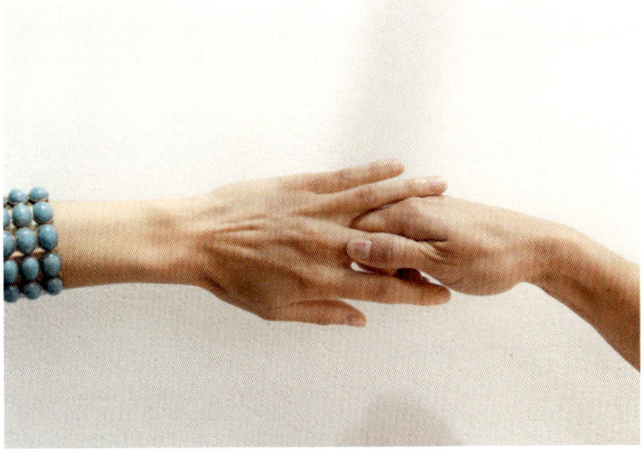

Fingerposition 2 unterstützt das Einatmen und das Empfangen von Neuem.

ÜBUNG: FINGERPOSITION 3

- Halten Sie den linken Ring- und kleinen Finger mit der rechten Hand; der rechte Daumen liegt auf der Fingerinnen-, die übrigen Finger auf der Fingeraußenseite.

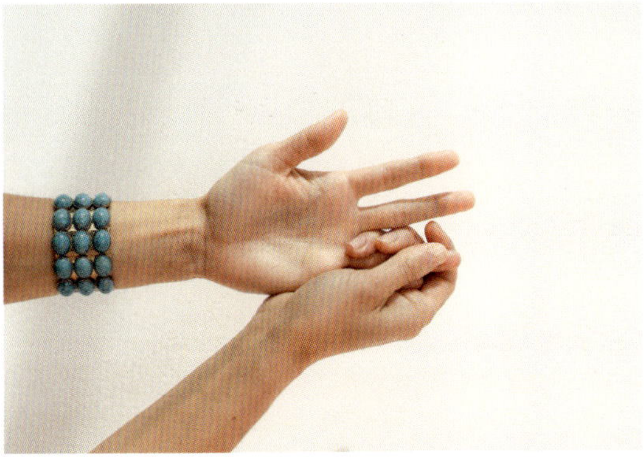

Fingerposition 3 hilft, Negatives loszulassen.

- Die Übung hilft uns dabei, uns zu beruhigen; zudem revitalisiert sie alle Organfunktionen.

Anwendungsmöglichkeiten
- Nervosität
- Kurzatmigkeit
- Depressive Verstimmungen

ÜBUNG: FINGERPOSITION 4

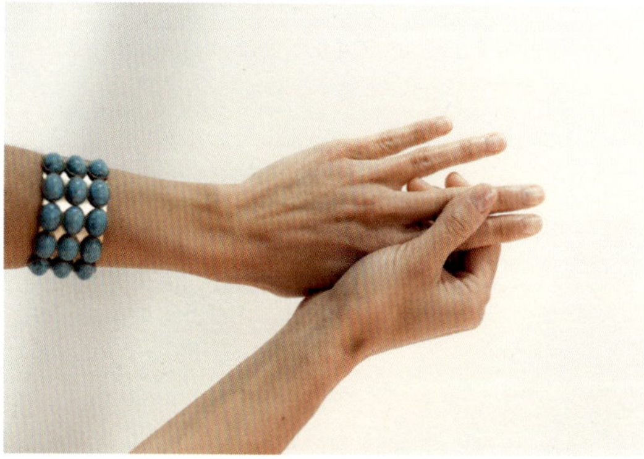
Fingerposition 4 erfrischt Körper und Seele.

- Halten Sie den linken Mittel- und Zeigefinger sowie den Daumen mit der rechten Hand; der rechte Daumen liegt auf der Fingeraußen-, die übrigen Finger liegen auf der Innenseite.
- Die Übung reinigt und erneuert. Sie löst Stress, Sorgen, Ängste und Ärger.

Anwendungsmöglichkeiten
- Müdigkeit und Erschöpfung
- Ärger und Sorgen
- Angst und Unsicherheit

ÜBUNG: FINGERPOSITION 5

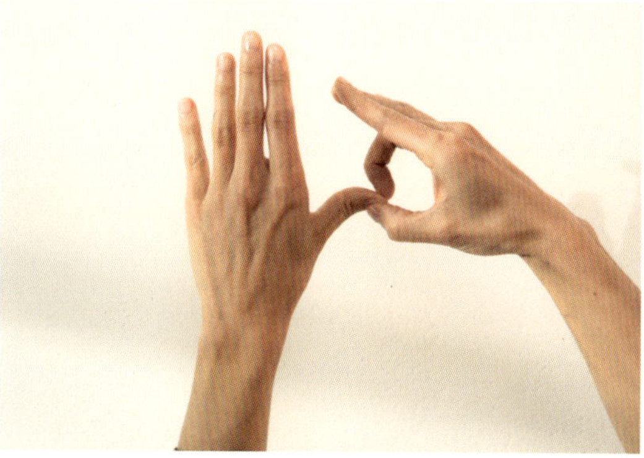
Fingerposition 5 harmonisiert unser gesamtes Wesen auf allen drei Ebenen des Seins.

- Bilden Sie mit der rechten Hand einen Kreis, indem Sie den rechten Daumen auf den Nagel des rechten Mittelfingers legen. Schieben Sie den linken Daumen zwischen rechten Mittelfinger und Daumen.
- Die Übung reinigt und revitalisiert alle Funktionen des Körpers.

Anwendungsmöglichkeiten
- Müdigkeit und Erschöpfung
- Stimmungsschwankungen
- Heißhunger auf Süßigkeiten
- Regeneration der Haut

ÜBUNG: FINGERPOSITION 6

- Bilden Sie einen Ring, indem Sie die Fingerbeere des Daumens auf den Fingernagel des Ringfingers legen.
- Die Übung stärkt die Atemfunktion und öffnet den Brustkorb. Sie hilft den Ohren und bei der Höhenanpassung.

Anwendungsmöglichkeiten
- Stärkung beim Laufen
- Emotionale Überempfindlichkeit
- Hauterkrankungen

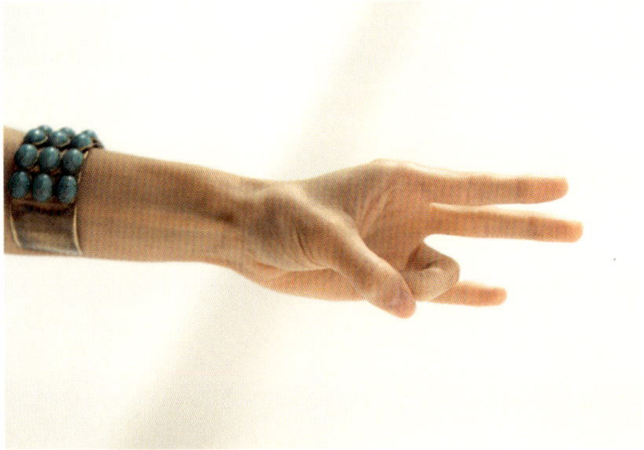

Fingerposition 6 unterstützt die Atmung.

ÜBUNG: FINGERPOSITION 7

- Legen Sie die Innenseiten der beiden Mittelfinger aneinander und falten Sie die übrigen Finger.
- Die Übung hält Körper, Geist und Seele in Harmonie. Sie unterstützt die Ausatmung und die absteigende Energie.

Anwendungsmöglichkeiten
- Geistige Anspannung
- Verdauungsprobleme
- Beschwerden in den Beinen

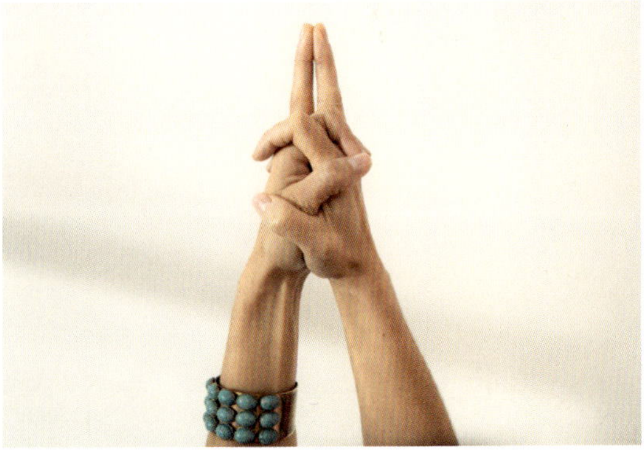

Fingerposition 7 hilft der absteigenden Energie.

ÜBUNG: FINGERPOSITION 8

- Legen Sie die Nägel des rechten und des linken Mittelfingers aneinander.
- Die Übung unterstützt die Einatmung und die hinten aufsteigende Energie.

Anwendungsmöglichkeiten
- Rückenschmerzen
- Steigert das Wohlbefinden

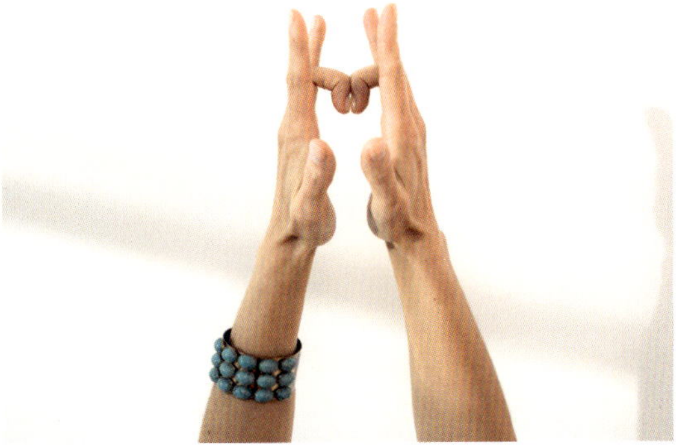

Fingerposition 8 hilft der aufsteigenden Energie; so können wir neue Kraft aus der universellen Quelle schöpfen.

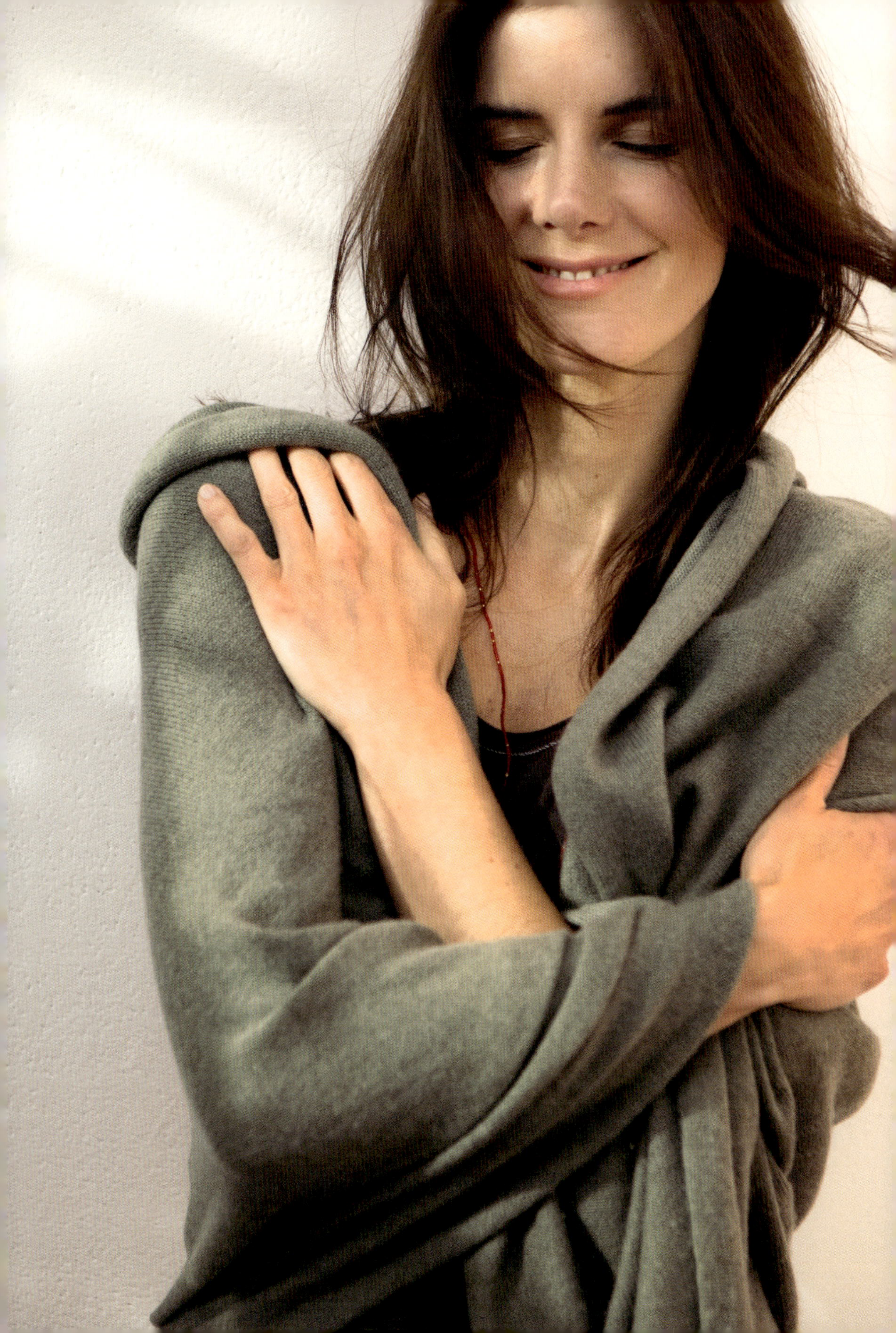

LEBENSZYKLEN DER FRAU

Kosmische Rhythmen

Der Mensch ist in kosmische Rhythmen und Zyklen eingebettet. Dabei spielt der Siebenerzyklus eine große Rolle in der Natur. Wir sprechen von sieben Farbstrahlen, von sieben Musiknoten, die Woche hat sieben Tage, es gibt sieben Weltwunder. Auch in den Märchen finden wir oft die Zahl Sieben als Ausdruck kosmischer Zusammenhänge. Rudolf Steiner, der Begründer der Anthroposophie, spricht davon, dass sich die menschliche Seele in einem Sieben-Jahre-Rhythmus entwickelt. In ähnlicher Weise spricht die fernöstliche Medizin bei Frauen von einem Entwicklungszyklus von sieben Jahren, bei Männern von acht Jahren.

Nach Vorstellungen in der chinesischen Philosophie wird der Mensch mit einem Grundvorrat an Energie geboren, den er nach und nach verbraucht. Dabei spielt der Lebensstil eine entscheidende Rolle.

Energetische Entwicklung der Frau

Bis zum siebten Lebensjahr ist das Mädchen noch stark an die Energie der Eltern, vor allem an die der Mutter, gebunden. Die Verdauung und auch die Funktionen von Magen und Milz brauchen bis zum siebten Lebensjahr, bis sie voll entwickelt sind. Das spiegelt sich auch im Nahrungsbedarf der Kinder wider. Kinder mögen vor allem süße Speisen, die der Milzenergie zugeordnet sind, und sind sehr wählerisch mit dem Essen. Wenn diese Funktionen geschwächt oder gestört sind, möchte das Kind beispielsweise morgens noch nicht frühstücken und auch sonst nicht richtig essen. Die Energieströme werden alle in der Schwangerschaft angelegt und bilden sich teilweise erst später vollständig aus.

Entwicklung zur Fruchtbarkeit

Im chinesischen Klassiker *Nei Jing* wird die Entwicklung zur Fruchtbarkeit beschrieben. Nach dieser Vorstellung kommen wir mit einem Grundvorrat an Energie auf die Welt. Diese sogenannte vorgeburtliche Energie oder auch Energie der Ahnen wird in den Nieren gespeichert. Sie bestimmt die Entwicklung des Menschen von der Geburt bis zum Tod und wird nach und nach je nach Lebensstil verbraucht.

Ab dem siebten Lebensjahr erzeugt das Mädchen einen Überschuss an Energie, der während des Schlafs in der Nacht gespeichert wird. Hierbei ist vor allem ein harmonisches Funktionieren der Milz- und Magenfunktionsenergie wichtig, weil diese Funktionen helfen, die Nahrung in Energie umzuwandeln.

Im Alter von zwei mal sieben Jahren hat das Mädchen genügend Energie gespeichert und die vorgeburtliche Essenz der Nierenenergie ist stark genug, dass sie überschüssiges Blut für das Einsetzen der Menstruation bilden kann. Alle 28 Tage kann sie diesen Überschuss an Blut für den Menstruationszyklus erzeugen. Gleichzeitig beginnen die endokrinen Drüsen mit der Ausschüttung der Geschlechtshormone.

Bei Mädchen, die Leistungssport treiben und einen großen Teil ihrer Energie für diese Anstrengungen benötigen, wird die Menstruationsblutung immer schwächer und bleibt schließlich ganz aus. Dasselbe passiert bei jungen Frauen, die unter Anorexie leiden. Die Milz- und Magenenergie wird geschädigt. Der Körper hat dann keine Kraft mehr, überschüssiges Blut zu bilden. Die Blutung bleibt aus.

Bis zum Alter von drei mal sieben hat sich der Zyklus der jungen Frau auf eine Regelmäßigkeit eingependelt, und man kann sagen, dass das Mädchen erwachsen geworden und in seine Blüte gekommen ist. Voraussetzung dafür ist auch eine gut funktionierende Hormonproduktion im endokrinen Drüsensystem, das energetisch von verschiedenen Energiebahnen unterstützt wird. Einige davon sind der Hauptzentralstrom, der Nierenstrom, der Zwerchfellstrom und der Nabelstrom.

Ich bestätige voll Glück meinen Glauben daran, dass wir in uns einen Funken jenes ewigen Lichts tragen, das im Grunde des Seins leuchten muss und das unsere schwachen Sinne nur von ferne ahnen können. Ich erkenne es als unsere höchste Pflicht, diesen Funken in uns zur Flamme werden zu lassen und das Göttliche in uns zu verwirklichen.

Malwida von Meysenbug

Wandel der Energie

Mit fünf mal sieben Jahren nimmt die Energie von Milz und Magen allmählich wieder ab. Dies ist der Zeitpunkt, zu dem sich die ersten Falten im Gesicht zeigen. Die Verdauungsenergie wird schwächer, Nahrungsmittelunverträglichkeiten nehmen zu oder Gewichtsprobleme können entstehen.

Im Weisheitsbuch der Chinesen wird beschrieben, dass die Menstruation im Alter von sieben mal sieben Jahren versiegt und die körperliche Fruchtbarkeit sich zu einer geistigen Fruchtbarkeit wandelt. Die Verminderung der Milzenergie und der Nierenessenz führt dann zum Abnehmen der Menstruation.

Es geschieht ein Wandel in der Beziehung von Herz- und Nierenenergie. Die Nierenessenz sammelt sich nicht mehr in der Gebärmutter, sondern steigt zum Herzen auf, um den Geist zu nähren. Anstatt den Uterus weiterhin auf das Wachsen eines neuen Menschen vorzubereiten, steigt die Kraft nach oben zum Geist. Die Frau wandelt sich zur »Weisen Frau«, zur »Mutter der Gemeinschaft«.

Die innere Uhr

Diese Funktionen werden alle von einer Art innerer kosmischer Zeitschaltuhr in Gang gesetzt. Im Jin Shin Jyutsu können wir diese innere Uhr durch den Nierenstrom, den Nabelstrom und den Hauptzentralstrom harmonisieren.

Der Hauptzentralstrom fließt durch das endokrine Drüsensystem. Die einzelnen Schritte entsprechen auch den Chakren, die wie Trichter kosmische Energie aufnehmen und uns versorgen. In den Drüsen werden dann je nach Alter die Geschlechtshormone gebildet und in den Wechseljahren wieder abgebaut.

Die Wechseljahre sind eine Zeit der Veränderung – auf der körperlichen Ebene ebenso wie auf der geistigen und seelischen. Wir können diese Zeit nutzen, um uns weiterzuentwickeln und zu neuen Ufern aufzubrechen.

Hormonelle Umstellung

So wie sich unser Lebensstil auf unsere Gesundheit allgemein auswirkt, so hat er auch einen Einfluss darauf, wie wir Frauen durch die Wechseljahre kommen. Alle Disharmonien, die sich bis dahin angesammelt haben, treten in den Wechseljahren stärker ans Tageslicht.

In den Wechseljahren vollzieht sich eine große kosmische Veränderung im Körper, ähnlich der während der Pubertät, die durch unsere Hormondrüsen auf den Körper übermittelt wird. Funktionen, die in der Pubertät zugenommen haben, nehmen jetzt langsam wieder ab. Diese körperliche Umwandlung geht meist mit einer seelischen Veränderung einher. Da nicht mehr die Fortpflanzung und das Großziehen der Kinder im Vordergrund stehen, beginnen viele Frauen, über ihr Leben zu reflektieren. Das Alter rückt immer näher, und man stellt sich die Frage, was jetzt noch wichtig ist. Viele spüren vielleicht eine Unzufriedenheit mit der jetzigen Lebenssituation und haben die Sehnsucht nach mehr Erfüllung und Verwirklichung. Der Wunsch entsteht, sich von bestehenden Abhängigkeiten zu befreien und mit den eigenen Ideen durchzustarten. Auch Ängste und Unsicherheiten, nicht mehr attraktiv und jugendlich zu sein, nehmen zu.

Gleichzeitig beginnen die Energieströme der Organfunktionen, sich an diese Veränderung anzupassen. Durch die kosmische Energie des Zentralstroms erhält das endokrine System einen Impuls, die für die Fruchtbarkeit zuständigen Hormone zu bilden. Zusammen mit der von den Ahnen mitgebrachten energetischen Essenz, die in den Nieren gespeichert ist, bestimmen sie unsere Entwicklung. Diese Kräfte sind wichtig, um schwanger zu werden, sie bestimmen die Entwicklung des Fötus, die Geburt, das Wachstum des Menschen, den Aufbau der Knochen, wann wir die ersten Zähne bekommen, wann die zweiten und wann wir die dritten brauchen. Sie bestimmen den Beginn der Fruchtbarkeit, die Pubertät, den Beginn der Wechseljahre und das Altern.

In den Wechseljahren fangen die Hormone langsam an, ihre Funktionen einzustellen, wobei Kräfte für eine weitere Phase unserer Entwicklung freigesetzt werden. Wir werden uns später noch genauer ansehen, was auf der energetischen Ebene parallel zur Entwicklung des Hormonzyklus abläuft.

Körperliche Veränderungen in den Wechseljahren

Ehe man seinen Lebensstil verändern kann, muss man seinen Sprachgebrauch verändern.

Mary Burmeister

Die Hypophyse steuert den normalen Zyklus über zwei Hormone, das FSH (Follikelstimulierendes Hormon) und das LH (Luteinisierendes Hormon). FSH lässt das Eibläschen, den Follikel, der die Eizelle umgibt, heranreifen. Die Menge an LH steigt in der Zyklusmitte, wodurch der Follikel platzt und der Eisprung ausgelöst wird.

Die Hormone der Hypophyse bewirken, dass die Geschlechtshormone Östrogen und Progesteron in den Eierstöcken gebildet werden. In der ersten Phase des Menstruationszyklus steigt der Östrogenspiegel; die Gebärmutterschleimhaut baut sich auf, um für ein befruchtetes Ei bereit zu sein.

Nach dem Eisprung platzt der Follikel und entwickelt sich zum Gelbkörper, der das Hormon Progesteron ausschüttet. Progesteron bereitet die Gebärmutterschleimhaut auf eine Schwangerschaft vor. Wenn es nicht zur Befruchtung kommt, setzt die Periode ein, und der gesamte Ablauf beginnt von vorn.

Im Wandel begriffen

In den Wechseljahren sinkt der LH-Wert, und der Eisprung bleibt immer häufiger aus. In dieser Zeit gibt es viele Schwankungen: Die Blutungen werden schwächer, der Zyklus wird unregelmäßiger. Das bedeutet,

Hormonelle Veränderungen

Normaler Zyklus | Wechseljahre | Postmenopause

Die Hormone der Hypophyse

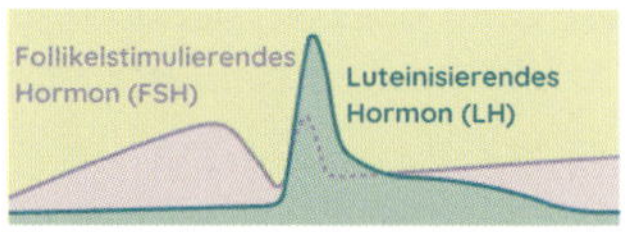

Die Hypophyse steuert den Zyklus über zwei Hormone. FSH lässt das Eibläschen (Follikel) heranreifen, das die Eizelle umgibt. Die Menge an LH steigt in der Zyklusmitte, das löst den Eisprung aus, der Follikel platzt.

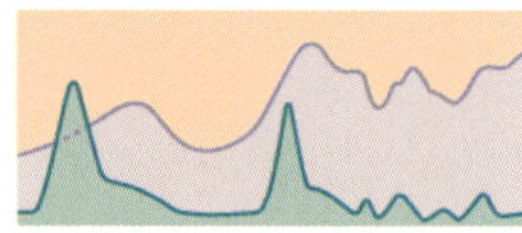

Der LH-Wert sinkt und der Eisprung bleibt immer häufiger aus.

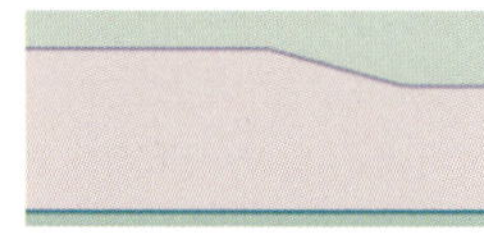

Der FSH-Wert steigt wieder, weil die Hypophyse bis ins hohe Alter versucht, die nun verkümmerten Eierstöcke anzuregen.

Die Geschlechtshormone

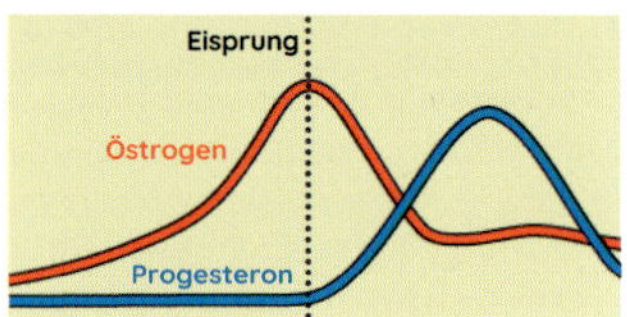

Die Hormone Östrogen und Progesteron werden in den Eierstöcken gebildet. Am Zyklusbeginn steigt der Östrogenspiegel. Nach dem Eisprung platzt der Follikel und entwickelt sich zum Gelbkörper, der das Hormon Progesteron ausschüttet.

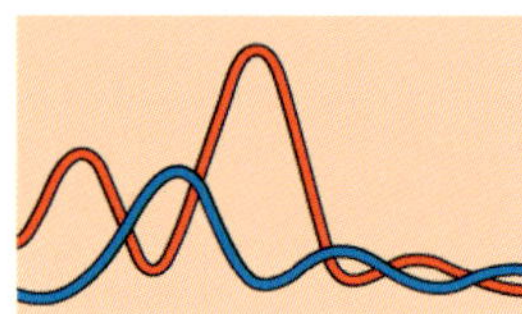

In den Wechseljahren schwanken Östrogen- und Progesteronmenge stark.

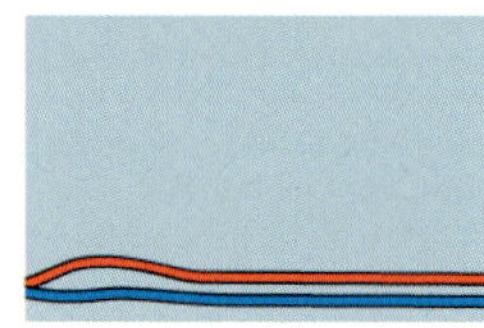

Nach der Menopause sinken Östrogen- und Progesteronbildung dauerhaft.

Die Gebärmutterschleimhaut

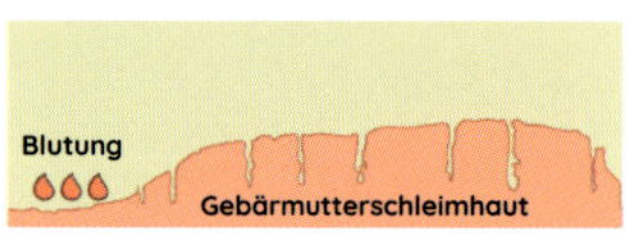

Im normalen Zyklus steigt der Östrogenspiegel und die Gebärmutterschleimhaut baut sich auf; Progesteron bereitet sie auf eine Schwangerschaft vor.

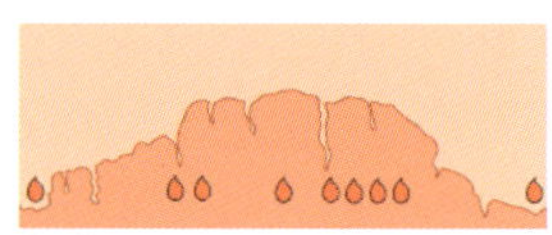

Die Blutungen werden unregelmäßiger und anfangs auch stärker.

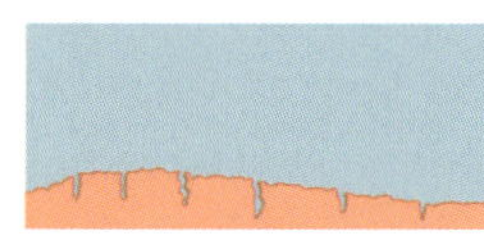

Nach der letzten Menstruation (Menopause) bleiben die Blutungen ganz aus.

dass er mal kürzer oder länger dauern kann. Aber auch die Blutmenge schwankt, und die Blutung ist mal schwächer und mal stärker. Manche Frauen bluten plötzlich so stark, dass sie kaum aus dem Haus gehen können. Bei anderen versiegt die Blutung peu à peu und wird immer schwächer. Es kann sein, dass sie auch für ein paar Wochen oder sogar für ein halbes Jahr ausbleiben kann. Es gibt Frauen, bei denen sie für ein ganzes Jahr ausbleibt und plötzlich wieder ganz regelmäßig kommt, bis sie dann endgültig versiegt. Jede Frau erlebt das ein bisschen anders.

Diese Unterschiede hängen auch mit dem Lebensstil zusammen sowie damit, was wir von der Mutter vererbt bekommen. Stress ist ein ganz wichtiger Faktor in Bezug auf Wechseljahresbeschwerden. Das sehen wir uns später noch genauer an, weil es heute ein wichtiger Grund dafür ist, weshalb Frauen verstärkt Probleme in den Wechseljahren haben. Mit Stress ist hier nicht nur körperlicher Stress gemeint, sondern vor allem emotionaler Stress.

Die Östrogenspiegel und die Progesteronspiegel sind in den Wechseljahren relativ starken Schwankungen unterworfen. Am Anfang nimmt eher das Progesteron ab, wodurch sich ein Überschuss an Östrogen ergibt. Wenn man in dieser Phase mit Östrogen substituiert, schießt man übers Ziel hinaus.

Zu den Unregelmäßigkeiten der Periode gesellen sich noch Spannungen in der Brust, Wassereinlagerung im Körper und eine Verstärkung des prämenstruellen Syndroms sowie Stimmungsschwankungen und Erschöpfungszustände. Die Frauen werden dünnhäutiger und weniger leistungsfähig. Das ist auch ein Zeichen des Körpers, dass man sich mehr Zeit für sich selbst nehmen sollte. Wenn dann Hitzewallungen, vermehrtes Schwitzen, Schlafstörungen und trocken werdende Schleimhäute hinzukommen, sinkt schließlich der Östrogenspiegel.

Die Zeit nach der Menopause wird Postmenopause genannt. Hier steigt der FSH-Wert wieder, weil die Hypophyse bis ins hohe Alter versucht, die nun verkümmerten Eierstöcke anzuregen. Östrogen- und Progesteronbildung sinken dauerhaft. Zuerst sinkt der Progesteronspiegel und dann der Östrogenspiegel. Nach der letzten Menstruation, der Menopause, bleiben die Blutungen schließlich ganz aus.

Die Ovarien (Eierstöcke) produzieren weiterhin Androgene, die das Herz schützen, die sexuelle Aktivität aufrechterhalten und die Muskeln stärken. Ein Teil der Hormone wird im Fettgewebe in Östrogen umgewandelt, weshalb Frauen in den Wechseljahren oft mehr Fett ansammeln und zunehmen. Gut funktionierende Nebennieren können den Hormonsturz ausgleichen und das Altern verlangsamen.

Wenn eine Hitzewallung kommt, kann ich mir bewusst machen, was mich in letzter Zeit belastet hat, mich für die guten Dinge im Leben bedanken und alles dem inneren, spirituellen Feuer zur Reinigung übergeben.

Energetische Veränderungen in den Wechseljahren

Wenn der kosmische Impuls durch den Hauptzentralstrom ausgelöst wird und genügend vorgeburtliche, mitgebrachte Nierenessenz in der Nierenenergie vorhanden ist, fängt die Milzenergie an, einen Überschuss an Lebensenergie zu bilden. Gleichzeitig ist für diesen Vorgang eine harmonische Energie der Verdauungsorgane Magen, Pankreas (Bauchspeicheldrüse) und Dickdarm nötig.

Das Zusammenspiel der Organfunktionsenergie

Denn du hast meine Nieren bereitet und hast mich gebildet im Mutterleibe. Ich danke dir dafür, dass ich wunderbar gemacht bin.

Psalm 139, Verse 13 und 14

Die Nierenfunktionsenergie steuert die Empfängnis, das Wachstum, die Reifung, den Alterungsprozess und den Zeitpunkt des Todes. Sie ist durch den Anteil der mitgebrachten Essenz mit den universellen Kräften verbunden, die unsere Entwicklung bestimmen. Mary Burmeister nennt die Nierenenergie den Wächter über unser Schicksal, sie bringt unsere Bestimmung, unseren Lebensweg mit ins Sein. Der Nierenfunktionsenergie werden auch die für die Fortpflanzung zuständigen Organe wie beispielsweise Gebärmutter, Eierstöcke und Prostata sowie das Gehirn und das Mark zugeordnet.

Die Milzfunktionsenergie entwickelt zusammen mit der Magenfunktionsenergie im Laufe der Jahre genügend Kraft, um überschüssiges Blut bilden zu können. Blut hat natürlich auch einen Bezug zum Herz, das nach fernöstlicher Lehre den roten Farbstoff bildet und das Blut beherrscht. Die Milz hat die Aufgabe, das Blut und die Lymphe in den Gefäßen zu halten. Wenn das Mädchen geschlechtsreif wird, schickt die Nierenenergie ihre Essenz in die Gebärmutter, um diese körperlich wachsen und sich ausbilden zu lassen, damit sie das Menstruationsblut, das sogenannte himmlische Wasser, speichern kann. So entsteht das Nest für das befruchtete Ei und den Fötus.

Die Herzfunktionsenergie leitet das Blut über den Zwerchfellstrom und eine weitere energetische Leitbahn zur Gebärmutter hinunter. Das bedeutet, dass die Gebärmutter die Verbindung zwischen Nieren- und Herzenergie, zwischen Hüftebene und Brustebene, zwischen dem Wasserelement und dem Feuerelement darstellt. Krankheiten von Herz und Nieren können gynäkologische Krankheiten erzeugen. Beispielsweise können tiefe Ängste und emotionale Probleme Ursachen für Menstruationsbeschwerden und Kinderlosigkeit sein.

Die Leberfunktionsenergie speichert das Blut und ist wichtig für die geschmeidige Bewegung aller Körperflüssigkeiten und der Emotionen. Ihr wird eine besondere Rolle in der Regulierung der Menstruation zugeschrieben, weil sie in ihrer Funktion dazu beiträgt, dass sich das Blut in der Gebärmutter speichert oder sammelt und zu gegebener Zeit wieder ins Fließen kommt. Eine gestaute Leberfunktionsenergie kann demnach verschiedene Arten von Menstruationsbeschwerden hervorbringen. Das können ein aufgeblähter Unterleib sein mit Schmerzen vor der Periode, Spannungen oder Zysten in der Brust, eine zu starke oder zu schwache Blutung, eine schmerzhafte Menstruation, das prämenstruelle Syndrom oder sogar Myome und Endometriose.

Die Lungenfunktionsenergie hat keine besondere Aufgabe in Bezug zur Fruchtbarkeit. Sie ist aber direkt an der Bildung von Energie beteiligt, indem sie den Lebensatem durch das Atmen aufnimmt und weil wir uns durch das bewusste Atmen in einen harmonischen Zustand versetzen können. Für alle Prozesse im Körper wird eine ausreichende Menge an Energie benötigt. Außerdem ist die Lungenenergie für ein gut funktionierendes Immunsystem verantwortlich.

Die Nabelfunktionsenergie bringt Ausgleich und Harmonie in alle Beziehungen unter den Organfunktionsenergieströmen. Durch sie sind wir an die große kosmische Energiequelle angenabelt. Der Nabelstrom überwacht die Fruchtbarkeit sowie die Schwangerschaft und hilft bei allen Wechseljahresbeschwerden.

Eine ausgesprochen wirkungsvolle Übung zum bewussten Atmen ist die »Große Umarmung« (siehe S. 39). Ziel dieser Übung sind 36 bewusste Atemzüge.

Beginn der Weisheit

In der Entwicklung zur Fruchtbarkeit der jungen Frau fließt die Energie vom Herzen hinunter in die Gebärmutter, um dort die Essenz und das Blut zu nähren.

Wenn Milzenergie und Nierenessenz abnehmen und der Körper nicht mehr genügend Überschuss an Blut bilden kann, beginnt bei der Frau die Menopause. Dabei kehrt sich der oben genannte Vorgang um: Die Herzenergie fließt nicht mehr nach unten, um die Gebärmutter zu nähren, sondern die Nierenessenz steigt von der Gebärmutter auf, um den Geist der Frau zu unterstützen, der im Herzen wohnt. Die Frau bekommt die Kraft, sich zur Weisheit zu entwickeln, zur geistig erfüllten Frau. In den Traditionen vieler Ureinwohner Amerikas durfte eine weibliche Auszubildende als Schamanin erst nach den Wechseljahren den vollen Status erlangen. Das wurde als eine Zeit großer Würdigung und als Tor zur Weisheit angesehen.

Während dieser Umkehrung der Energierichtung kann es zu einem Ungleichgewicht zwischen Wasser und Feuer kommen. Wenn ein Teil der Nierenenergie abnimmt, wird das Feuer im Körper stärker, was zu Hitzewallungen, Trockenheit in den Schleimhäuten, Herzrhythmusstörungen, Herzrasen oder auch zu Depressionen führen kann. Auch Kopfschmerzen, Schwindel und Migräne oder Symptome, die während der Menstruation auch schon da waren, werden stärker.

Betont werden soll jedoch, dass die Wechseljahre keine Krankheit sind. In dieser Zeit findet lediglich ein Wechsel der Energie statt, und dabei kann es zunächst ein Auf und Ab geben, bis der Körper ein neues Gleichgewicht gefunden hat. Je mehr die Frauen in ihrem Alltag im Stress sind, sei es körperlich oder seelisch, desto stärker kann sich dieser Wechsel auf die innere Harmonie auswirken.

In den Wechseljahren muss der Körper zu einem neuen Gleichgewicht finden. Dabei kann es mitunter schon einmal turbulent zugehen. Am Ende dieses Prozesses steht jedoch der Übergang zu einer höheren Entwicklungsstufe.

Ein kosmischer Plan

Der Hauptzentralstrom reguliert die Drüsen und die Anbindung an die kosmischen Abläufe. Woher kommt es, dass wir uns entwickeln? Dafür muss es so etwas wie eine Zeitschaltuhr in uns geben. Weshalb schlägt unser Herz? Es hat keinen Motor. Ein kosmischer »Sprit« lässt das Herz schlagen, eine kosmische Energie.

Allein das Wissen, das bloße Bewusstsein, dass wir an diese kosmische Energie angebunden sind, macht etwas mit uns. Das Wissen, dass wir ein Abbild der höheren Natur sind, hilft uns dabei, mit unserem Stress ganz anders umzugehen.

Wenn es eine Zeitschaltuhr in mir gibt, die regelt, wann ich geboren werde, Zähne bekomme, wann ich fruchtbar werde und wann die Fruchtbarkeit wieder aufhört, müsste es auch so etwas wie einen Lebensplan für mich geben, der anregt, dass ich diese und jene Erfahrung machen muss, ein Lebensplan, der individuell für mich vorsieht, welche Erfahrungen zu meinem Leben gehören. Ein Lebensplan, der uns führt und anbindet, in den wir Vertrauen haben können, dass alles in Ordnung ist, auch wenn es mal nicht so läuft, wie wir es uns vorgestellt haben. Wir wehren uns meist dagegen, als ob es von außen kommen würde. Wenn ich mich sträube, kommt das Schicksal und gibt mir einen Schubs.

Die Wechseljahre sind eine Zeit, in der wir uns wieder mehr auf diese Anbindung besinnen dürfen. Es gibt einen energetischen und hormonellen Wechsel, der sich auch auf unser Leben auswirkt.

Geistige Fruchtbarkeit

Wir sind nicht mehr fruchtbar, die Energie läuft nicht mehr mit dem Blut davon. Die körperliche Fruchtbarkeit wandelt sich in eine geistige Fruchtbarkeit. Das ist ein ganz natürlicher Prozess. Bei den indigenen Völkern werden die Frauen nach den Wechseljahren als Heilerinnen und Weise angesehen.

Es geschieht also eine innere Umwandlung. Wir sollten uns die Zeit nehmen, diesen inneren Fragen Aufmerksamkeit zu schenken. Habe ich meinen Lebenstraum erfüllt? In der Jugend hatten die meisten von uns Träume, dann wurde irgendwann das Leben ernst. Dann haben uns die Anforderungen des Alltags völlig in Anspruch genommen. Wir haben unsere Träume aufgeschoben oder vergessen, sie sind einfach im Alltag untergegangen. Die Wechseljahre sind auch eine Zeit, in der die nicht Wirklichkeit gewordenen Träume wieder an die Oberfläche treten.

Mit »Tiefe« sind im Jin Shin Jyutsu eine bestimmte Energiequalität und eine bestimmte Dimension des Seins gemeint. Unsere verschiedenen Lebensabschnitte sind von den einzelnen Tiefen geprägt.

Entwicklungsstadien und die Tiefen

Im Jin Shin Jyutsu beschreiben wir die Entwicklung des Menschen im Zusammenhang mit den Kräften der Tiefen und der fünf Elemente. Eine Tiefe beschreibt eine bestimmte Energiequalität und eine Seinsdimension. Jedem Lebensalter wird eine Tiefe zugeordnet, deren Kräfte unsere Entwicklung beeinflussen. Wenn wir diese Kräfte verstehen, können wir harmonischer durch das Leben gehen. Sie machen uns unsere Aufgaben in dem jeweiligen Lebensalter bewusst und bieten uns Möglichkeiten der Harmonisierung.

Wir werden geboren und entwickeln uns von der Geborgenheit der Kindheit zuerst gänzlich in das bunte Leben hinein, um unsere Fähigkeiten zu entfalten, um unser Menschsein mit allen Sinnen zu erleben und auch zu genießen. Das Leben fordert von uns, dass wir unser mitgebrachtes Potenzial in der Welt verwirklichen. Auf diese Weise lernen und wachsen wir. Wenn wir auf dem Höhepunkt unserer Schaffenskraft angekommen sind, verlangt unsere Seele von uns, dass wir wieder etwas langsamer werden. Die geistigen und seelischen Kräfte möchten in unser Tun einbezogen werden. Die Reise geht langsam wieder mehr nach innen. Wir besinnen uns auf den Sinn des Lebens. Wenn wir dann im Herzen angekommen sind und unsere spirituellen Bedürfnisse erfüllt haben, dürfen wir uns wieder mit der ewigen Kraft verbinden, aus der wir gekommen sind.

Kindheit und Wachstum

Die Zeit von der Geburt bis zum 15. Lebensjahr wird der ersten Tiefe zugeordnet. Hier entfaltet sich die Energie aus den feinstofflichen Ebenen bis hin zum physischen Körper. Die Hautoberfläche, die uns unsere physischen Grenzen gibt und gewissermaßen eine Haltefunktion erfüllt, indem sie das Gewebe und die verschiedenen Organe in der richtigen Position hält, ist dieser Tiefe zugeordnet.

Erste Tiefe, Geburt bis 15 Jahre

Die Zeit der Kindheit ist stark vom Erdelement der ersten Tiefe geprägt. Hier geht es um das Genährtwerden auf allen Ebenen: das Genährtwerden durch die Liebe der Eltern, durch die Zuwendung der Umgebung und nicht zuletzt durch die Nahrung. Wenn alles harmonisch verläuft, entwickelt das Kind eine starke Mitte, ein gesundes Selbstvertrauen, aus dem sich die Fähigkeiten zu Mitgefühl und Empathie entfalten. Die Entwicklung zum Jugendlichen verläuft jedoch nicht immer so harmonisch. Der Druck in der Schule und im Elternhaus nimmt zu, die Mädchen sehnen sich nach einem idealen, schlanken Körper, durch das ständige online miteinander Verbundensein entstehen Stress, Konkurrenz und Mobbing. Dabei nehmen psychische Probleme, Essstörungen und sogar Burn-out in dieser Altersgruppe immer mehr zu.

Die erste Tiefe ist mit dem körperlichen Wachstum verbunden. Sie wandelt die Energie aus der Nahrung in körpereigene Energie um. Hierzu benötigen wir eine gesunde Milz- und Magenenergie. Alle Organe der Mitte, auch die Bauchspeicheldrüse, sowie Leber- und Gallenblasenenergie sind für die Aufnahme und Verdauung der Nahrung zuständig. In dieser Phase der Entwicklung bildet diese Verdauungsenergie genügend Kraft, um das Blut für die Menstruation zu bilden. Gleichzeitig entwickeln sich die Hormone für die Fruchtbarkeit. Die Pubertät mit all ihren emotionalen Schwankungen beginnt.

Anwenden der erste Tiefe

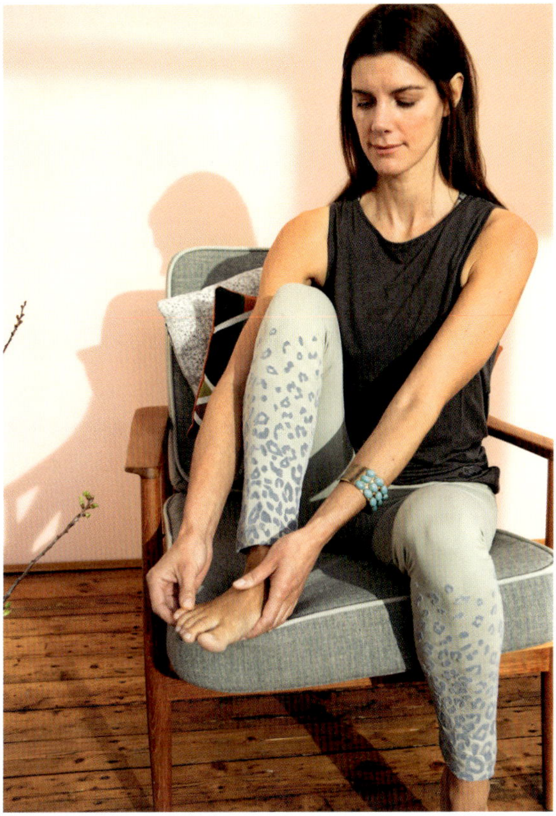

Das Strömen der ersten Tiefe hilft uns dabei, eine gesunde und starke Mitte zu finden.

Seelisch
- Sorgen, Grübeln, Ängste
- Gedanken und Gefühle drehen sich im Kreis
- Wünsche und Abneigungen
- Sich ungeliebt und unverstanden fühlen
- Gesundes Selbstvertrauen entwickeln
- Nähren und genährt werden

Körperlich
- Erzeugung von Wärme und Nahrung für einen gesunden Körper
- Verdauungsbeschwerden, Übergewicht, Essstörungen, Süchte
- Koliken, Erbrechen, Diabetes mellitus
- Beschwerden mit Magen, Milz und Pankreas (Bauchspeicheldrüse)
- Schwaches Bindegewebe, Orangenhaut
- Hautkrankheiten, Ausschläge, Pickel
- Unregelmäßiger Zyklus
- Menstruationsbeschwerden
- Wechseljahresbeschwerden
- Wachstumsstörungen, Burn-out-Syndrom

Anwendungsmöglichkeiten
- Strömen Sie das rechte »Sicherheits«-Energieschloss 6 mit Ihrer linken Hand und den rechten kleinen Zeh mit Ihrer rechten Hand und umgekehrt.
- Halten Sie Ihre Daumen.

Von der Pubertät zur Blüte

Wenn der Mensch in der Lebensphase der ersten Tiefe eine gesunde, starke Mitte gefunden hat, kann er sich in der folgenden Lebensphase vom Elternhaus lösen. Jetzt gewinnt das Du, das Gegenüber, vermehrt an Bedeutung. Die Jugendlichen möchten ihren eigenen Standpunkt finden und sich von den Autoritäten abgrenzen. Der am Anfang der Pubertät vielleicht noch unregelmäßige Menstruationszyklus pendelt sich mit der Zeit ein, und die junge Frau muss ihren eigenen Weg finden.

Zweite Tiefe, 16 bis 30 Jahre

Im Zusammenhang mit der zweiten Tiefe geht es um das Bewusstwerden von Ich und Du, um die Dualität und die Fähigkeit, Altes loszulassen. Im Alter zwischen 16 und 30 beginnt der junge Mensch also, das Elternhaus zu verlassen. Er zieht vielleicht in eine andere Stadt, um eine Ausbildung zu beginnen. Er muss alte Freunde zurücklassen, die Kindheit loslassen.

Die zweite Tiefe entspricht dem Luftelement, dem emotionalen Körper, dem Zulassen der Gefühle und dem Bewusstwerden der Emotionen. Sie bringt Idealismus und die Fähigkeit zur Liebe. Junge Menschen gehen meist voller Idealismus in die Welt hinaus und setzen sich für das Gute und für Frieden ein. In dieser Altersspanne machen sie ihre ersten Erfahrungen mit der Liebe und der Sexualität. Bis zum Ende dieser Lebensphase haben die meisten schon eine Liebesenttäuschung hinter sich oder vielleicht den richtigen Partner gefunden. Die Berufsausbildung ist jetzt abgeschlossen. Die Fortpflanzungsenergie ist in ihrer Blüte, und die Frauen sind lebendig und kraftvoll. Sie müssen sich entscheiden, ob sie Kinder wollen oder Karriere machen oder beides.

Die Themen der zweiten Tiefe sind Loslassen, neues Annehmen, in die eigene Verantwortung kommen und emotionale Offenheit bewahren. Ist die zweite Tiefe in Disharmonie, macht sich dies in körperlichen Symptomen wie chronischer Bronchitis, Asthma bronchiale, Lungenkrankheiten oder Darmerkrankungen bemerkbar. Auch Neurodermitis und Psoriasis (Schuppenflechte) gehören dazu. Wenn die Fortpflanzungsenergie nicht in Harmonie ist, entstehen Menstruationsbeschwerden, es kommt vielleicht zum prämenstruellen Syndrom (PMS) oder es ergeben sich Probleme, schwanger zu werden.

Anwenden der zweiten Tiefe

Seelisch

- Loslassen, Trauern, Kummer
- Enttäuschung, emotionale Verletzungen
- Zulassen von Gefühlen, Idealismus, Sinn für Schönheit
- Beziehungsunfähigkeit, Dinge persönlich nehmen

Körperlich

- Lungenkrankheiten, Dickdarm
- Bronchitis, Asthma, Infektanfälligkeit
- Neurodermitis, Schuppenflechte, Akne
- Schwangerschaftsstreifen, schwaches Bindegewebe
- Menstruationsbeschwerden
- Unerfüllter Kinderwunsch

Anwendungsmöglichkeiten

- Legen Sie die rechte Hand auf die rechte Wade und die linke Hand auf die linke Wade und umgekehrt.
- Halten Sie Ihre Ringfinger.

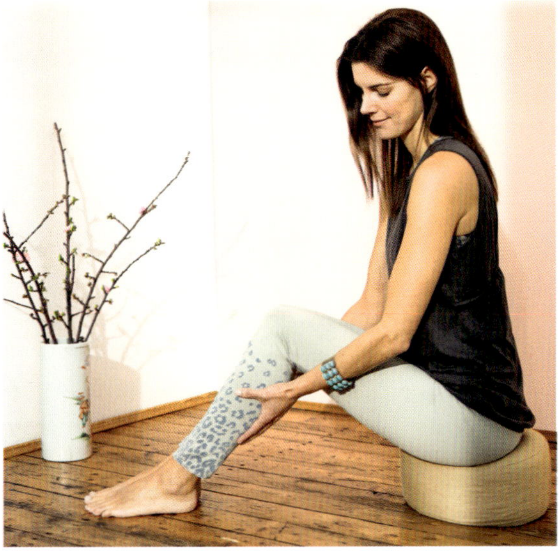

Das Strömen der zweiten Tiefe hilft uns dabei, Altes loszulassen und Neues anzunehmen.

Auf dem Höhepunkt der Schaffenskraft

In dieser Lebensphase gelangt unsere kreative Schaffenskraft zu ihrer vollen Blüte. Die schöpferische Kraft, die sich durch uns ausdrücken möchte, fordert uns auf zu handeln und gleichzeitig in uns hineinzuhorchen und zu fühlen, was unsere Seele wirklich braucht, um zu wachsen. In dieser Phase des Lebens beginnen häufig die geistige Erkenntnis und der individuelle spirituelle Weg.

Es ist eine Zeit, in der wir unsere Fähigkeiten entwickeln und unser Potenzial in der Welt leben. Durch unseren freien Willen haben wir uns für einen bestimmten Weg entschieden, und den müssen wir jetzt gehen. Es kann ein schöner, spannender und interessanter Weg sein, der uns beflügelt und genug Zeit zur Besinnung lässt. Es kann aber auch ein sehr anstrengender Weg sein, der viel von uns fordert und uns extrem einspannt. Vielleicht merken wir auch plötzlich, dass die Arbeit keinen Spaß mehr macht oder die Beziehung nicht mehr stimmt.

Dritte Tiefe, 31 bis 45 Jahre

Die dritte Tiefe ist dem »Schlüssel«-Element zugeordnet, das in den westlichen Kulturen »Quintessenz« und in der chinesischen Medizin »Holz« genannt wird. Es entspricht der feinstofflichen Energiehülle, die auf der körperlichen Ebene dem Blut als Träger der individuellen Lichtkraft zugeordnet ist. So wie sich das Blut durch den Körper bewegt, ist es auch die Aufgabe dieser Tiefe, uns in Bewegung zu bringen oder unsere Aktivität im Leben auszubalancieren.

In dieser Lebensphase beginnt der »Ernst des Lebens«, wie es so schön heißt. Ab dem Alter von 30 Jahren läuft unsere berufliche Karriere meist in mehr oder weniger festen Bahnen. Häufig haben wir uns auch privat gebunden und leben in einer festen Beziehung. Oder wir sind Single und alleinerziehend oder kinderlos. Wir stehen auf jeden Fall mitten im Leben, das von der Arbeit, unserer Beziehung und möglicherweise unseren Kindern geprägt ist. Nun ist es wichtig, eine Balance zwischen Aktivität und Entspannung, zwischen Geben und Nehmen und Sich-selbst-Nähren zu finden.

Das Strömen der dritten Tiefe hilft uns dabei, die Balance zwischen Aktivität und Entspannung zu finden.

Frauen möchten sich oft zuerst beruflich engagieren, bevor sie dem Kinderwunsch nachgehen, deshalb überschreiten sie meist schon das 30. Lebensjahr, wenn sie schwanger werden. Ein regelmäßiger Lebensstil mit wenig Stress und Anspannung, guter Ernährung und Jin Shin Jyutsu können helfen, die Energiebahnen anzuregen, die dafür erforderlich sind. Die Nierenessenz muss gestärkt sein, und die Energien von Milz und Leber müssen in Harmonie sein.

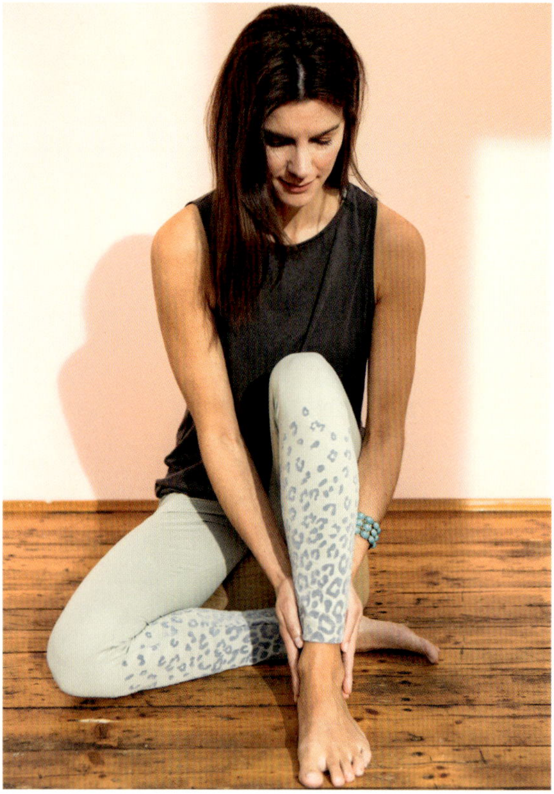

Die dritte Tiefe ist der Leber- und Gallenblasenenergie zugeordnet, denjenigen Organen, die sehr empfindlich auf Stress, Begrenzung, Wut und Ärger reagieren. Wenn ihre Energie gestaut ist, kann das zu Frustration und Depressionen führen. Im Alter zwischen 31 und 45 Jahren machen sich deshalb vermehrt Erkrankungen der Leber und Gallenblase sowie Verdauungsprobleme bemerkbar. Die Altersweitsichtigkeit beginnt. Da die Leberenergie für das freie Fließen von Körperflüssigkeiten, Blut und Emotionen verantwortlich ist, ist ihre Energie an einem regelmäßigen Zyklus beteiligt. Eine gestaute Leberenergie ist für Störungen wie Bauchschmerzen, Kopfschmerzen, Migräne, eine zu schwache oder zu starke

Menstruation, Schmerzen und Zysten in Brust und Eierstöcken, Myome und emotionale Überempfindlichkeit verantwortlich.

Anwenden der dritten Tiefe

Seelisch

- Verhärten der Gedanken und Gefühle
- In Einstellungen stecken bleiben
- Nicht in der Lage sein, Entscheidungen zu fällen
- Wut und Ärger, Aggression
- Kann nicht kreativ sein
- Frustration und Depressionen
- Stress und Burn-out

Körperlich

- Beschwerden mit Leber und Gallenblase
- Augenleiden, Verdauungsbeschwerden
- Lähmungen, Versteifungen
- Ischiasbeschwerden, Arthritis, Arthrose
- Belebung des Bluts
- Menstruationsbeschwerden
- Prämenstruelles Syndrom (PMS)
- Zysten und Myome, Endometriose
- Wechseljahresbeschwerden

Anwendungsmöglichkeiten

- Halten Sie mit der rechten Hand »Sicherheits«-Energieschloss 5 und mit der linken Hand »Sicherheits«-Energieschloss 16 sowohl am rechten Fuß als auch am linken.
- Halten Sie die Mittelfinger.

Umwandlung der Fruchtbarkeit

Die vitale Lebensenergie, die in der Jugend zunimmt, beginnt in dieser Lebensphase wieder abzunehmen. Wenn wir unseren Lebensstil nicht an die Anforderungen aus unserem Inneren anpassen, wenn wir nicht gemäß unseren Anlagen leben, dann beginnen wir das in dieser Altersgruppe zu spüren. Wir sind weniger leistungsfähig und brauchen mehr

Zeit zur Regeneration. Es ist eine Zeit der Reflexion und Veränderung. Wenn wir es schaffen, uns von unnötigem Ballast unserer Lebensumstände zu befreien und gedankliche sowie seelische Beschränkungen aufzulösen, können wir eine neue Fülle und Weisheit erleben. Manchmal kommt auch ein Wink des Schicksals in Form von Krankheit, Trennung oder Verlust des Arbeitsplatzes und zeigt uns, dass wir eine andere Richtung einschlagen müssen.

Vierte Tiefe, 46 bis 60 Jahre

Die vierte Tiefe verlangt von uns, dass wir das mitgebrachte Potenzial wirklich in unserem Leben umsetzen. Gleichzeitig verbindet sie uns mit unserer inneren Weisheit, mit einer Sehnsucht nach dem Mysterium des Lebens. In dieser Lebensphase erlebt der Mensch oft Krisen, beispielsweise die Wechseljahre oder eine Midlife-Crisis. Viele haben in diesem Alter beruflich und finanziell alles erreicht, was sie sich vorgestellt hatten. Die Kinder sind jetzt aus dem Haus, und plötzlich fragt man sich, wie es weitergehen soll. Plötzlich spürt man eine innere Leere. Auf der materiellen Ebene sind zwar alle Wünsche erfüllt, aber das Auto in der Garage und das eigene Haus bedeuten einem gar nichts mehr. Auch die Urlaube sind langweilig – weil sie die Seele nicht nähren. Man denkt über das Leben nach und stellt sich die Frage nach dem Sinn des Lebens. In dieser Phase verändern viele Menschen noch einmal ihren Lebensstil und beginnen mit etwas ganz Neuem. Auch die hormonelle Umstellung, die bei Frauen ab Ende 40 und bei Männern um die 60 Jahre herum eintritt, verlangt von uns, dass wir etwas in unserem Leben verändern. Die körperliche Fruchtbarkeit nimmt ab, was nicht immer ohne Beschwerden über die Bühne geht. Je mehr Stress die Frauen in ihrem Alltag erleben, desto mehr Probleme bekommen sie in den Wechseljahren. Die körperliche Fruchtbarkeit wandelt sich in eine geistige Fruchtbarkeit. Innere Werte sind nun wichtig, nicht die äußerliche Jugendlichkeit oder die körperliche Fitness.

Wenn die Altersspanne der vierten Tiefe nicht harmonisch gelebt wird, entstehen Ängste vor dem Altwerden oder vor Krankheit sowie Ansammlungen und festgefahrene Zustände. Die Schuld an einem nicht erfüllten Leben wird auf andere geschoben, in der Folge entsteht Verbitterung. In dieser Altersspanne sind auch die Wechseljahre mit all ihren Beschwerden angesiedelt, und es kann zu Störungen mit den Eierstöcken, mit der Gebärmutter, bei Männern mit der Prostata, sowie zu Nieren-

und Blasenprojekten kommen. Auch die Stabilität der Knochen lässt in diesem Alter nach, was schlimmstenfalls zu Osteoporose führen kann. Die Knochen, die ebenfalls der vierten Tiefe zugeordnet sind, werden von der Nierenenergie versorgt.

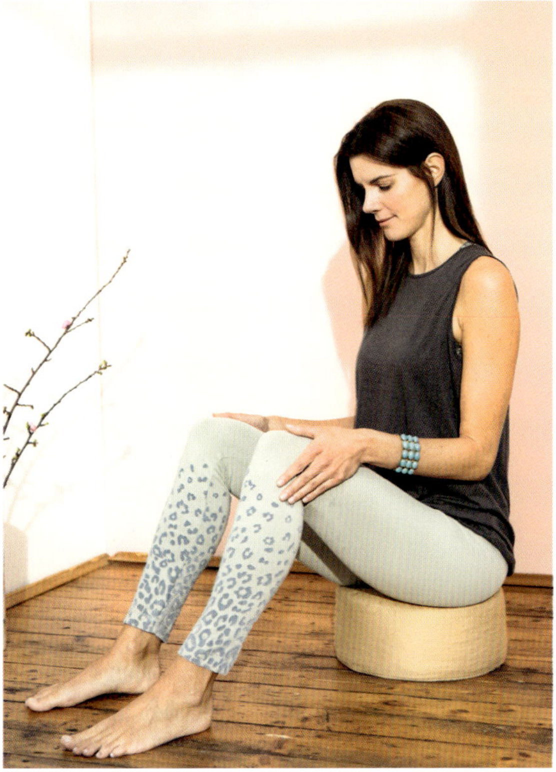

Das Strömen der vierten Tiefe hilft uns dabei, unser mitgebrachtes Potenzial im Leben umzusetzen.

Anwenden der vierten Tiefe

Seelisch
- Ängste, Unsicherheiten
- Perfektionist, Supermann-Komplex
- Schuld, Verbitterung
- Neue Werte finden, Sinn des Lebens
- Geistige Fruchtbarkeit
- Weisheit

Körperlich
- Nieren, Blase, Inkontinenz
- Probleme mit Gebärmutter und Eierstöcken
- Menstruationsbeschwerden
- Wechseljahre, Hitzewallungen, verschiedene Schlafstörungen
- Prostatabeschwerden
- Rückenschmerzen, schwache Beine
- Osteoporose, Arthrose, Arthritis
- Probleme mit den Ohren und Zähnen
- Alzheimer, Parkinson, Demenz

Anwendungsmöglichkeiten
- Halten Sie beide »Sicherheits«-Energieschlösser 8 gleichzeitig.
- Halten Sie die Zeigefinger.

Die goldenen Jahre

Ab einem Alter von 60 Jahren sind die meisten Menschen von großer Lebenserfahrung geprägt und erfüllt. Wenn wir harmonisch durch unser Leben gegangen sind, sollten wir jetzt weicher und gelassener sein.

Unsere weltlichen Pflichten nehmen allmählich ab. Das Großziehen der Kinder ist abgeschlossen, und wir beenden unser Berufsleben. In dieser Phase sollten wir nur noch das tun, was uns am Herzen liegt. Nachdem wir uns im Leben ausgedehnt, unsere Fähigkeiten in die Welt getragen und durch das Leben selbst gelernt haben, was eigentlich zählt, ernten wir jetzt die Früchte. Was das Leben uns geschenkt hat, dürfen wir jetzt wieder zurückgeben.

Fünfte Tiefe, 60 Jahre und darüber hinaus

In der fünften Tiefe drückt sich unsere spirituelle Lebensflamme durch die Eigenschaften des Herzens aus. Sowohl hinsichtlich der zugeordneten Körperschicht (Knochenschicht) als auch hinsichtlich der philosophischen Ebene kommen wir in dieser Tiefe unserem Wesenskern immer näher. Wenn das Leben nicht mehr so sehr von den Pflichten geprägt ist, haben wir den Freiraum, das zu tun, was wir immer schon einmal tun wollten. Sofern wir Enkelkinder haben, stehen wir als Großeltern nicht mehr so unter Druck und können jetzt viel entspannter mit ihnen umgehen als mit den eigenen Kindern.

Früher galten die älteren Menschen als Ratgeber für die junge Generation. Sie waren die Weisen, die den Jungen aus ihrem großen Schatz der Lebenserfahrung viel zu sagen hatten. In manchen Kulturen ist das auch heute noch so. Bei den indigenen Völkern werden die Frauen nach den Wechseljahren als Seherinnen und Heilerinnen angesehen, und es wird ihnen großer Respekt entgegengebracht.

Wer ganz bei sich selbst angekommen ist, strahlt eine innere Glückseligkeit aus, den wahren Zustand des Herzens. Durch die Liebe, die sich im Herzen entwickelt, können wir die Angst überwinden. Damit löst sich auch die Angst vor dem Sterben auf. Menschen, die in dieser Phase nicht den Sinn ihres Lebens erkannt haben oder die spüren, dass sie ein Leben gelebt haben, das sie nicht wollten, werden manchmal sehr verbittert.

Die fünfte Tiefe ist dem Herzen zugeordnet und hilft uns dabei, bis zum letzten Atemzug vital zu bleiben. Deshalb haben Disharmonien, die wir durch die Griffe der fünften Tiefe lösen können, zum einen auch mit unserer Vitalität zu tun, d. h. alle Projekte mit dem Herz-Kreislauf-System, sei es ein zu hoher oder zu niedriger Blutdruck oder Gefäßerkrankungen. Zum anderen können wir durch die Griffe der fünften Tiefe Erkrankungen des Bewegungsapparats – in höherem Alter wird der Körper meist steif und unbeweglich – wie etwa müde und schmerzende Knochen harmonisieren. Ebenso haben das Nervensystem und die Gesundheit des Gehirns einen Bezug zur fünften Tiefe.

Eingehen in die sechste Tiefe

Wenn unsere persönliche Lebensuhr abgelaufen ist, gehen wir wieder in die sechste Tiefe ein. Der physische Körper stirbt, und die Seele löst sich von ihm. Durch die sechste Tiefe, die unsere Brücke zur großen Lebensbatterie darstellt, verbindet sich die Seele wieder mit dem ewigen Licht. Wir können einem Menschen diesen Übergang von einer Bewusstseinsebene in eine andere erleichtern, indem wir ihm liebevoll die beiden großen Zehen halten.

Anwenden der fünften Tiefe

Seelisch

- Bemühung, Anstrengung
- Sich verstellen, keine Freude empfinden
- Verbitterung, Ängste
- Unfähigkeit, die eigene Wahrheit zu leben
- Für innere Glückseligkeit

Körperlich

- Herz-Kreislauf-Beschwerden
- Regulieren des Blutdrucks
- Stärkt Nerven, fördert Bewusstsein
- Dünndarm, Aufnahmefunktion
- Knochen, Gliedersteifigkeit
- Schmerzen im ganzen Körper
- Alzheimer, Parkinson, Demenz

Anwendungsmöglichkeiten

- Halten Sie die Unterseiten der Ballen des rechten und linken großen Zehs mit überkreuzten Armen. Für die andere Seite sind die Arme nicht gekreuzt.
- Halten Sie die kleinen Finger.

Das Strömen der fünften Tiefe hilft uns dabei, uns unserem eigentlichen Wesenskern anzunähern.

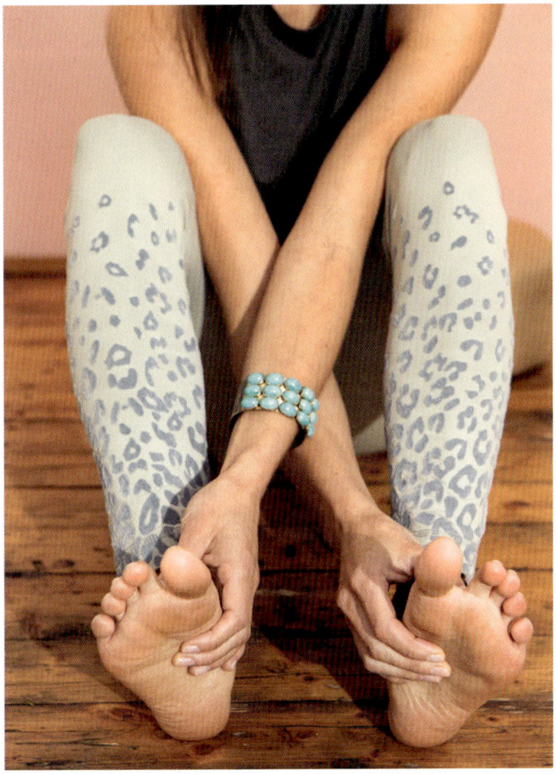

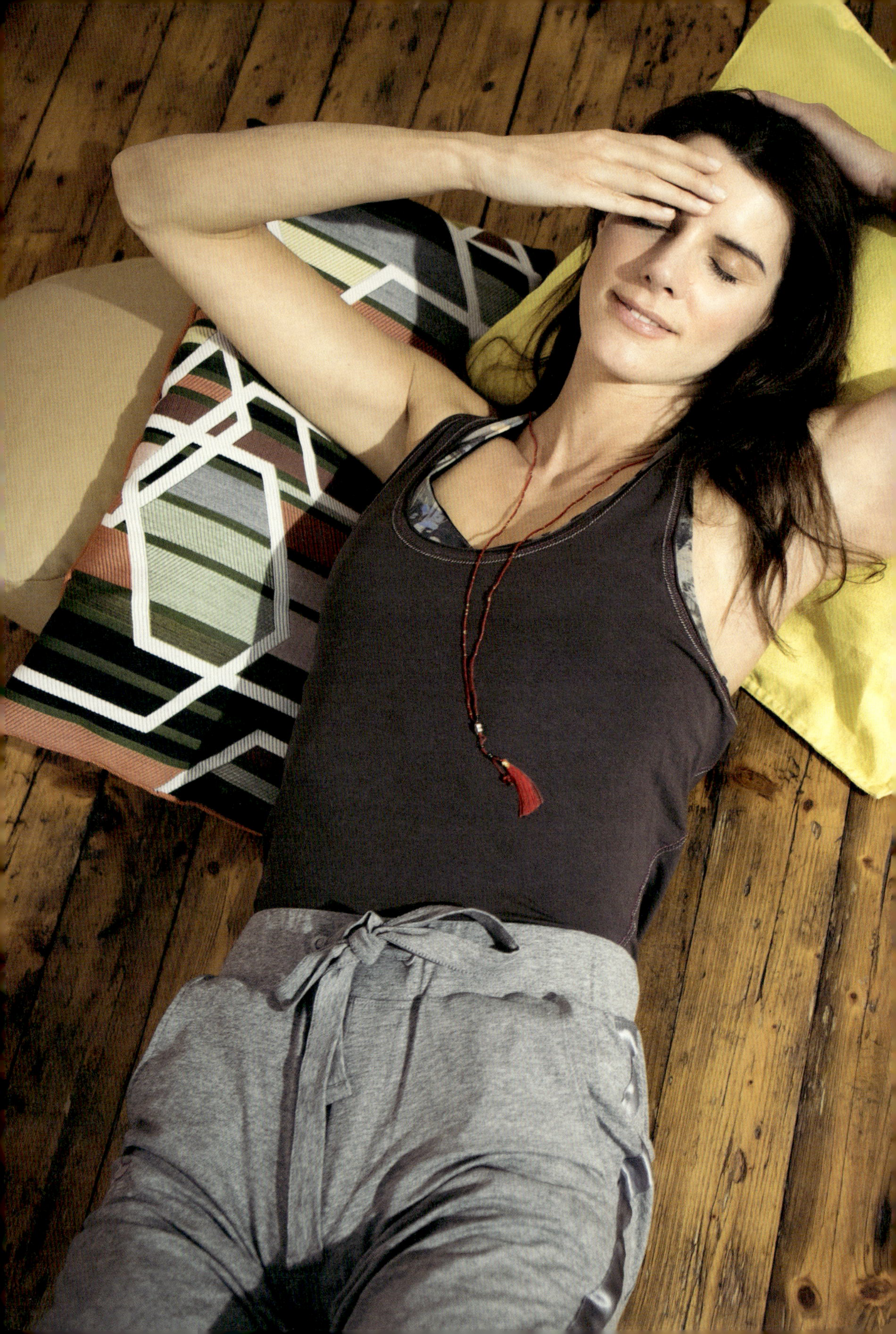

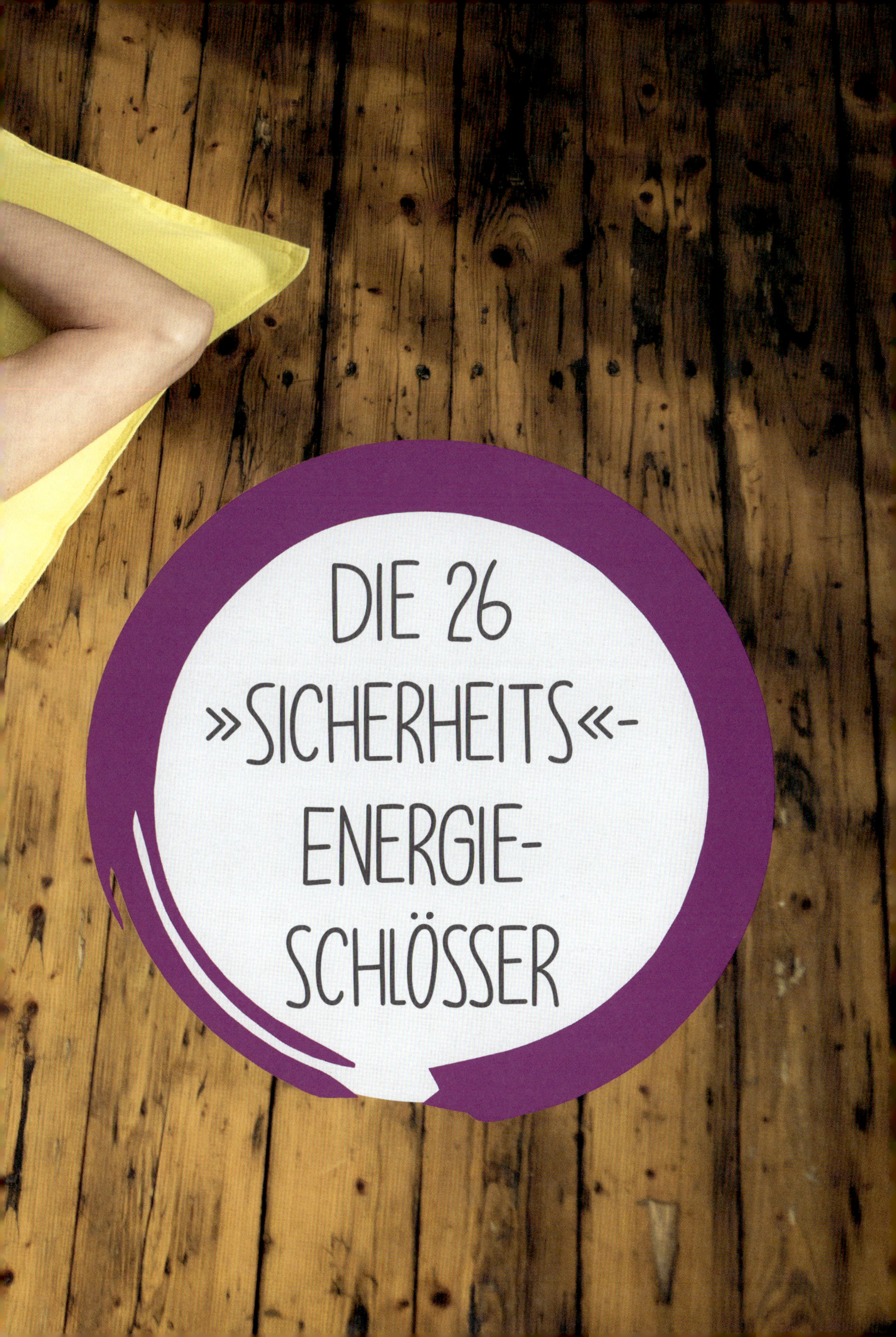

DIE 26 »SICHERHEITS«-ENERGIE-SCHLÖSSER

Strömen verändert das Bewusstsein

Auf den Betreuerströmen, die den Körperhälften ihr Gleichgewicht schenken, entspringen auf jeder Körperseite 26 »Sicherheits«-Energieschlösser, die durch das Halten in einer bestimmten Abfolge unserem Körper den Impuls zur Erneuerung und Harmonisierung der Lebensenergie geben.

Oft spüren wir an den Stellen der Energieschlösser Verhärtungen und Verspannungen im Gewebe. So meldet sich unsere innere Weisheit und erzählt uns, dass gerade etwas nicht in Ordnung ist. Mary sagte: »Schmerzende ›Sicherheits‹-Energieschlösser geben uns den Wink, eine andere Richtung einzuschlagen.« Wir sagen dann: »Danke, Energieschloss, für den Hinweis. Ich werde nach der Ursache der Beschwerde suchen.«

Zahlen sind geheimnisvolle Wesen. Sie bergen die Grundprinzipien der Schöpfung in sich.

Pythagoras

Liebevolle Helfer

Die »Sicherheits«-Energieschlösser liefern uns die Schlüssel, etwas in uns Verborgenes zu öffnen. Sie sind liebevolle Freunde, die uns helfen, uns etwas bewusst zu machen, das wir vorher nicht wahrgenommen haben. Durch die Bedeutung der ihnen zugeordneten Zahl bekommen wir einen Hinweis auf ein verborgenes Geschenk.

Machen Sie die Erfahrung selbst. Halten Sie zwei Energieschlösser miteinander und spüren Sie, was unter Ihren Händen und in Ihrem Inneren geschieht. Unter den Händen können wir ein wohliges Gefühl der Wärme, ein Kribbeln, ein Ziehen, ein Pulsieren oder manchmal auch ein Stechen oder einen Schmerz spüren.

Wir nehmen wahr, dass da unter unseren Fingern etwas in Bewegung kommt. In unserem Inneren können wir ein Loslassen, eine Entspannung oder eine Stille wahrnehmen. Wir sind nicht tote Materie, wir sind Flüssigkeit, Energie, Gefühl und Gedanke. Alles, was wir einmal verdrängt und nicht zugelassen haben an Gefühlen und Gedanken, kann sich im Körper als Blockade festsetzen. Zuerst stagniert die Energie, dann verhärtet sich das Gewebe und wird unbeweglich. Durch das Strömen kommt wieder Leben in die schlafenden Stellen. Wir beginnen, uns wieder zu spüren. Manchmal kommt ein alter Gedanke, ein lange verdrängtes Gefühl an die Oberfläche, das wir uns dann noch einmal anschauen dürfen.

Im Jin Shin Jyutsu geschieht dies auf eine sanfte Weise, gerade so, wie wir es in diesem Augenblick verdauen können. Nichts wird forciert. Ich selbst bin immer der Maßstab dafür, wie weit ich gehen möchte. Wenn etwas unangenehm wird, kann ich meine Hände an eine andere Stelle legen oder einfach aufhören.

Die »Sicherheits«-Energieschlösser im Überblick

»Sicherheits«-Energieschloss 1 (SES 1)

Lage Die 1 befindet sich an der Innenseite des Knies. Wenn wir beide Knie zusammenbringen, berühren sich die beiden »Sicherheits«-Energieschlösser automatisch.

Bedeutung Der Urbeweger
SES 1 entspringt aus dem Ursprung des Zentralstroms. Als Urbeweger trägt es die Kraft der Einheit in unser Wesen und lässt den Lebensatem von der höchsten Höhe bis in die tiefste Tiefe fließen. SES 1 gibt ein Gefühl von Sicherheit und innerer Stabilität. Es hilft uns, unseren Platz im Leben zu finden, es nährt und entspannt die Mitte des Körpers, es macht zufrieden. Ausatmen ist das Thema der 1, die Ausatmung wird unterstützt, sie entspannt. SES 1 bringt uns in Bewegung, wenn wir in einer Situation feststecken oder wenn die Energie im Körper nicht fließt.

Anwendungsmöglichkeiten für SES 1

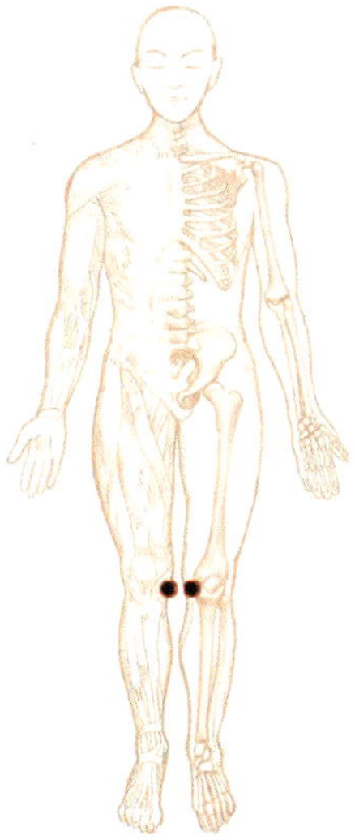

- Mangelndes Selbstbewusstsein
- Stärkt Mitgefühl und Sympathie für andere
- Hilft Milz-, Nieren- und Leberenergie aufzusteigen
- Kopfschmerzen und Migräne, Zahnschmerzen
- Akne, Hautprobleme
- Atemprobleme, Verschlucken, Schluckauf
- Brustkorb wie zugeschnürt
- Verdauung, Nahrungsaufnahme
- Koliken, Verstopfung, Durchfall
- Unterstützt Energie für Geschlechtsorgane
- Menstruationsbeschwerden, Bauchschmerzen

- Verlängerte und verstärkte Regelblutung
- Wechseljahresbeschwerden

Die hohe 1

Zusätzlich zu »Sicherheits«-Energieschloss 1 gibt es die hohe 1. Sie liegt an der Innenseite des Oberschenkels, eine Handbreit oberhalb des Knies. Die hohe 1 ist besonders bei allen Projekten, die die Menstruation betreffen, hilfreich. In der Traditionellen Chinesischen Medizin (TCM) wird sie »Meer des Blutes« genannt. Wir können die hohe 1 halten, wenn wir unter Menstruationsschmerzen leiden, bei PMS sowie bei Beschwerden der Gebärmutter und der Eierstöcke.

Außerdem hilft das Halten der hohen 1 Kindern und Babys bei der Nahrungsaufnahme und der Verdauung. Mütter können während des Stillens oder Fütterns einfach eine Hand auf die Innenseite des Oberschenkels legen.

SES 1 HARMONISIEREN

- Halten Sie beide SES 1 gleichzeitig. Sie können die rechte Hand auf die rechte 1 legen und die linke Hand auf die linke 1 oder mit überkreuzten Armen die rechte Hand auf die linke 1 und die linke Hand auf die rechte 1.
- Halten Sie die rechte 1 mit der linken Hand und die rechte 2 mit der rechten Hand und umgekehrt. Dieser Griff hilft dem Aus- und Einatmen.
- Halten Sie die rechte 1 mit der linken Hand und die linke 19 mit der rechten Hand (siehe Bild) und umgekehrt.
- Halten Sie die Daumen.

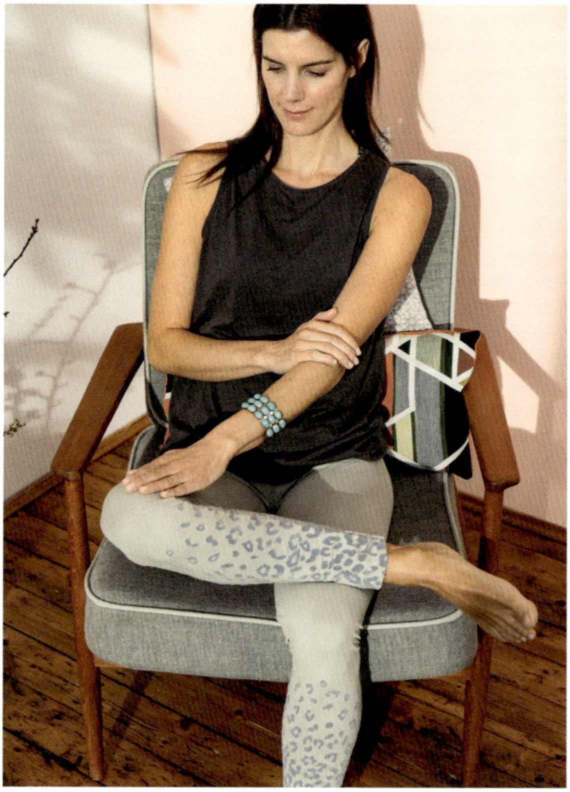

»Sicherheits«-Energieschloss 2 (SES 2)

Lage Die 2 befindet sich hinten, am oberen Rand des Hüftknochens.

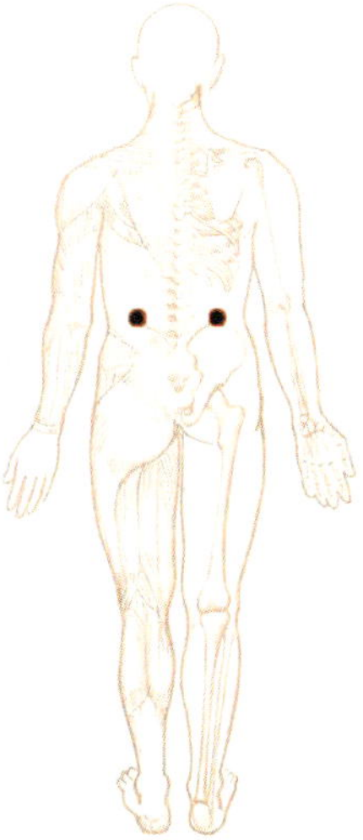

Bedeutung Weisheit, Lebenskraft
SES 2 stärkt das Unterscheidungsvermögen und bringt die Fähigkeit, mich selbst zu erkennen. Es verbindet die Gegensätze in uns, stärkt die Willenskraft, hilft einatmen und empfangen. Es fördert die Hingabe und löst uns aus festgefahrenen Ansichten. Urteilen und Wetteifern werden harmonisiert. SES 2 unterstützt die aufsteigende Energie im Körper. Das stärkt den Rücken, lässt uns aufrecht sein und hilft, wenn wir im Zweifel oder in der Verzweiflung sind.

Anwendungsmöglichkeiten für SES 2

- Klärt die Gedanken
- Harmonisiert Zwiespalt und Verzweiflung
- Hilft, Traurigkeit und Sorgen zu harmonisieren
- Harmonisiert Erschöpfungszustände und Stress
- Schmerzende, schwache oder gestaute Beine
- Rückenschmerzen, auch Rückenschmerzen während der Schwangerschaft
- Kreuzschmerzen, Bandscheibenvorfall und Lumbago (»Hexenschuss«)
- Durchfall und Verstopfung, hier sehr gut zusammen mit der 11
- Erkrankungen der Fortpflanzungsorgane
- Eileiter- und Eierstockentzündung

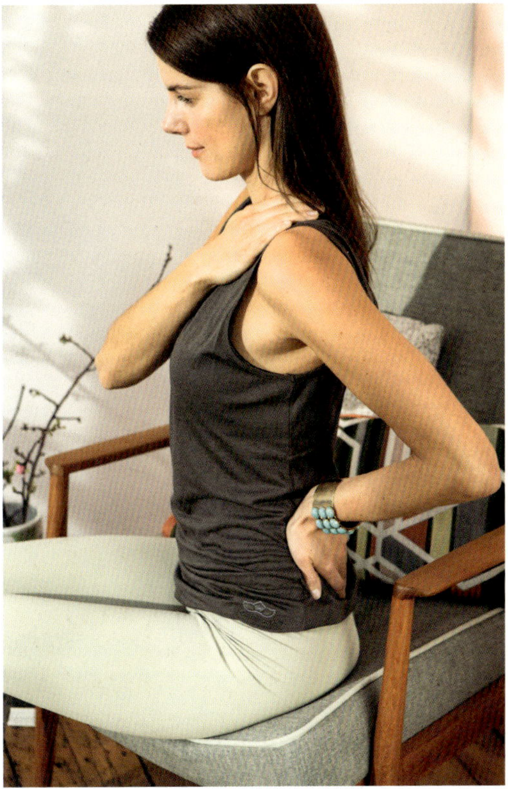

SES 2 HARMONISIEREN

- Halten Sie beide SES 2 oder halten Sie die rechte 2 mit der rechten Hand und die rechte 3 an der Schulter mit der linken Hand und umgekehrt.
- Halten Sie die linke 2 mit der linken Hand und die linke 11 mit der rechten Hand (siehe Bild) und umgekehrt.
- Halten Sie die Ringfinger.

»Sicherheits«-Energieschloss 3 (SES 3)

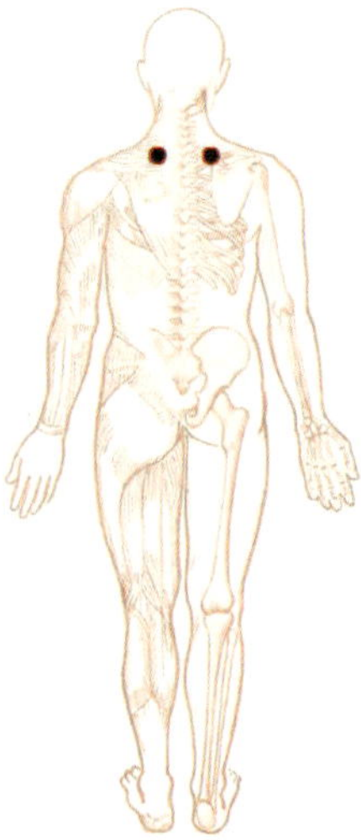

Lage Die 3 liegt hinten, am oberen inneren Rand des Schulterblatts (zur Wirbelsäule hin).

Bedeutung Verständnis, »Tür«, Abwehr von Problemen und allgemeinem Unwohlsein
SES 3 ist die Tür, die sich zu einem neuen Verständnis öffnet. Es repräsentiert das Einströmen von Inspiration und das Bewegen festgefahrener Zustände. Die 3 bringt Bewegung ins Leben. Als ein wichtiges Energieschloss für alle Beziehungen verbindet und harmonisiert es gegensätzliche Standpunkte. Es ist ein Schlüssel für die Einatmung und Ausatmung sowie die Tür zum Loslassen und Annehmen. Es ist der Geburtsort der Vermittlerströme, harmonisiert die Einstellungen und bringt neue Lösungen und Erkenntnisse.

Anwendungsmöglichkeiten für SES 3

- Fördert Gelassenheit
- Bei emotionalem Stress und Trauer
- Hilft, die Schultern und den oberen Rücken zu entspannen

SES 3 HARMONISIEREN

- Strömen Sie Ihre linke 3 mit der rechten Hand. Hängen Sie diese einfach wie einen Kleiderbügel über die Schulter. Halten Sie die linke 15 in der Leistenbeuge mit der linken Hand. Kehren Sie diese Sequenz für die andere Seite um.
- Halten Sie die rechte 3 mit der linken Hand und formen Sie mit Daumen und Zeigefinger der rechten Hand einen Ring (siehe Bild) und umgekehrt.
- Halten Sie die Mittelfinger.

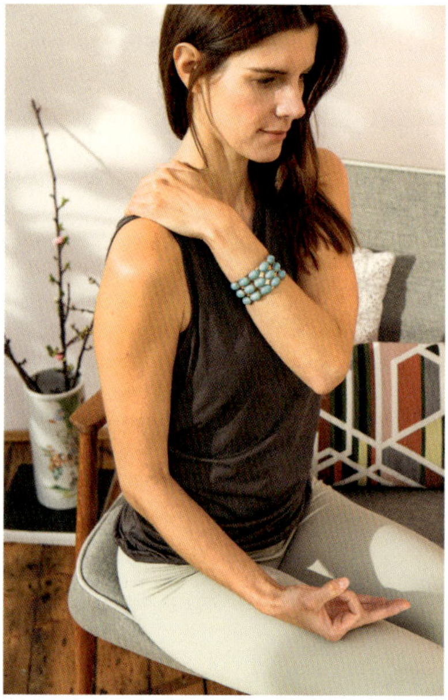

- Bewegungseinschränkung im Schulter-Arm-Bereich
- Tennisellbogen, Karpaltunnelsyndrom, Überbein am Handgelenk
- Taubheit und Kribbeln in den Fingern
- Stärkt das Immun- und das Lymphsystem
- Für alle Lungenkrankheiten, Erkältung, Asthma, Bronchitis
- Harmonisiert Ausatmung und Einatmung
- Wirkt wie ein körpereigenes Antibiotikum
- Zur Vorbeugung von Krebserkrankungen, Autoimmunkrankheiten und Multipler Sklerose

»Sicherheits«-Energieschloss 4 (SES 4)

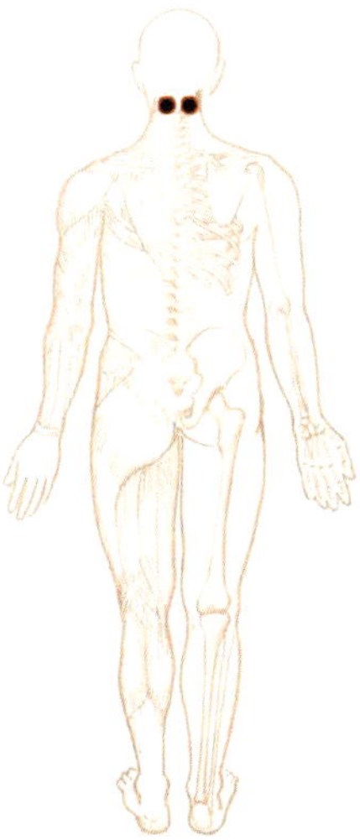

Lage Die 4 befindet sich an der Schädelbasis, jeweils links und rechts neben dem ersten Halswirbel in einer kleinen Mulde.

Bedeutung Das »Fenster«, das Licht und Lebensatem empfängt
SES 4 fördert das spirituelle Bewusstsein, es verbindet uns mit dem Überbewusstsein. SES 4 ist gewissermaßen eine Brücke vom Geist zum Körper und erkennt die Wahrheit hinter gegensätzlichen Sichtweisen. Wie eine webende Prinzessin reguliert es den Lebensatem und verteilt die Energie im Körper. SES 4 öffnet uns für neue Visionen. Zudem verbindet es die linke und rechte Gehirnhälfte miteinander und unterstützt das klare Denken.

Eine Hebamme erzählte mir einmal, dass sie diese Stelle kenne, um die Atmung bei den Neugeborenen anzuregen. Bei den Kleinen ist die 4 noch sehr empfindlich. Hat die Natur es nicht wunderbar eingerichtet, dass man genau an der Stelle der 4 das Köpfchen der Babys hält? Das hilft ihnen gleichzeitig, auf der Erde anzukommen.

Anwendungsmöglichkeiten für SES 4

- Beruhigt Gedanken und fördert die Logik
- Bei Schlaflosigkeit
- Harmonisiert Ängste und Zweifel
- Hilft der Hypophyse und der Zirbeldrüse
- Harmonisiert Kopfschmerzen und Migräne
- Auch bei Bewusstlosigkeit, Koma oder nach einer Narkose
- Hilft den Augen und den Ohren

- Bei Nackenverspannung, Schwindel und Nasenbluten
- Unterstützt die Energie für den Brustkorb und die Beine
- Bei Legasthenie und Dyskalkulie
- Bei hyperaktiven Kindern oder dem ADS (Aufmerksamkeits-Defizit-Syndrom)

SES 4 HARMONISIEREN

- Halten Sie die beiden SES 4 gleichzeitig.
- Halten Sie mit der linken Hand das rechte SES 4 und mit der rechten Hand unter dem linken Wangenknochen SES 21 (siehe Bild) und umgekehrt.
- Halten Sie die Ringfinger.

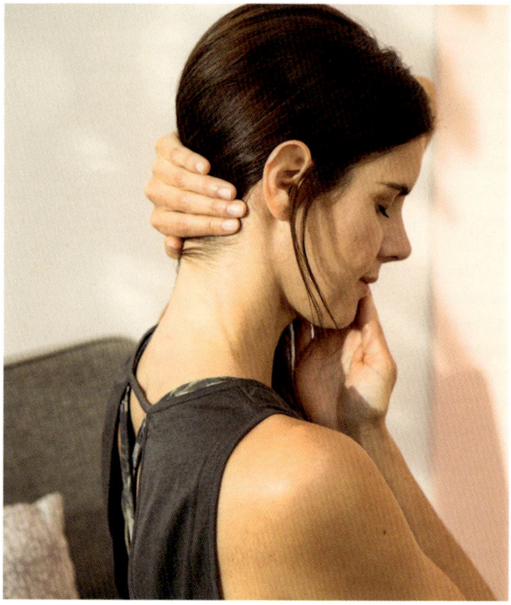

»Sicherheits«-Energieschloss 5 (SES 5)

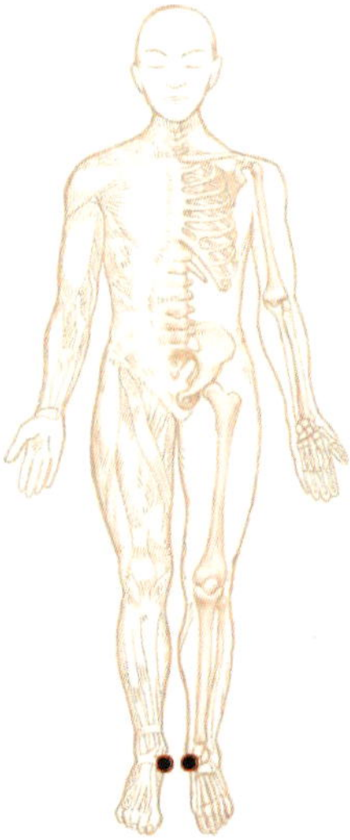

Lage Die 5 liegt unter dem inneren Fußknöchel, zwischen dem Knöchel und der Ferse.

Bedeutung Erneuerung, Ablegen und Loslassen von Altem, Annehmen von Neuem
SES 5 ist das Symbol für den Menschen mit seiner Sehnsucht, sich über die fünf Sinne zu erheben, für den Menschen, der wachsen will und Liebe im Herzen entwickelt. Die 5 bringt Erneuerung und Entwicklung. Sie hilft, Altes und Gewohntes loszulassen, sie hilft, Ängste und Unsicherheiten zu überwinden und für Neues offen zu sein. Freude und Hingabe werden gestärkt, Körper, Geist und Seele werden entspannt und die Fähigkeit zu lieben wird entwickelt.

Anwendungsmöglichkeiten für SES 5

- Stärkt Ohren, hilft bei Tinnitus
- Entspannt Brustkorb und Becken
- Bei Husten, Atembeschwerden
- Unterstützt die Nierenenergie
- Erste Hilfe bei Nierensteinen und Koliken
- Hilft bei Projekten mit Fortpflanzungsorganen, Fruchtbarkeit
- Harmonisiert Gebärmutter, Eierstöcke und Prostata
- Unfruchtbarkeit, Impotenz
- Menstruationsschmerzen, starke Blutung
- Gebärmuttersenkung, Myome
- Schmerzstillend, krampflösend

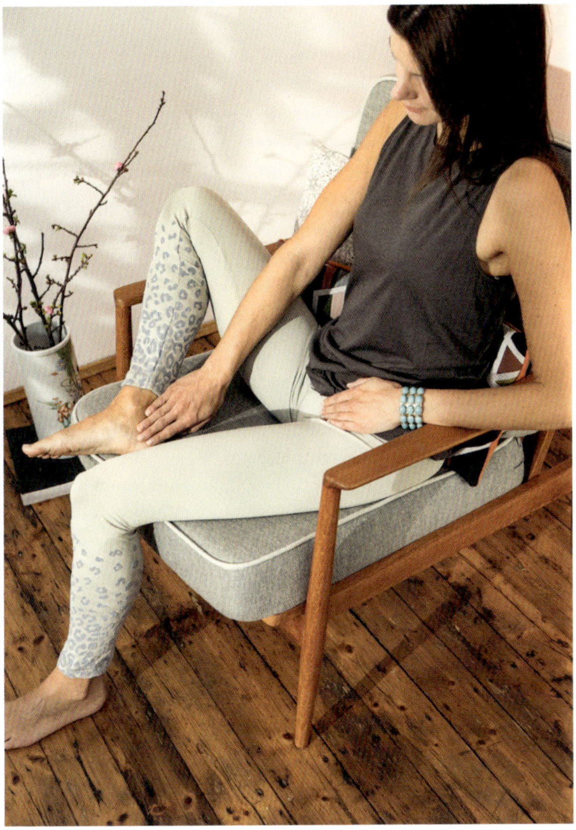

SES 5 HARMONISIEREN

- Halten Sie die beiden SES 5 gleichzeitig.
- Legen Sie die rechte Hand an das rechte SES 5 und die linke Hand auf das linke SES 15 in der Leistenbeuge (siehe Bild). Für die andere Seite kehren Sie die Sequenz einfach um.
- Halten Sie die Zeigefinger.

»Sicherheits«-Energieschloss 6 (SES 6)

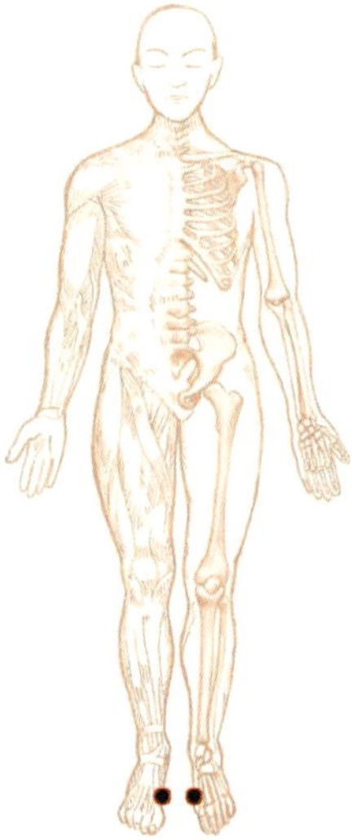

Lage Die 6 befindet sich am höchsten Punkt des inneren Fußgewölbes.

Bedeutung Gleichgewicht, Unterscheidungsfähigkeit
SES 6 hilft zu unterscheiden, was wichtig ist auf unserem Weg. Es gleicht die Energie im Körper aus und verbindet uns mit der Erde. Es hilft uns, im Gleichgewicht zu sein, aufrecht und aufrichtig durchs Leben zu gehen und einen eigenen Standpunkt zu finden. Es reguliert die Atmung und wärmt und entspannt den Körper.

Anwendungsmöglichkeiten für SES 6

- Harmonisiert den Gleichgewichtssinn
- Bei Schwindel und Drehschwindel
- Ohrenbeschwerden und Tinnitus
- Sorgt für eine aufrechte Haltung
- Hilft bei Verdauungsbeschwerden
- Bei Rücken-, Becken- und Kniebeschwerden

SES 6 HARMONISIEREN

- Strömen Sie die beiden SES 6 gleichzeitig.
- Strömen Sie die linke 15 mit der linken Hand und die linke 6 mit der rechten Hand. Kehren Sie die Sequenz für die andere Seite einfach um.
- Halten Sie die linke 6 mit der rechten Hand und die linke 1 mit der linken Hand (siehe Bild) und umgekehrt.
- Strömen Sie die Mittelfinger.

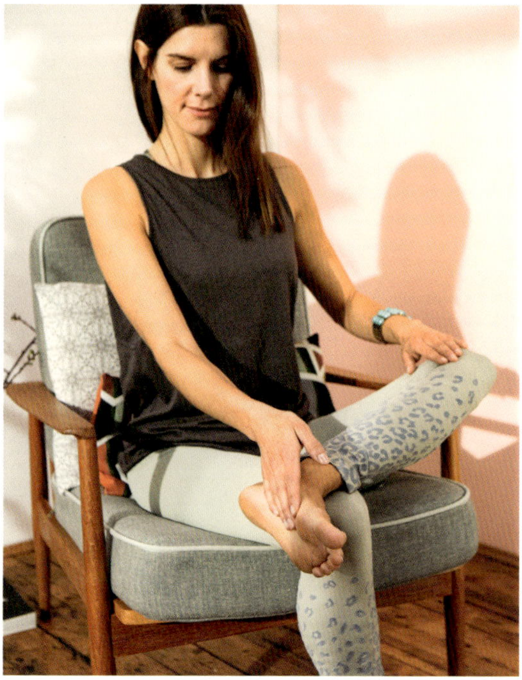

- Unfruchtbarkeit, Impotenz
- Erleichterung bei der Geburt
- Ausbleibende Regelblutung, Myome
- Gibt Energie für Gebärmutter und Eierstöcke

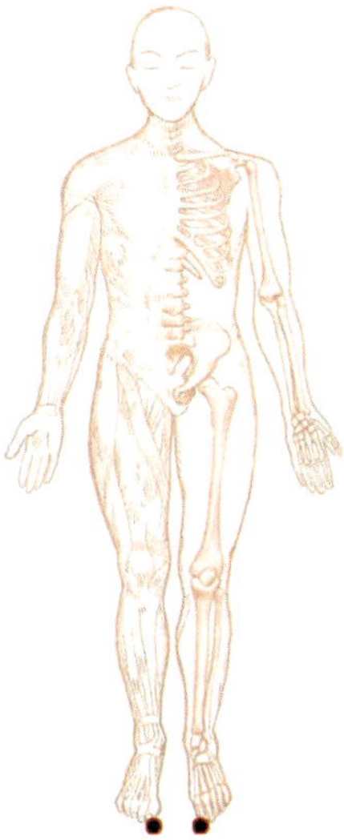

»Sicherheits«-Energieschloss 7 (SES 7)

Lage Die 7 liegt direkt an der Spitze des großen Zehs. Umgreifen Sie zum Strömen einfach den gesamten vorderen Zeh.

Bedeutung Sieg, vollkommene Lebenskraft
SES 7 bringt Licht in den Körper und reinigt den Lebensatem. Damit stärkt es unsere Lebenskraft und auf der körperlichen Ebene unsere Drüsen. Mit »Sicherheits«-Energieschloss 7 wird der Mensch vollkommen. Der Geist hat sich vollkommen im Körper ausgedrückt und kann jetzt wieder nach oben schauen. SES 7 bringt uns geistige Harmonie und Vertrauen ins Leben. Es hilft dem Ausatmen bis hinunter zu den Zehen und verbindet uns mit der Erde. Das »Sicherheits«-Energieschloss hilft bei übermäßiger Aktivität des Gehirns (Gedankenkarussell), es löst Kopfschmerzen, Stress und Anspannung.

Anwendungsmöglichkeiten für SES 7

- Unterstützt Milz- und Leberenergie
- Bei übermäßiger geistiger Aktivität
- Bei geistiger Verwirrung
- Hilft klarem Denken
- Hilft bei Lernschwierigkeiten
- Kopfschmerzen, Migräne
- Harmonisiert Zirbeldrüse und Hypophyse
- Mildert Temperamentsausbrüche
- Vorbeugend gegen Schlaganfall
- Hilfe bei Asthmaanfall oder Schock
- Epileptische Anfälle, Krämpfe
- Hilft der Herzfunktion und bei hohem Blutdruck
- Hitzewallungen, Herzstolpern
- Hilft bei Krämpfen in den Verdauungsorganen

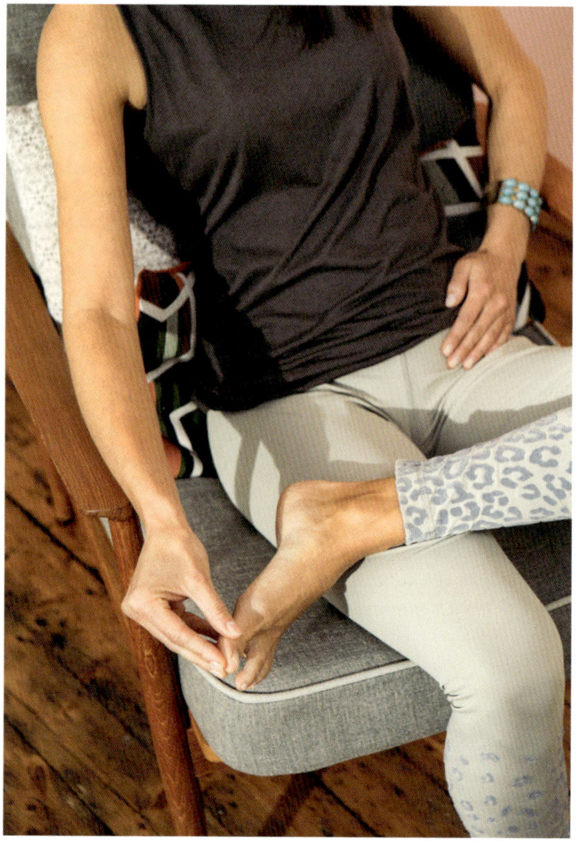

SES 7 HARMONISIEREN

- Halten Sie beide SES 7 gleichzeitig. Sie können sie sowohl gleichseitig als auch mit überkreuzten Armen oder Beinen halten.
- Halten Sie die linke 7 mit der rechten Hand und die linke 15 mit der linken Hand (siehe Bild) und umgekehrt.
- Halten Sie die Ringfinger.

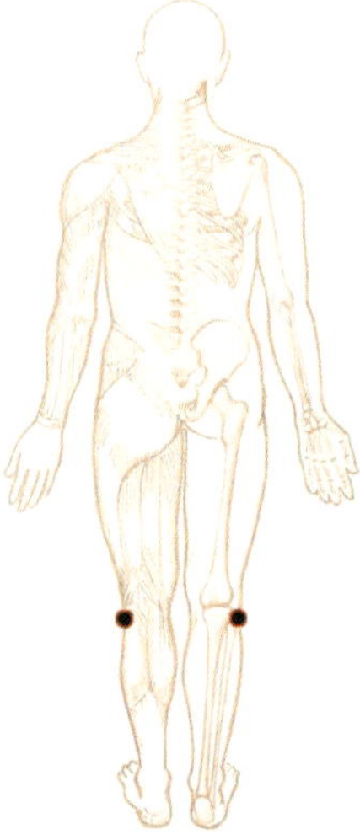

»Sicherheits«-Energieschloss 8 (SES 8)

Lage Die 8 liegt seitlich am Bein, an der Außenseite der Kniekehle.

Bedeutung Rhythmus, Stärke und Frieden
SES 8 verbindet das Unten mit dem Oben. Mit »Sicherheits«-Energieschloss 8 schaut der Mensch wieder nach oben und lässt den Himmel in sein Leben kommen. Das Leben wird »zauberhaft«; im kosmischen Rhythmus spürt der Mensch Stärke und Frieden. Die 8 bringt Achtsamkeit in unser Leben und hilft, den eigenen Rhythmus finden. »Sicherheits«-Energieschloss 8 stärkt unsere Entschlossenheit und bringt uns Kraft und Ruhe. Gleichzeitig fördert es unsere Anpassungsfähigkeit, das Loslassen und die Hingabe. SES 8 macht flexibel, nachgiebig und dem Leben gegenüber demütig.

Anwendungsmöglichkeiten für SES 8

- Bezug zum Blasenstrom und Gallenblasenstrom
- Es fördert die Aufnahme und Ausscheidungsfunktion
- Bei Verstopfung hilft die linke 8, bei Durchfall die rechte 8
- Wirkt kräftigend und wärmend auf die Nierengegend
- Nieren- und Harnleiterkolik, Ischiasbeschwerden
- Blasenentzündungen, Blasenkrampf
- Inkontinenz, Bettnässen
- Krämpfe im Unterbauch, chronischer Ausfluss
- Gibt den Fortpflanzungsorganen Energie
- Öffnet das Becken und erleichtert die Geburt
- Muskelkater, Muskelkrämpfe, Verspannungen

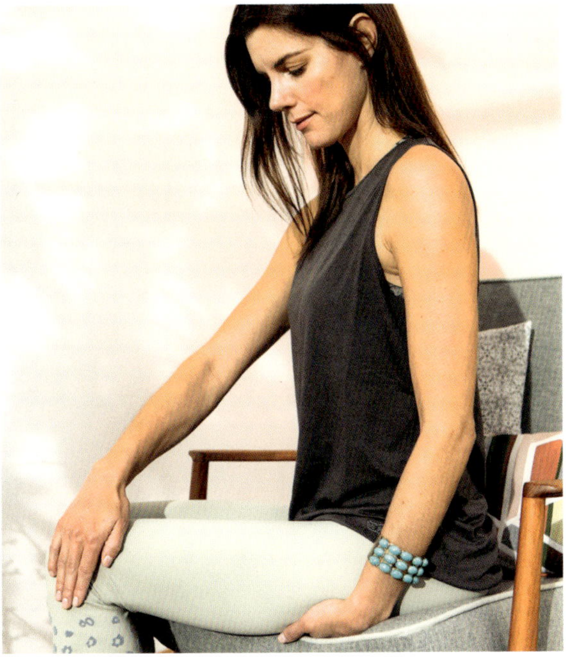

SES 8 HARMONISIEREN

- Halten Sie die beiden SES 8 gleichzeitig.
- Halten Sie die linke 8 mit der rechten Hand und die linke 25 mit der linken Hand (siehe Bild) und umgekehrt.
- Halten Sie die Zeigefinger.

Weitere Selbsthilfekombinationen mit SES 8

- Zur Unterstützung der Wehen und Geburt legen Sie eine Hand auf das Kreuzbein und die andere auf SES 8.
- Bei Zahnschmerzen, Zahnfleischbeschwerden und zahnenden Kindern legen Sie eine Hand an die schmerzende Stelle und die andere Hand an

die tiefe 8, danach an SES 16. Die tiefe 8 liegt eine Handbreit unterhalb von SES 8.

- Für alle Hautprojekte wie Ausschläge und Verbrennungen halten Sie SES 8 und die gesamten Waden.

Die tiefe 8

Die tiefe 8 liegt eine Handbreit unterhalb der 8. Sie hat einen Bezug zum Gallenblasenstrom.

- Bringt totale Entspannung, löst Stress
- Geschlechtsorgane, Regelschmerzen
- Öffnet Becken bei Geburt
- Hilft bei Reizblase, Hämorrhoiden
- Wärmt Leistengegend und Beckenboden

»Sicherheits«-Energieschloss 9 (SES 9)

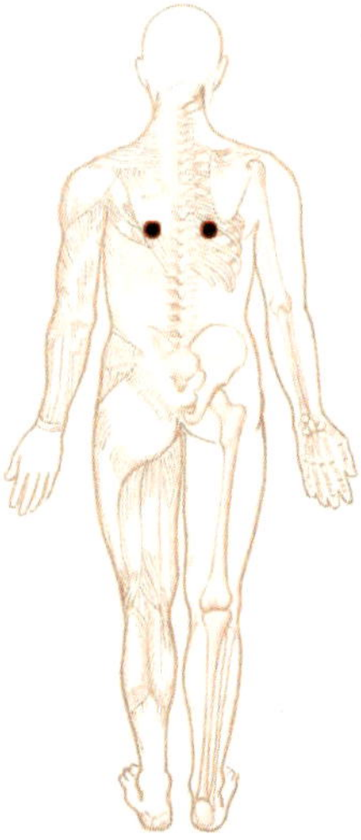

Lage Die 9 liegt am Rücken, links und rechts neben dem Muskelstrang der Wirbelsäule, in der Höhe der Schulterblattunterkante.

Bedeutung Das Ende ist der Same für den Neubeginn
SES 9 hilft uns, die Aufgabe zu vollenden, die wir zu erfüllen haben. Der Raum für Neues wird geschaffen. Damit unterstützt es das Loslassen von Anspannungen und Stress, sei es eine Beziehung, eine krank machende Lebensweise oder anderes. Auf der emotionalen Ebene harmonisiert es Depressionen, Frustrationen und Wut. Es fördert Kreativität und Mitgefühl.

Anwendungsmöglichkeiten für SES 9

- Hilft der Leber und der Gallenblase sowie Magen, Milz und Bauchspeicheldrüse (Pankreas)
- Öffnet das Zwerchfell, verbessert die Atmung
- Öffnet die Mitte, harmonisiert den Blutdruck
- Harmonisiert die Verdauung
- Harmonisiert die Ausscheidung
- Essstörungen, Anorexie, Bulimie
- Bei Allergien und Nahrungsmittelunverträglichkeiten

- Bei Sinusitis, verstopfter Nase, Asthma bronchiale
- Hornhaut, Hühneraugen, Schwielen und Hallux valgus

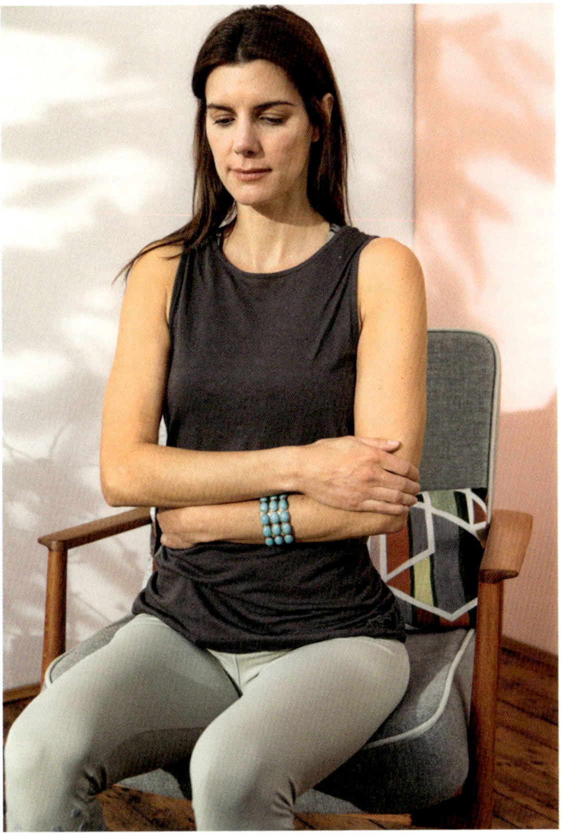

SES 9 HARMONISIEREN

- Da es aufgrund der Lage schwierig ist, SES 9 an sich selbst zu halten, strömen wir für die Selbsthilfe SES 19 an der Ellenbeuge oder die gegenüberliegende 14.
- Sie können also für die linke 9 die rechte Hand auf die linke 19 und die linke Hand auf die rechte 14 legen (siehe Bild) und umgekehrt.
- Halten Sie die Daumen.

»Sicherheits«-Energieschloss 10 (SES 10)

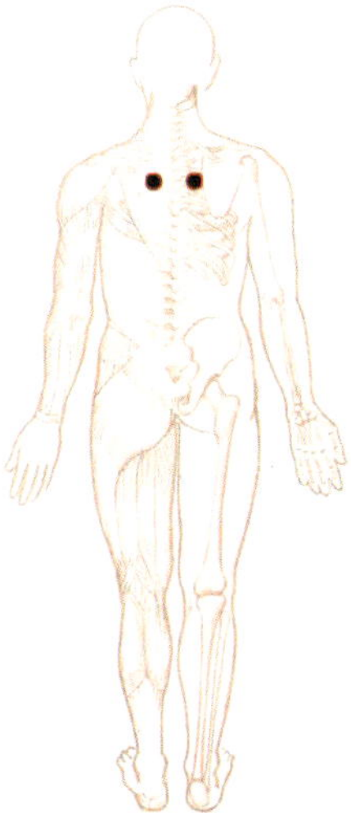

Lage Die 10 befindet sich am Rücken zwischen Schulterblatt und Wirbelsäule, in der Höhe der Schulterblattmitte.

Bedeutung Ausströmen grenzenloser Lebenskraft
SES 10 bringt grenzenlose Vitalität und Fülle an Lebensenergie. Es bringt uns in die eigene Mitte, unser Selbstbewusstsein wird gestärkt. Anstrengungen und Bemühungen werden harmonisiert. Dem Leben können wir mit Heiterkeit und Gelassenheit begegnen. Das Thema dieses Energieschlosses ist das Zulassen von Gefühlen. Es hilft zu vergeben, auch,

uns selbst zu vergeben. Unsere Schuldgefühle werden harmonisiert. Wir spüren Dankbarkeit und Demut. Mehr noch, unsere Traurigkeit und alle Gefühle werden harmonisiert. Es öffnet das Herz, bringt Freude und stärkt unsere Liebesfähigkeit.

Anwendungsmöglichkeiten für SES 10

- Öffnet den Brustkorb, harmonisiert Atem und Emotionen
- Hilft bei allen Projekten mit dem Herz-Kreislauf-System
- Harmonisiert Stress und Liebesangelegenheiten
- Bei hohem Blutdruck, Arteriosklerose
- Bringt Vitalität ins Blut, beugt Schlaganfall vor
- Hilft dem Herzen, der Lunge und den Nieren
- Harmonisiert das Knie, die Hüften und den Nacken
- Bei Pollen- und Stauballergie
- Stärkt die Stimme, bei Verlust der Stimme, Stottern und Heiserkeit

SES 10 HARMONISIEREN

- Halten Sie SES 10: Für die rechte 10 halten wir für uns selbst als Selbsthilfe stattdessen mit der linken Hand die rechte hohe 19 und mit der rechten Hand die linke 13 (siehe Bild). Kehren Sie die Sequenz für die andere Seite um.
- Halten Sie die Daumen.

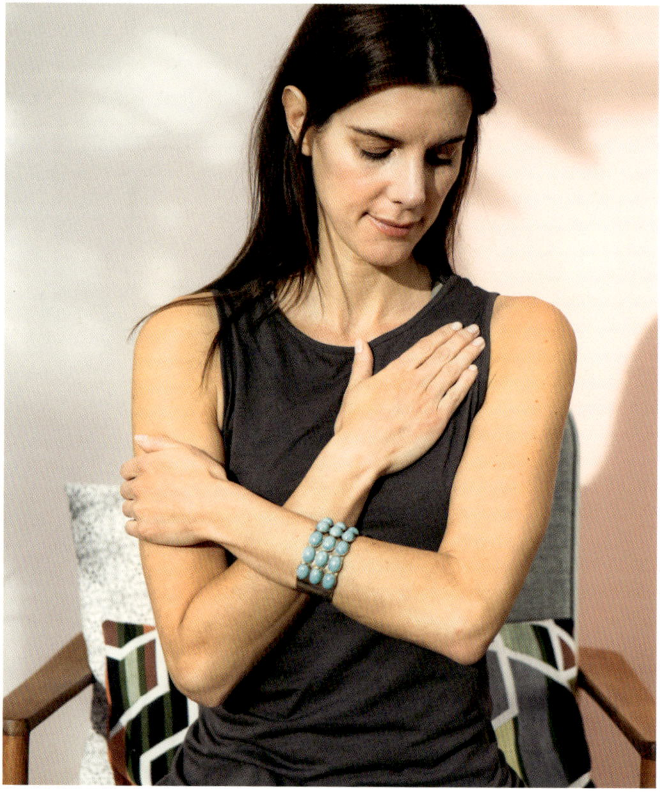

- Bei Zuckungen im Gesicht und Gesichtslähmung
- Hilft bei Schlaflosigkeit und Hitzewallungen
- Ist bei allen gynäkologischen Problemen beteiligt
- Hilft dem Gehirn, auch bei Parkinson und Alzheimer

»Sicherheits«-Energieschloss 11 (SES 11)

Lage Die 11 liegt genau oben auf der Schulter. Der Einflussbereich dieses »Sicherheits«-Energieschlosses reicht vom Hals bis zur Schulterhöhe und berührt nach unten hin beinahe SES 3.

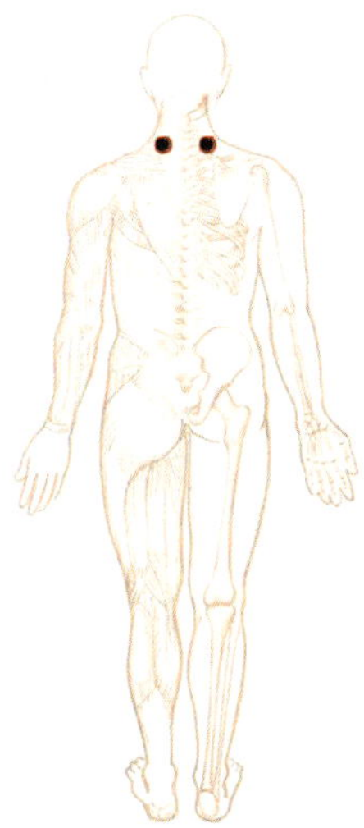

Bedeutung Gerechtigkeit, Abladen überschüssigen Ballasts
SES 11 hilft loszulassen, es bringt Gelassenheit und Entspannung ins Leben. Es verändert die Sichtweise auf das Leben und führt so zu einer Erweiterung unseres Horizonts. Negatives Denken wird harmonisiert, Traurigkeit und Ängste lösen sich. »Sicherheits«-Energieschloss 11 hilft, mir selbst gerecht zu werden, ich erkenne, was wirklich in meiner Verantwortung liegt. Das werde ich übernehmen – und alles Überflüssige werde ich abgeben. SES 11 unterstützt uns dabei, die dafür nötigen Entscheidungen zu treffen.

Anwendungsmöglichkeiten für SES 11

- SES 11 löst das Zwerchfell und befreit den Atem
- Die 11 löst den Schultergürtel, sodass die Energie hinunter ins Becken fließen kann
- Unterstützt Arme, Hände und Finger
- Hilft bei Kopfschmerzen, ist hilfreich bei der Vorbeugung von Schlaganfall und hohem Blutdruck
- Unterstützt Schilddrüse und Nebenschilddrüse
- Hilft bei Schleudertrauma
- Tennisellbogen, Überbein am Handgelenk
- Karpaltunnelsyndrom und Morbus Dupuytren
- Öffnet das Becken, unterstützt den Geburtsvorgang
- Versorgt die Geschlechtsorgane
- Bei Leistenbruch und Ischiasschmerzen
- Verstopfung und Durchfall

SES 11 HARMONISIEREN

- Halten Sie beide SES 11 gleichzeitig.
- Halten Sie die linke 11 mit der rechten Hand. Hängen Sie sie einfach wie einen Kleiderbügel auf die Schulter. Strömen Sie mit der linken Hand die linke 25, am Sitzknochen. Setzen Sie sich dabei einfach auf Ihre Hand (siehe Bild links).

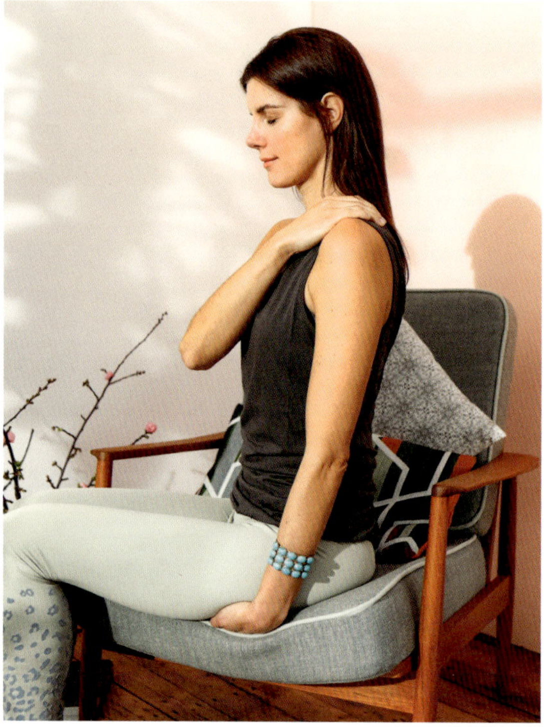

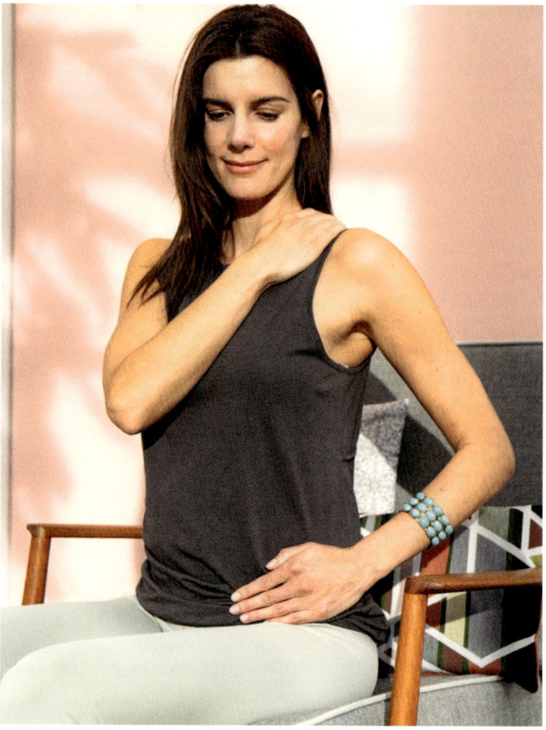

- Halten Sie die linke 11 mit der rechten Hand und die linke 15 mit der linken Hand (siehe Bild rechts) und umgekehrt.
- Halten Sie die Zeigefinger.

Weitere Selbsthilfekombination mit SES 11

Für hormonelle Umstellungen wie in den Wechseljahren, der Schwangerschaft oder während der Pubertät strömen Sie die 4, die 12, die 11 und die 3 nacheinander mit einer Hand, während Sie mit der anderen Hand einen Ring aus Daumen und Ringfinger bilden.

»Sicherherheits«-Energieschloss 12 (SES 12)

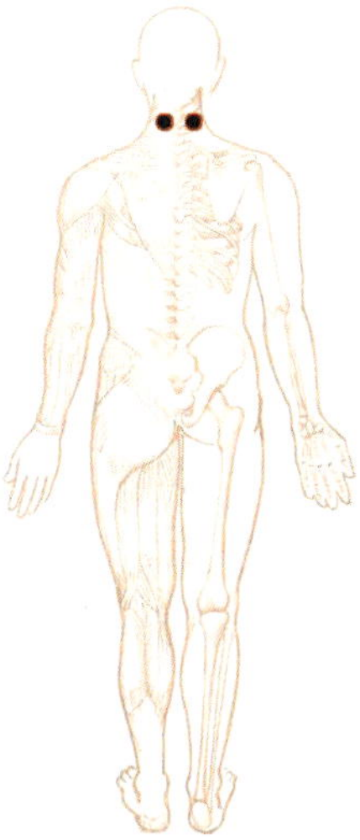

Lage Die 12 liegt in der Mitte des Nackens, wenn Sie die Strecke zwischen der Schulter und dem Kopfansatz halbieren, links und rechts neben der Wirbelsäule.

Bedeutung Hingabe an die universelle Führung
SES 12 verbindet uns mit der kosmischen Führung. Urvertrauen und Hingabe werden gefördert. Der Nacken wird frei, was uns hilft, von der Vergangenheit, der Zukunft und auch von der Gegenwart loszulassen. Ängste, Wut und Anspannung werden harmonisiert, und Dankbarkeit sowie Demut bekommen Raum. SES 12 hält uns weich und flexibel.

Anwendungsmöglichkeiten für SES 12

- Löst alle emotionalen Spannungen
- Beugt Schlaganfall und hohem Blutdruck vor
- Bei Kopfschmerzen, Trigeminusneuralgie, Lähmungen im Gesicht; hierzu die 12 direkt unter dem Ohr halten
- Projekte der Halswirbelsäule und des Schultergürtels

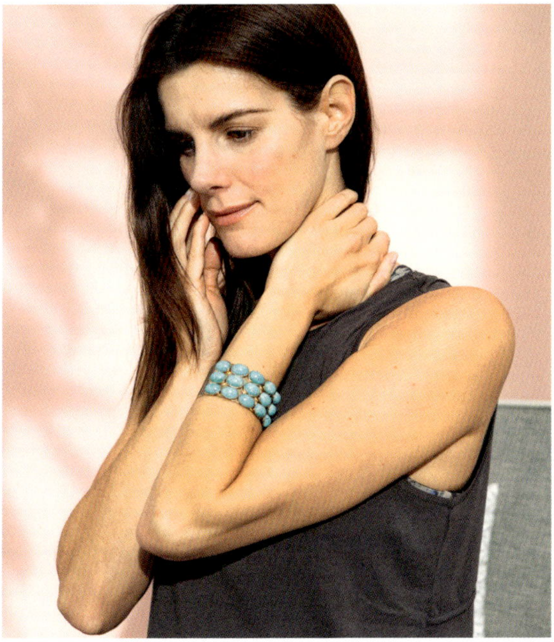

SES 12 HARMONISIEREN

- Halten Sie beide SES 12.
- Strömen Sie die linke 12 mit der rechten Hand und das Steißbein mit der linken Hand und umgekehrt.
- Halten Sie die linke 12 mit der linken Hand und die rechte 21 mit der rechten Hand (siehe Bild) und umgekehrt.
- Halten Sie die Mittelfinger.

- Bei Bandscheibenbeschwerden im Nacken und bei Schleudertrauma
- Schmerzen in den Armen
- Bei Leistenbruch und Hüftbeschwerden
- Hilft der Verdauung, der Leber und Gallenblase sowie der Blase

»Sicherheits«-Energieschloss 13 (SES 13)

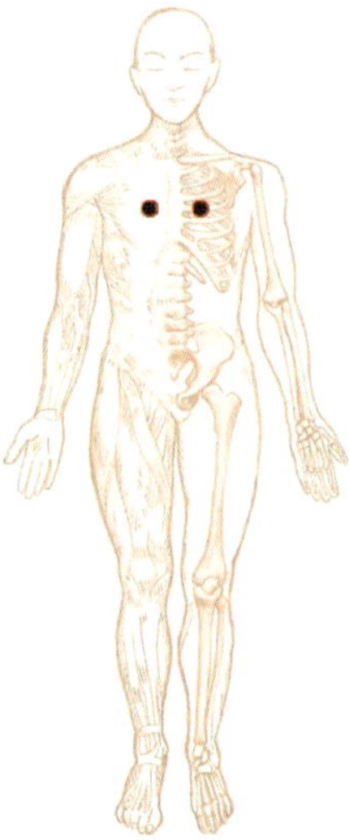

Lage Die 13 liegt vorn auf dem Brustkorb, etwa am Ansatz des Busens, unter der dritten Rippe.

Bedeutung Fruchtbarkeit, liebe deine Feinde
Mit SES 13 kann die Kraft des Schöpfers empfangen werden. Sie öffnet den Brustkorb, das Herz geht auf. SES 13 hält uns offen, neugierig, staunend und nährt das innere Kind. Es harmonisiert unsere emotionalen Störungen. Es hilft uns, unsere Fehler zu erkennen und sie zuzugeben, vor uns und vor anderen. Selbstakzeptanz, Liebesfähigkeit und Kreativität werden gestärkt. Die 13 bringt Fruchtbarkeit für Geist, Seele und Körper. Sie stärkt das Hormon- und Immunsystem.

SES 13 HARMONISIEREN

- Strömen Sie beide SES 13 gleichzeitig.
- Halten Sie beide hohe 19 mit den Armen über Kreuz (siehe Bild).
- Halten Sie die Mittelfinger.

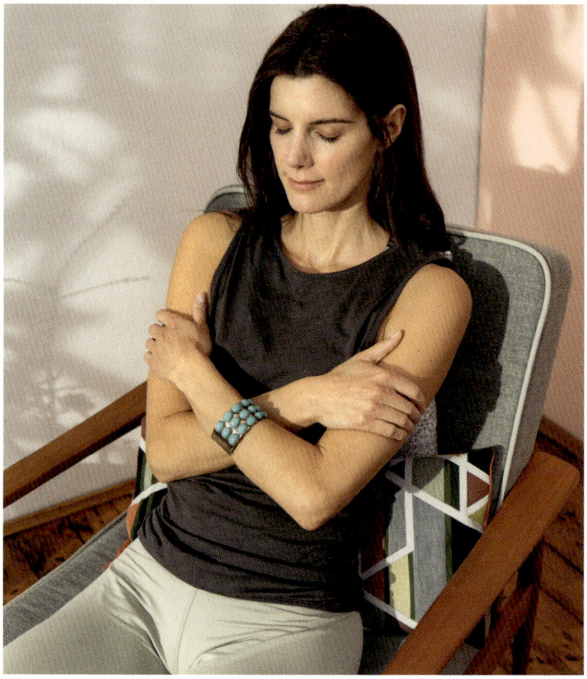

Anwendungsmöglichkeiten für SES 13

- Menstruationsbeschwerden und Frauenkrankheiten
- Hormoneller Ausgleich, auch bei Hitzewallungen
- Zur Begleitung während der Schwangerschaft
- Nach der Entbindung und beim Stillen
- Spannungen in der Brust
- Unterstützt Kinder im Wachstum
- Kinder mit Mittelohrentzündung
- Hilft bei allen Arten von Süchten sowie bei Essstörungen und regelt den Appetit
- Unterstützt bei Krebserkrankungen und Autoimmunkrankheiten
- Bei Multipler Sklerose
- Alle Arten von Blutkrankheiten

»Sicherheits«-Energieschloss 14 (SES 14)

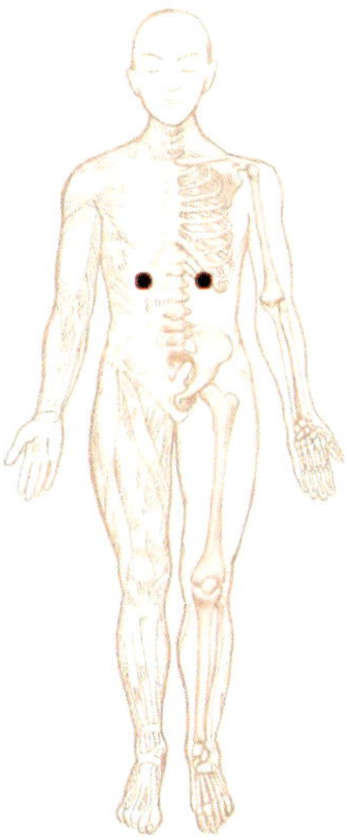

Lage Die 14 liegt vorn unter dem letzten Rippenbogen.

Bedeutung Gleichgewicht, Nahrung
SES 14 stärkt die innere Mitte und nimmt einen ausgleichenden Einfluss auf den Solarplexus, das Sonnengeflecht. Mit der 14 sind wir in der Lage, die Welt und ihre Eindrücke zu verdauen, unsere Wünsche zu harmonisieren und uns sowie andere zu nähren – sowohl körperlich als auch seelisch. SES 14 unterstützt das Vertrauen in die eigenen Gefühle, das Bauchgehirn, die Intuition. Ein Gleichgewicht von Geben und Nehmen stellt sich allmählich her. Wir können uns anpassen und fühlen uns genährt.

Anwendungsmöglichkeiten für SES 14

- Harmonisiert Ärger und Sorgen sowie jeglichen Lebensstilstress
- Löst Leberstau, harmonisiert die Milz
- Gehirn, Epilepsie
- Harmonisiert Drehschwindel
- Hilft den Augen und dem wahren Sehen
- Alle Verdauungsprojekte, Bauchschmerzen, Sodbrennen
- Hilft bei Menstruationsbeschwerden

- Reguliert das Gewicht, Fett an Po und Oberschenkeln
- Hilft bei allem, was in der Nacht passiert, etwa Albträume, Schnarchen, Zähneknirschen
- Bei Leukämie und Multiple Sklerose

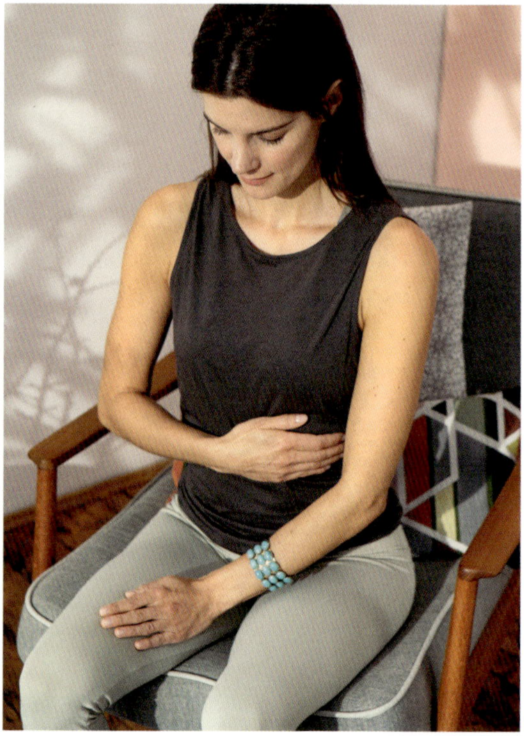

SES 14 HARMONISIEREN

- Halten Sie das linke SES 14 mit der rechten Hand und das rechte SES 19 mit der linken Hand.
- Halten Sie die Ringfinger.

Weitere Selbsthilfekombination mit SES 14

- Halten Sie die linke 14 mit der rechten Hand und die rechte hohe 1 mit der linken Hand für Sodbrennen, auch in der Schwangerschaft, sowie für Babys und Große mit Bauchschmerzen und Blähungen.
- Das Halten des rechten SES 14 hilft bei der Eiweiß- und Fettverdauung, das Halten des linken SES 14 hilft der Kohlenhydratverdauung.
- Die 14 öffnet die Mitte und verbindet Brust, Bauch und Becken. Sie macht uns weich und rund. Wir fühlen uns geerdet.

»Sicherheits«-Energieschloss 15 (SES 15)

Lage Die 15 befindet sich in der Leistenbeuge.

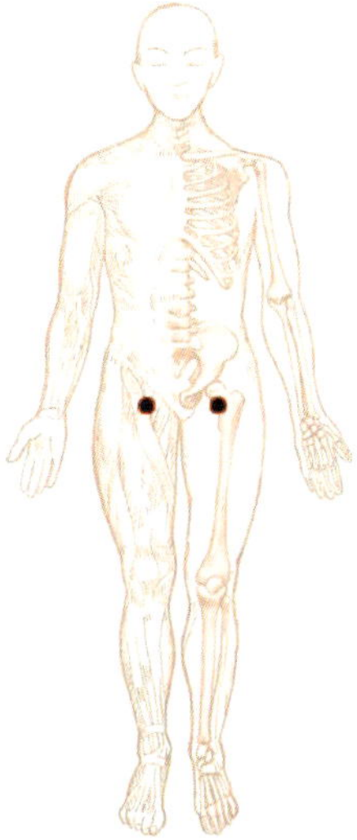

Bedeutung Freude und Lachen
SES 15 bringt Glück und Leichtigkeit in das Herz und inspiriert zu neuen Ideen. Es unterstützt jede Heilung und harmonisiert Angst und Unsicherheit. Es öffnet das Becken und bringt Energie in die Füße.

Anwendungsmöglichkeiten für SES 15

- Fehlende Energie in den Beinen, wärmt kalte Füße
- Hilft bei Krampfadern und Venenprojekten
- Öffnet Becken und Schultern
- Hilft bei Menstruationsbeschwerden, stärkt sexuelle Energie
- Unterstützt Fortpflanzungsorgane, Schwangerschaft und Geburt
- Bei Knochenbrüchen aller Art
- Bei körperlicher Überanstrengung und Rückenschmerzen

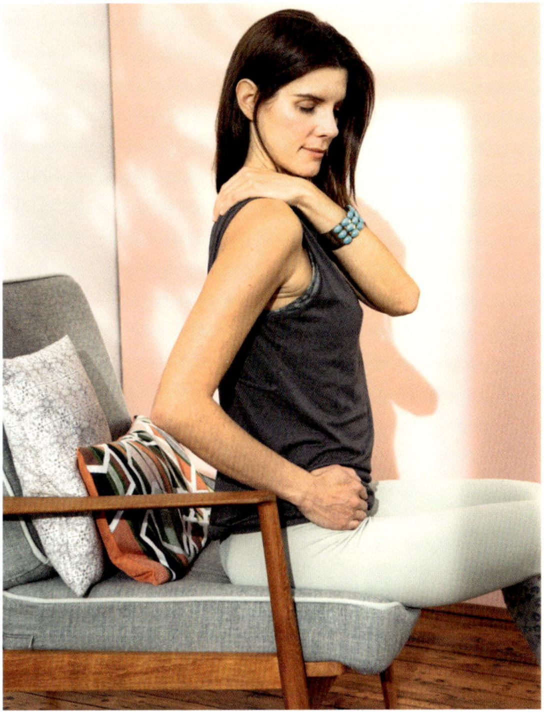

SES 15 HARMONISIEREN

- Legen Sie beide Hände bei der 15 in die Leistenbeuge.
- Halten Sie die rechte 15 mit der rechten Hand und die rechte 3 mit der linken Hand (siehe Bild) und umgekehrt.
- Halten Sie die kleinen Finger.

»Sicherheits«-Energieschloss 16 (SES 16)

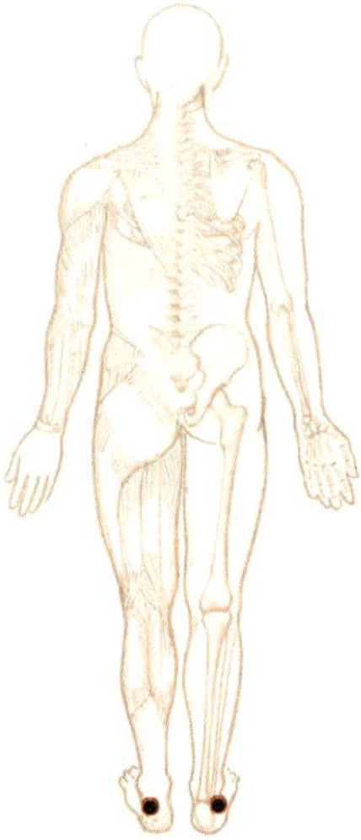

Lage Die 16 liegt zwischen äußerem Fußknöchel und Ferse.

Bedeutung Grundlage aller Aktivitäten, Umwandlung
Bei SES 16 kommt die Energie in den Füßen an. Es bildet die Grundlage für unsere Aktivität in der Welt. Indem es alte Verhaltensmuster und verhärtete Einstellungen aufbricht, hilft es, in jedem Augenblick neu zu werden. SES 16 löst Ängste und Unsicherheiten, die uns daran hindern, alte Pfade zu verlassen. Blockierte Energie kommt in Fluss, und unser Bewusstsein entwickelt sich. Das Denken und die Sprache werden klar. SES 16 hilft bei Bewegungslosigkeit im Inneren wie im Äußeren.

Anwendungsmöglichkeiten für SES 16

- Hilft bei geschwollenen Augenlidern und verspanntem Nacken
- Reguliert den Muskeltonus im Körper

SES 16 HARMONISIEREN

- Strömen Sie die linke 16 mit der linken Hand und legen Sie die rechte Hand über die linke Kniescheibe, sodass Sie SES 8 erreichen. Kehren Sie die Sequenz für die andere Seite um.
- Strömen Sie die linke 16 mit der linken Hand und die linke 4 mit der rechten Hand (siehe Bild) und umgekehrt.
- Halten Sie die Daumen.

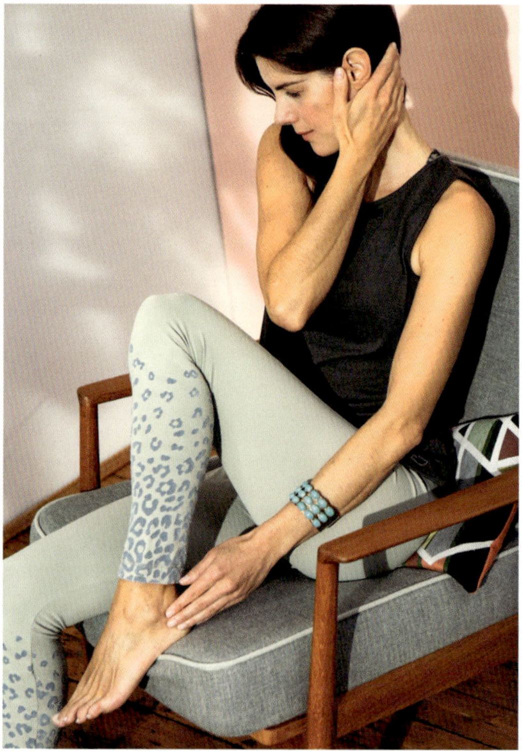

- Bei Krämpfen und Schmerzen im Gewebe
- Macht Narbengewebe und Schwangerschaftsstreifen weich
- Hilft bei Lähmungen und bei allen Verfestigungen im Körper
- Weitet ein enges Becken
- Unterstützt Funktionen der Fortpflanzung
- Unterstützt Eierstöcke und Hoden
- Bei unerfülltem Kinderwunsch
- Bei Migräne und prämenstruellem Syndrom

»Sicherheits«-Energieschloss 17 (SES 17)

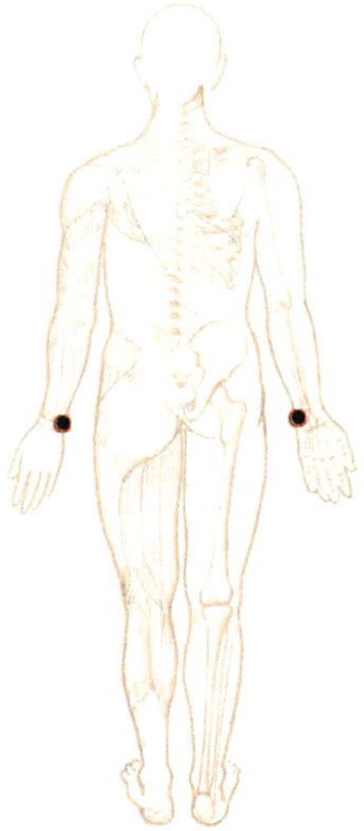

Lage Die 17 liegt an der Kleiner-Finger-Seite des Handgelenks.

Bedeutung Fortpflanzungsenergie, Entspannung von Verstand und Nerven

SES 17 bringt Fruchtbarkeit in den Körper, den Geist und die Seele. Es hilft dem Gehirn und fördert Intuition, Inspiration und Erneuerung. Die-

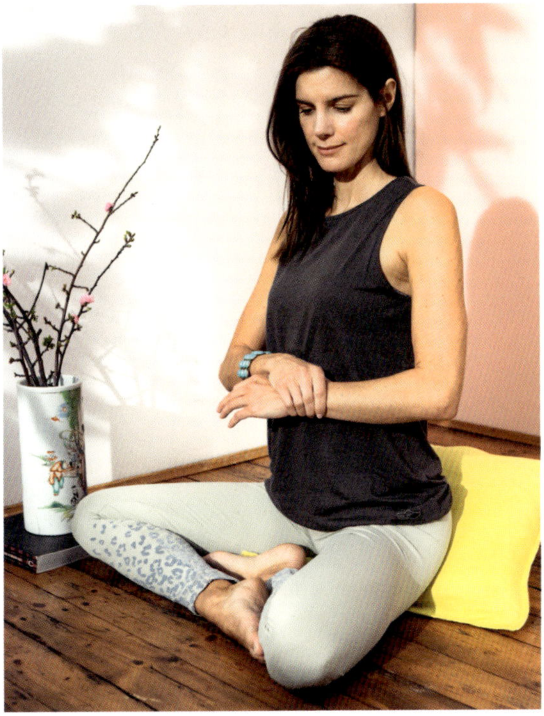

SES 17 HARMONISIEREN

- Strömen Sie die beiden SES 17 abwechselnd.
- Halten Sie die Ringfinger.

ses Energieschloss stärkt unser Herz und öffnet den Zugang zur ewigen Energiequelle. Es lindert Stress, beruhigt die Nerven und verwandelt Bemühung in Freude.

Anwendungsmöglichkeiten für SES 17

- Hilft dem Gehirn, fördert die Intuition
- Hilft bei Nervosität und Zittern
- Gibt dem Körper einen Energieschub
- Stärkt die Fortpflanzungsenergie
- Beruhigt Kreislauf und Herz; gut für Menschen mit einer Neigung zur Ohnmacht
- Entspannt den Dünndarm und den Brustkorb
- Handgelenk halten hilft dem gegenüberliegenden Knöchel, beispielsweise bei Verstauchung

»Sicherheits«-Energieschloss 18 (SES 18)

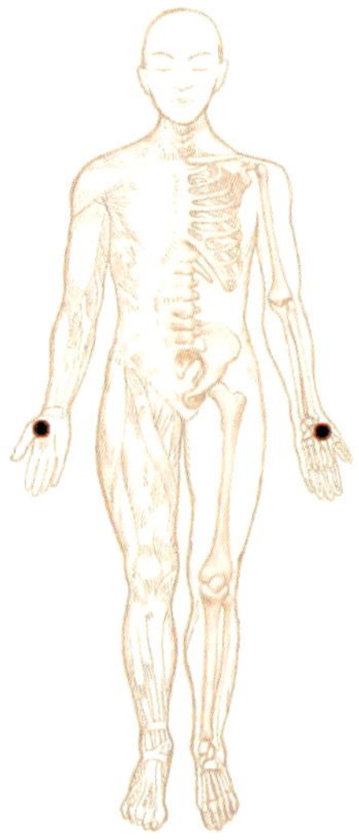

Lage Die 18 liegt direkt am Daumenballen.

Bedeutung Körperbewusstsein, Funktionen für die Persönlichkeit
SES 18 beruhigt den Verstand und das Denken. Zudem harmonisiert das »Sicherheits«-Energieschloss Sorgen und Kummer. So kann sich unser Bewusstsein ohne Störungen weiterentwickeln. Es hilft uns, die eigenen Grenzen kennen- und akzeptieren zu lernen und unsere Körperbedürfnisse wahrzunehmen.

Anwendungsmöglichkeiten für SES 18

- Kopfschmerzen, harmonisiert den Verstand
- Spannungen vom Hinterkopf bis zu den Füßen
- Schlafstörungen, Einschlafstörungen
- Harmonisiert den Brustkorb; darüber hinaus hilft SES 18 bei Verformungen und Rachitis
- Schmerzen in den Rippen und im Brustbein
- Hilft der Lunge, bei Atembeschwerden und Asthma bronchiale
- Hilft autistischen Kindern

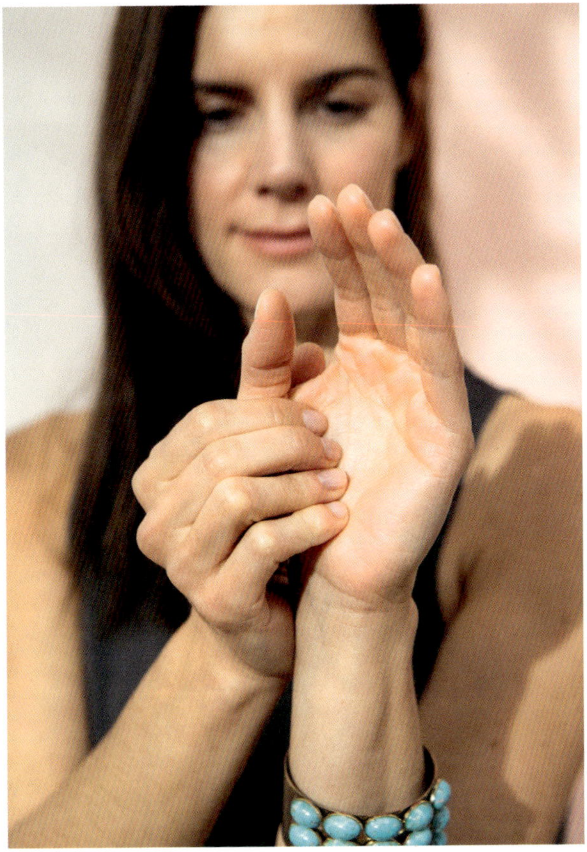

SES 18 HARMONISIEREN

- Strömen Sie die linke 18 mit der rechten Hand und die rechte 18 mit der linken Hand.
- Halten Sie die kleinen Finger.

»Sicherheits«-Energieschloss 19 (SES 19)

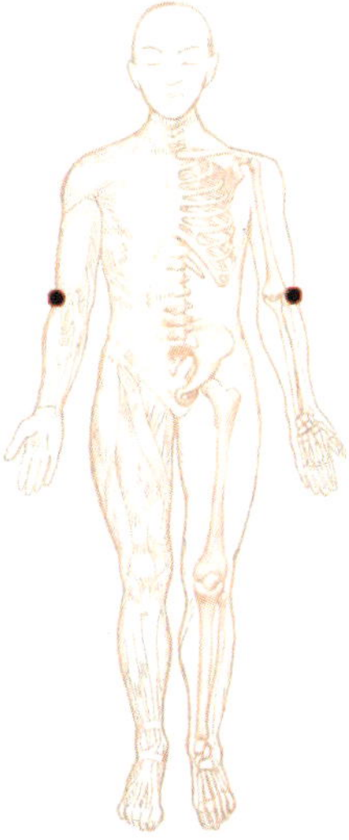

Lage Die 19 liegt an der Daumenseite der Ellenbeuge.

Bedeutung Vollkommenes Gleichgewicht, Autorität und Führung
SES 19 bringt Gleichgewicht ins Leben und führt uns zurück zur Einheit. Es entwickelt das Selbstbewusstsein, löst Autoritätskonflikte und Ängste und hilft, Eigenverantwortung zu übernehmen.

Anwendungsmöglichkeiten für SES 19

- Harmonisiert Ohrgeräusche und Tinnitus
- Löst Stauungen im Brustkorb
- Bei Juckreiz oder Reizhustenanfall

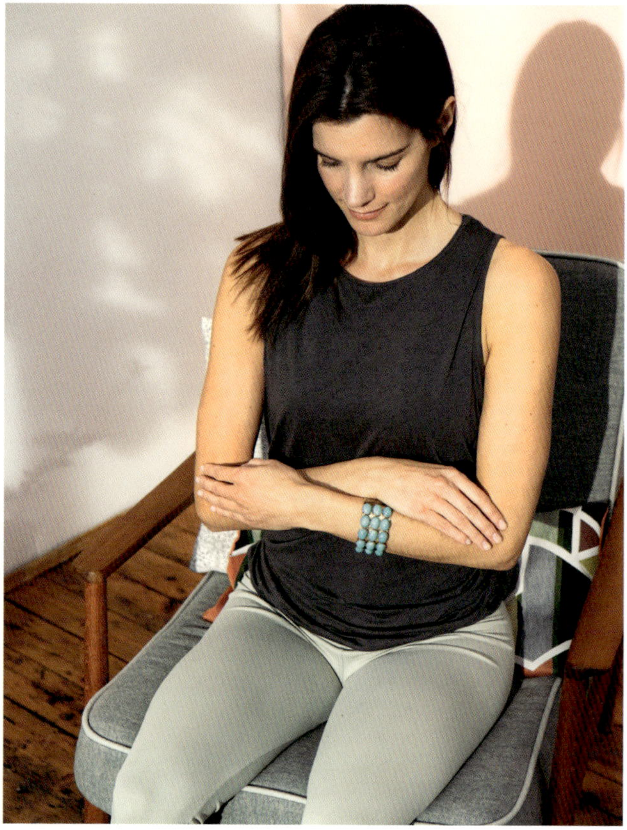

SES 19 HARMONISIEREN

- Halten Sie beide SES 19 gleichzeitig (siehe Bild).
- Halten Sie die linke hohe 19 mit der rechten Hand und die rechte hohe 1 mit der linken Hand. Kehren Sie die Sequenz für die andere Seite um.
- Halten Sie die Daumen.

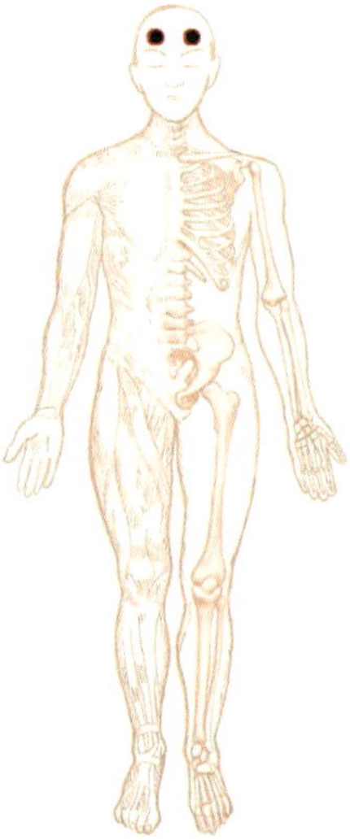

- Hilft den Verdauungsorganen und bei Allergien
- Öffnet die Mitte
- Das Halten der hohen 19 (eine Handbreit über der 19) unterstützt alles, was im Brustkorb staut, von der Atmung bis zur Angst vor Herzinfarkt

»Sicherheits«-Energieschloss 20 (SES 20)

Lage Die 20 liegt auf der Stirn, etwa eine Daumenbreite oberhalb der Mitte der Augenbrauen.

Bedeutung **Ewigkeit, immerwährendes Bewusstsein**
SES 20 öffnet die Wahrnehmung und bietet Zugang zur alterslosen Weisheit. Es stärkt das wahre Sehen und bringt geistigen Frieden. Es hilft uns dabei, uns zu erinnern.

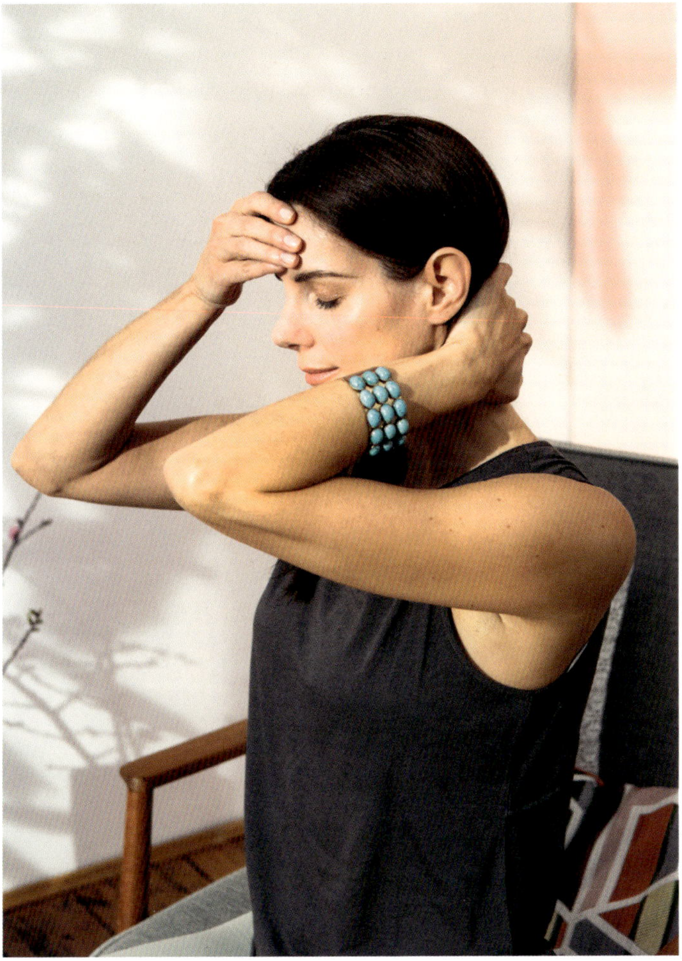

SES 20 HARMONISIEREN

- Strömen Sie die beiden SES 20 gleichzeitig.
- Strömen Sie die linke 20 mit der rechten Hand und die rechte 4 oder 12 mit der linken Hand (siehe Bild) und umgekehrt.
- Halten Sie die kleinen Finger.

Anwendungsmöglichkeiten für SES 20

- Hilft der Logik und dem gesunden Menschenverstand
- Harmonisiert das Denken und die geistige Aktivität
- Hilft dem Nachdenken
- Bei Kopfschmerzen und Schwindel
- Nimmt den Druck von den Augen, bei allen Augenprojekten
- Öffnet den Brustkorb und hilft dem Herzen
- Entspannt den Kopf, erleichtert die Meditation
- Erweitert das Blickfeld physisch und psychisch
- Stoppt das Gedankenkarussell

»Sicherheits«-Energieschloss 21 (SES 21)

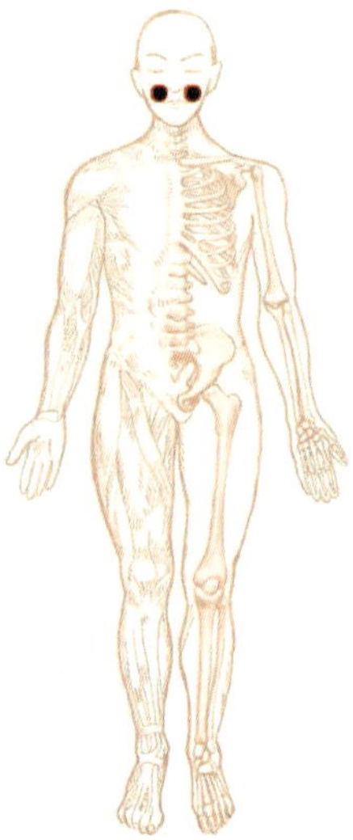

Lage Die 21 liegt am unteren Rand des Wangenknochens.

Bedeutung Entkommen aus geistiger Gefangenschaft, tiefes Gefühl der Sicherheit
SES 21 hilft, Vorurteile aufzulösen und Sichtweisen zu erweitern. Es gibt Energie und Verständnis. Es hilft, sowohl Geistiges (Ideen, Gedanken) als auch Physisches (Nahrung) zu verdauen.

Anwendungsmöglichkeiten für SES 21

- Geistige Muster auflösen
- Depressive Verstimmungen
- Gibt Energieschub und macht wach, vor allem auch nach dem Essen
- Hilft beim Abnehmen oder Zunehmen
- Bei Erkältung und verstopfter Nase
- Nebenhöhlenentzündung
- Hilft bei Zahnschmerzen und Gesichtsneuralgien
- Wirkt wie ein natürliches Facelifting

SES 21 HARMONISIEREN

- Strömen Sie die beiden SES 21 gleichzeitig.
- Halten Sie die linke 21 mit der rechten Hand und die rechte hohe 1 mit der linken Hand und umgekehrt.
- Halten Sie die rechte 21 mit der linken Hand und die linke 14 mit der rechten Hand (siehe Bild) und umgekehrt.
- Halten Sie die Daumen.

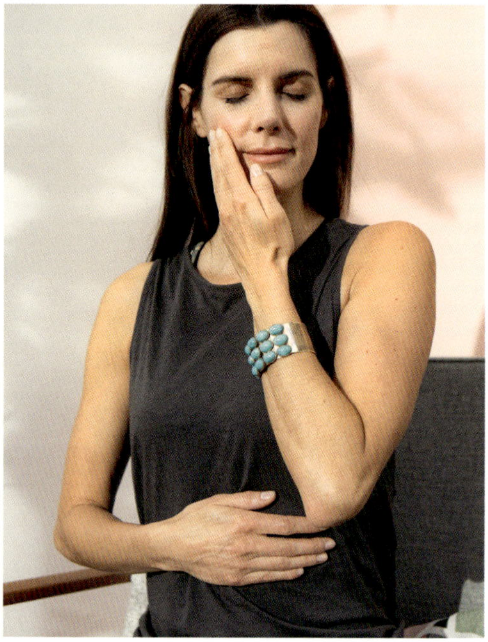

»Sicherheits«-Energieschloss 22 (SES 22)

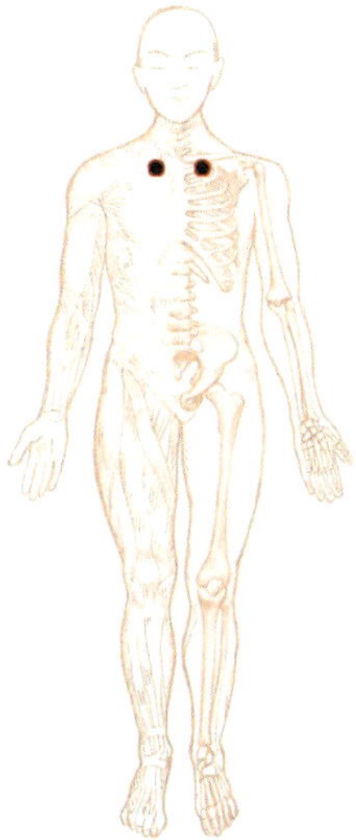

Lage Die 22 liegt unterhalb des Schlüsselbeins, in einer Kuhle.

Bedeutung Vollständig, Sammlung und Zerstreuung
SES 22 fördert unsere Wahrnehmung über grenzenlose Dimensionen hinaus. Es lehrt uns, uns den Veränderungen des Lebens anzupassen und bedingungslos anzunehmen, was ist. Es löst alte Glaubenssätze auf und lässt uns glücklich sein, wo immer wir sind.

Anwendungsmöglichkeiten für SES 22

- Harmonisiert Übergänge und Wechseljahre
- Für geistige, seelische und körperliche Harmonie
- Löst Enge am Rachen und im Brustkorb
- Angst und Panik, Angst vor dem Fliegen, Platzangst
- Reguliert Schilddrüsenunterfunktion oder -überfunktion
- Harmonisiert den Kalziumspiegel im Blut, hilft der Nebenschilddrüse
- Wirkt vorbeugend gegen Schlaganfall und hohen Blutdruck
- Reguliert Hyperaktivität

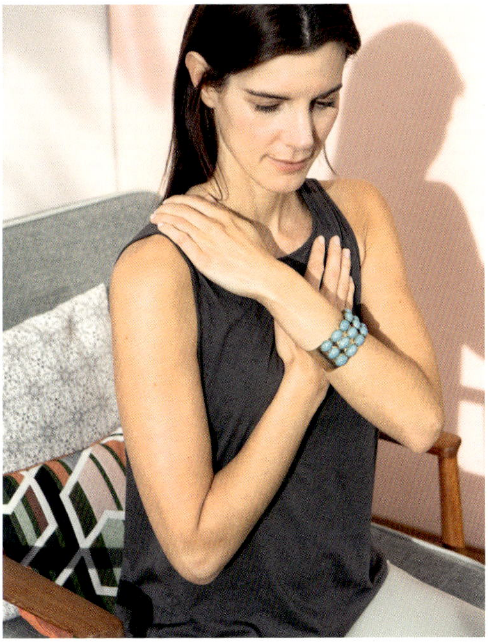

SES 22 HARMONISIEREN

- Halten Sie beide SES 22 gleichzeitig, am besten mit den Händen über Kreuz.
- Halten Sie die linke 22 mit der rechten Hand und die rechte 11 mit der linken Hand (siehe Bild) und umgekehrt.
- Halten Sie die Zeigefinger.

»Sicherheits«-Energieschloss 23 (SES 23)

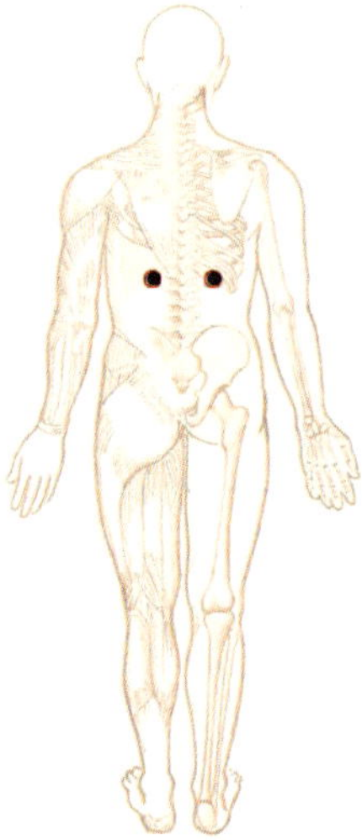

Lage Die 23 liegt hinten am Rücken, unter dem letzten Rippenbogen.

Bedeutung Wächter des Schicksals, innere Weisheit
SES 23 ist der große Lebensstilharmonisierer. Es führt uns auf unserem Lebensweg zu unserer Bestimmung. Die Schöpfung hat uns alles mitgegeben, was wir zur Erlangung von Weisheit brauchen. »Sicherheits«-Energieschloss 23 löst Angst und Perfektionismus und lässt uns das eigene Potenzial erkennen. So entstehen Sicherheit und Geduld. Die 23 lässt uns in die tiefen Wasser der Seele schauen und führt zu Vertrauen in das Leben sowie weiter zur Weisheit.

Anwendungsmöglichkeiten für SES 23

- Bringt Geduld, vor allem mit sich selbst, hilft klarem Denken
- Hilft den Funktionen des Gehirns, baut Stress ab
- Harmonisiert den Blutkreislauf und regelt die Ausschüttung von Adrenalin (Stresshormon) über die Nebennieren
- Hilft bei Diabetes mellitus, hohem Cholesterin, Bluthochdruck und dem Herzen
- Unterstützt die Nieren, entgiftet und entsäuert den Körper, gut nach Antibiotikabehandlungen und während einer Chemotherapie
- Nierenbeckenentzündung, Blasenschwäche
- Rückenschmerzen, Müdigkeit
- Reinigt das Blut, hilft bei Fibromyalgie, Arthritis und Rheuma
- Unterstützt Hormonumstellungen während der Pubertät und in den Wechseljahren
- Bildet die Fortpflanzungsenergie
- Stärkt Sexualität und Vitalität
- Menstruationsschmerzen, Erektionsschwäche, Impotenz
- Stärkt unser Immunsystem bei allen schwerwiegenden Krankheiten, auch Krebs, Aids, Autoimmunkrankheiten
- Harmonisiert alle Ansammlungen wie Tumoren, Knoten aller Art, Blähungen, Ödeme
- Hilft bei Infektionen aller Art, auch bei Pilzerkrankungen wie Candida albicans und bei einer langwierigen Viren- sowie Bakterienbelastung (Herpes, Borreliose)

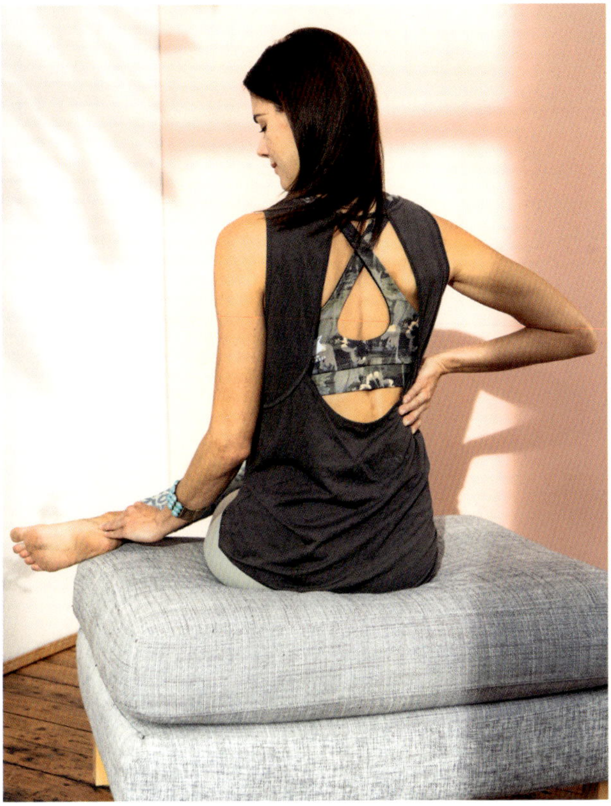

SES 23 HARMONISIEREN

- Strömen Sie die linke und die rechte 23 gleichzeitig.
- Strömen Sie die rechte 23 mit der rechten Hand und das rechte SES 5 mit der linken Hand (siehe Bild) und umgekehrt.
- Halten Sie abwechselnd die kleinen Finger.

»Sicherheits«-Energieschloss 24 (SES 24)

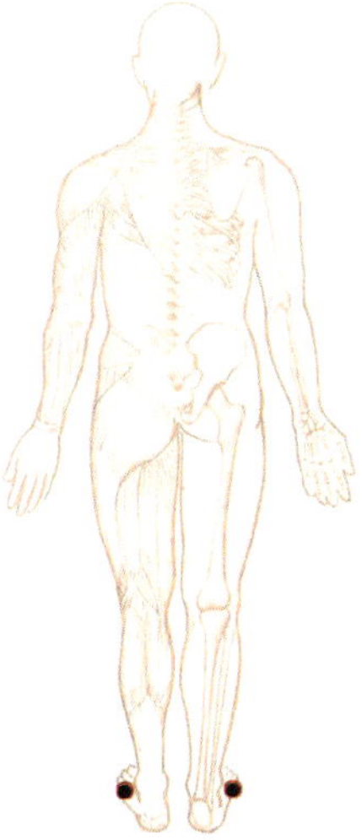

Lage Die 24 liegt an der Außenkante des Fußrückens, auf einer Linie zwischen Knöchel und kleinem Zeh.

Bedeutung Verständnis, Chaos harmonisieren
SES 24 bringt vollständigen Frieden für den Geist und den Körper. Es harmonisiert unser inneres und äußeres Chaos, ganz besonders unsere Eifersucht, Rachegedanken und Sturheit. Es hilft uns zu verstehen, warum Dinge passiert sind, und hilft uns, darin neue Entwicklungschancen zu erkennen.

Anwendungsmöglichkeiten für SES 24

- Klärt die Gedanken, bringt Verständnis
- Gut bei Kopfschmerzen und Migräne
- Reguliert die Gallenblasen- und Blasenfunktion
- Blähungen, Verdauungsbeschwerden
- Bei innerem Zittern, hilft bei Erschöpfung

SES 24 HARMONISIEREN

- Strömen Sie die beiden SES 24 gleichzeitig. Wenn Sie SES 24 nicht erreichen können, strömen Sie SES 25.
- Strömen Sie die linke 26 am Schulterblattrand mit der rechten Hand und die rechte 24 mit der linken Hand (siehe Bild) und umgekehrt.
- Halten Sie die kleinen Finger.

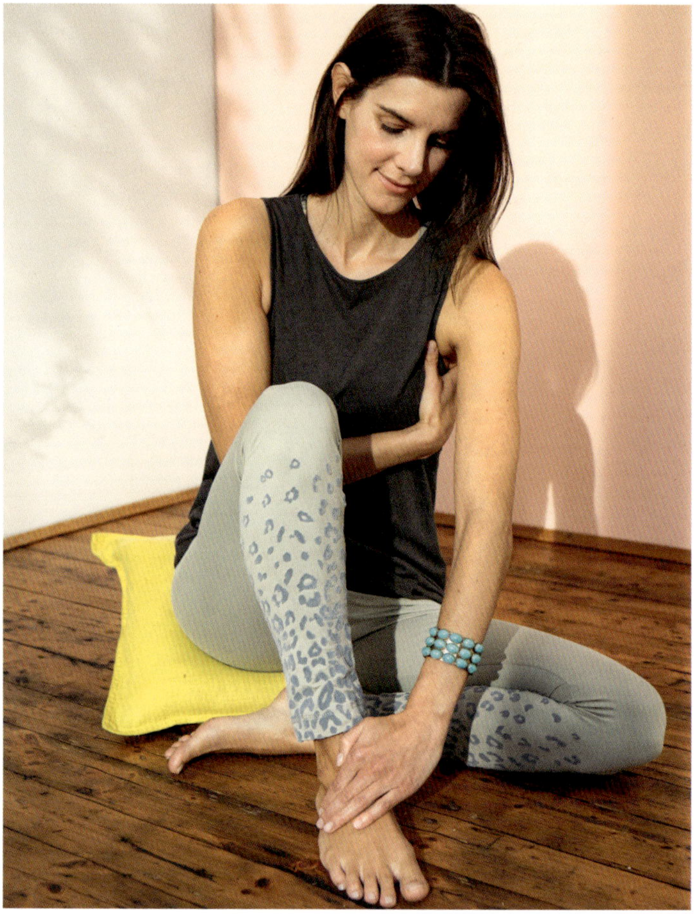

»Sicherheits«-Energieschloss 25 (SES 25)

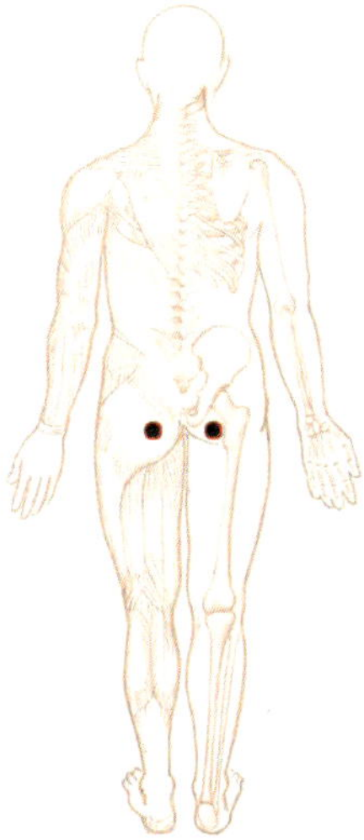

Lage Die 25 liegt am unteren Ende des Sitzknochens. Setzen Sie sich einfach auf Ihre Hände.

Bedeutung Stilles Erneuern
SES 25 erzeugt einen energetischen, wachen Geist und stärkt unsere Konzentration. Es bringt geistige Harmonie und innere Stille und ist eine Quelle des Glücklichseins. Es fördert Regeneration und Erneuerung.

Anwendungsmöglichkeiten für SES 25

- Für geistige Harmonie, bringt innere Stille
- Leitet Energie in die Beine
- Regt den Stoffwechsel an, zum Abnehmen und Zunehmen
- Hilft entgiften und entwässern, hilft der Blasenfunktion
- Stau im unteren Rücken und Becken

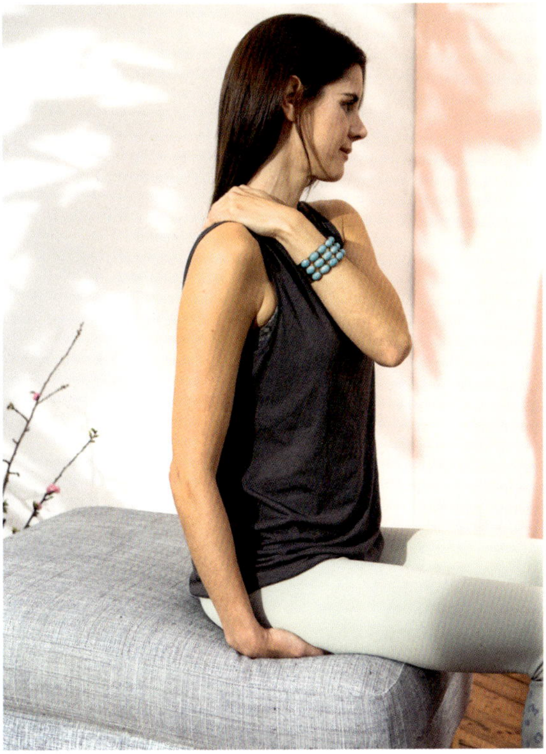

SES 25 HARMONISIEREN

- Strömen Sie die beiden SES 25 gleichzeitig, indem Sie sich einfach auf Ihre Hände setzen.
- Halten Sie die rechte 25 mit der rechten Hand und die rechte 3 mit der linken Hand (siehe Bild) und umgekehrt.
- Halten Sie die Mittelfinger.

- Wärmt Bauch und Lenden
- Hexenschuss, Ischiasbeschwerden
- Menstruationsschmerzen
- Verstopfung

»Sicherheits«-Energieschloss 26 (SES 26)

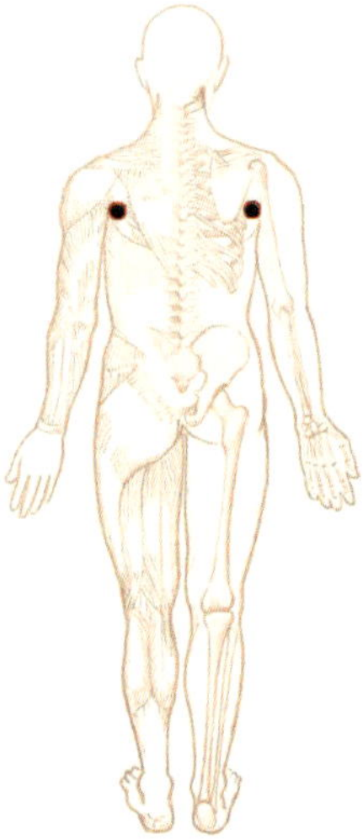

Lage Die 26 liegt am äußeren Rand des Schulterblatts. Sie erreichen es, indem Sie sich selbst eine große Umarmung geben.

Bedeutung Vollständig, alles, was war, ist und sein wird
SES 26 bringt vollkommene Erkenntnis und fördert spirituelle Harmonie. Damit schenkt es uns inneren Frieden und Geborgenheit. Auf der körperlichen Ebene spendet es vitale Lebenskraft für unser Sein.

Anwendungsmöglichkeiten für SES 26

- Stress, mangelnde Lebenskraft, Zittern
- Schmerzen beim Heben des Arms, Tennisellbogen
- Schmerzen oder Taubheit in den Fingern, vor allem im kleinen Finger und im Ringfinger
- Karpaltunnelsyndrom
- Hilft dem Lymphsystem
- Nach Entfernung von Lymphknoten in der Achselhöhle

Bericht aus der Praxis

Eine Klientin kam zur Behandlung in meine Praxis. Sie hatte sich den kleinen Finger gebrochen. Es war schon drei Wochen her, und sie hatte immer noch große Schmerzen im Finger. Ich strömte SES 26 mit einer Hand und hielt den kleinen Finger mit der anderen Hand. Anschließend wechselte ich vom kleinen Finger zum Ringfinger. Ich blieb etwa sieben Minuten an jedem Schritt. Zum nächsten Besuch kam sie überglücklich, denn die Schmerzen waren schon am Abend nach der Behandlung weg gewesen.

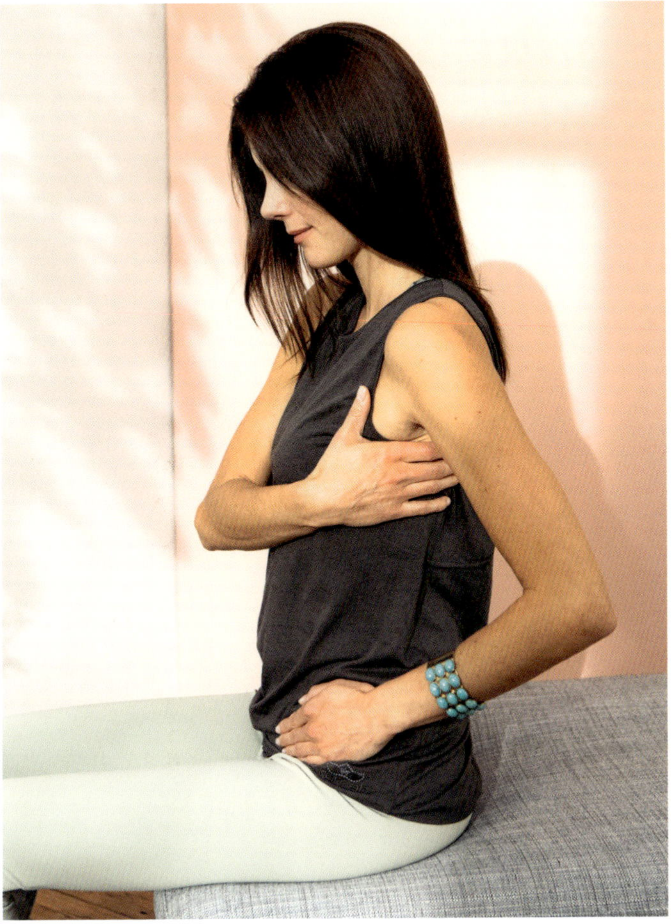

SES 26 HARMONISIEREN

- Strömen Sie SES 26 entweder einzeln oder beide Energieschlösser gleichzeitig, indem Sie sich umarmen.
- Strömen Sie das linke SES 26 mit der rechten Hand und das linke SES 15 mit der linken Hand (siehe Bild) und umgekehrt.
- Geben Sie sich selbst eine Umarmung. Dabei berühren die Finger SES 26. Seien Sie das Fallenlassen Ihrer Schultern und atmen Sie aus. Nehmen Sie wahr, was in Ihrem Inneren passiert.
- Halten Sie die Mitte der Handinnenflächen. Falten Sie dafür ganz einfach Ihre Hände.

- Hilft der Vorbeugung und Harmonisierung von Zysten, Tumoren, Lipomen und anderen Ansammlungen
- Erweitert den Atemraum und den Brustkorb
- Hilft bei Schwellung in der Achselhöhle und der Lymphknoten
- Hilft bei Parkinson und Alzheimer

SES 26 ist das letzte »Sicherheits«-Energieschloss auf der Reise durch unseren Körper. Jiro Murai nannte es »die Erkenntnis der ewigen Herrlichkeit des grenzenlosen Lebens«. Das Energieschloss stellt die Verbindung zum Licht des Hauptzentralstroms her. Wenn wir ganz in Harmonie mit uns selbst sind, können wir den inneren Frieden spüren, den wahren Zustand unseres Seins.

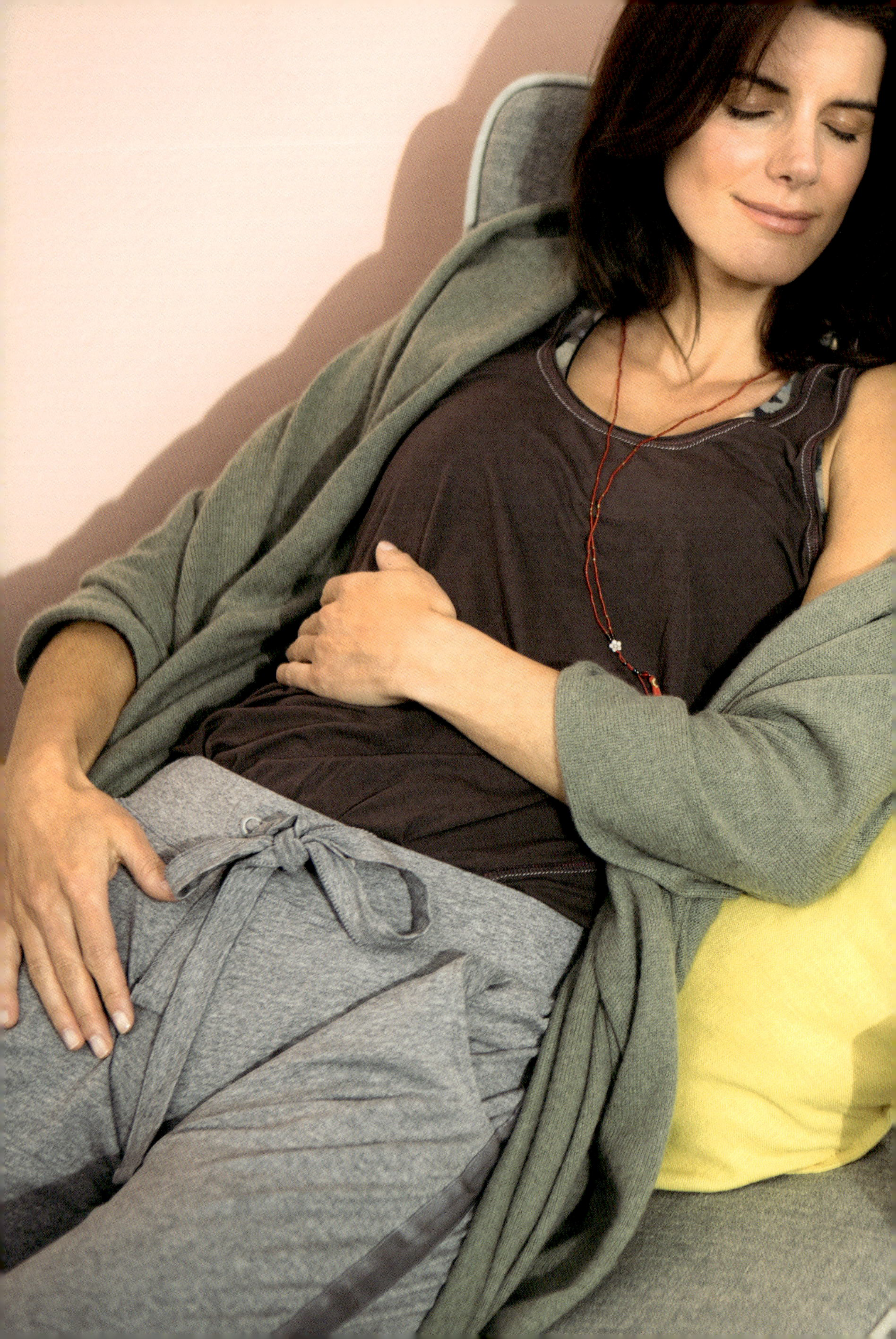

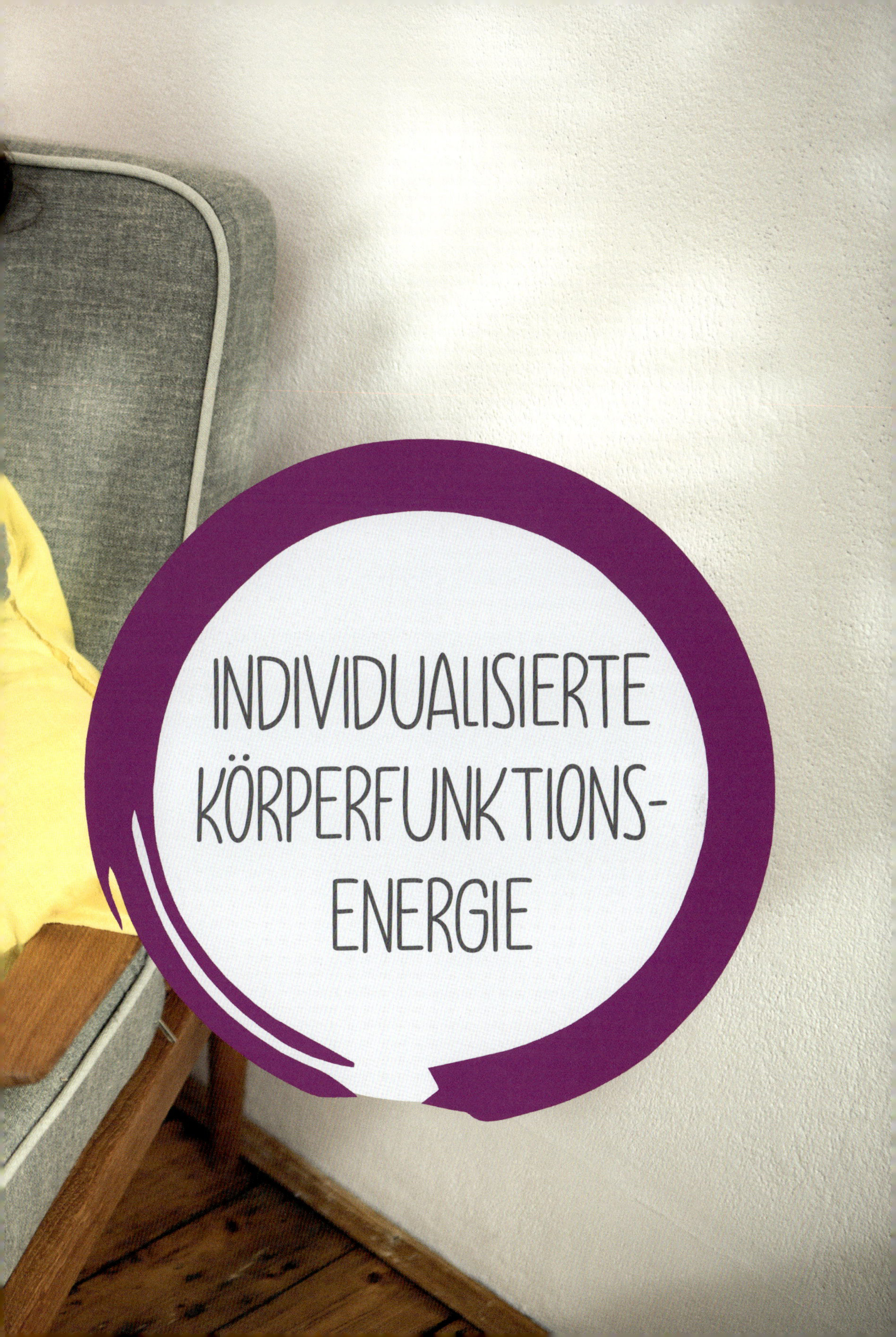
INDIVIDUALISIERTE
KÖRPERFUNKTIONS-
ENERGIE

Alles wirkt ineinander

Das Fließen und Weben der Hauptströme lässt die Individualisierte Körperfunktionsenergie, auch Organströme genannt, entspringen. Diese werden während der Schwangerschaft angelegt und bilden sich im Laufe der ersten Lebensjahre vollständig aus.

Jeder Strom bildet und versorgt ein Organ, hat aber auch noch weitere Aufgaben, die sich aus seinem Verlauf und seiner Funktion ableiten. Sie steigen im ganzen Körper ab und auf, um die physische Form sowie das unsichtbare Bewusstsein, Stimme und Energie hervorzubringen. Wenn alle Ströme zusammenwirken, befinden wir uns in einem Zustand von Harmonie und Gleichgewicht. Dieser kann durch verschiedene Ursachen beeinträchtigt werden, etwa durch Ess- und Arbeitsgewohnheiten, eine zu feuchte oder zu trockene Umgebung, erbliche Merkmale und vor allem durch geistigen sowie emotionalen Stress. Jeder Strom gibt dem nächsten seine Hand, und so kann sich die Disharmonie eines Stroms auf den vorigen oder den nachfolgenden auswirken.

Im Folgenden werden Funktion und Verlauf der Organströme beschrieben, zudem werden einige Symptome bei Disharmonie des betreffenden Stroms aufgelistet. Da alle Ströme ineinanderwirken, sind oft mehrere Ströme an einem Projekt beteiligt. Der erste Schritt der Anwendungssequenz ist immer ein Selbsthilfegriff für jeden Strom.

Wie alles sich zum Ganzen webt,
Eins in dem andern wirkt und lebt!
Wie Himmelskräfte auf und nieder steigen
Und sich die gold'nen Eimer reichen,
Mit segenduftenden Schwingen
Vom Himmel durch die Erde dringen,
Harmonisch all das All durchklingen!

Goethe, Faust

Lungenfunktionsenergie – zweite Tiefe, Element Luft

Unsere Reise durch die Organströme beginnt mit dem Lungenstrom. Das neugeborene Kind muss als Erstes selbstständig atmen, damit es leben kann. Die Lungenfunktionsenergie wird aus der zweiten Tiefe geboren. Sie wird Herrscherin der Lebensenergie genannt und bringt durch den Atem Vitalität und einen gleichmäßigen Rhythmus in unser Leben.

Die zweite Tiefe ist dem Luftelement zugeordnet sowie der Jahreszeit Herbst. Wenn wir den Herbst betrachten, verstehen wir die Energiequalität der zweiten Tiefe: Die Natur nimmt Abschied, nachdem sie uns noch einmal stolz in aller Farbenpracht den reichen Gabentisch mit Obst und Gemüse vorgeführt hat. Nun steigen die Säfte in die Wurzeln ab, die Blätter werden trocken und braun und fallen ab, mit ihnen die restlichen Früchte und Samen. Der Baum weiß genau, dass dies nicht sein Ende ist, er hat das tiefe Vertrauen und Wissen, dass nach der Dunkelheit des Winters wieder Licht kommt. Die Lungenenergie bringt die Fähigkeit des Loslassens, des Abschiednehmens und des Trauerns. Wer nicht richtig trauern kann, beginnt zu verhärten, zieht sich zurück in die Einsamkeit. Gleichzeitig wird in der zweiten Tiefe die Idee für den neuen Anfang geboren, auch die Hoffnung, dass alles wieder gut wird.

Die wichtigste Aufgabe der Lungenenergie ist das Atmen und Aufnehmen der vitalen Lebensenergie. Dadurch spendet sie uns Kraft und Vitalität, die für alle Funktionen im Körper wichtig sind. Sie ist gewissermaßen ein Kontaktorgan zwischen der Außenwelt und der Innenwelt und reguliert auch das emotionale Bedürfnis nach Nähe, Distanz und Abgrenzung. Ihre Energie fließt zwischen der Haut und den Muskeln und schützt uns als Abwehrenergie vor äußeren Einflüssen wie Erkältungen und Grippe. Der harmonische Rhythmus des bewussten Atmens kann auf emotionaler Ebene Gefühle ausgleichen und sogar depressive Verstimmungen harmonisieren. Die Lunge regiert die Stimme und gibt ihr Kraft. In den Wechseljahren sorgt die Lungenenergie für Vitalität und emotionale Ausgeglichenheit und für das Verteilen der Lebensenergie im ganzen Körper.

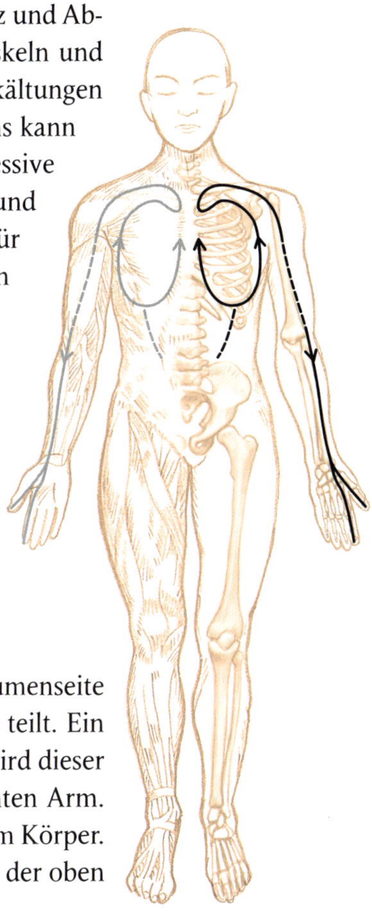

Verlauf des Lungenstroms

Im Magen wird der Leberstrom zum Lungenstrom. Dieser sendet einen Ast seiner Energie hinunter zum Partnerorgan Dickdarm, wo er seine Energie zerstreut. Der Hauptteil der Lungenenergie fließt durch das Zwerchfell in die Lunge hinein, dann weiter durch die Bronchien und die Luftröhre aufwärts. Dort teilt er sich in einen rechten und linken Strom.

Der linke Strom fließt durch die Schulter und an der Daumenseite des linken Arms bis zum Handgelenk, wo er sich in zwei Äste teilt. Ein Ast fließt in den Daumen, der andere in den Zeigefinger; dort wird dieser Ast zum Dünndarmstrom. Der rechte Strom fließt in den rechten Arm. Die Organfunktionsenergieströme verlaufen immer paarweise im Körper. Auf der anderen Körperseite fließt die Energie spiegelbildlich in der oben beschriebenen Weise.

Anwendungsmöglichkeiten

Seelisch

- Hilft bei Trauer, Kummer und Enttäuschung
- Hilft, Schuldgefühle zu lösen und zu vergeben
- Löst alte Kindheitsverletzungen, hilft loszulassen
- Hilft bei übertrieben negativem Denken
- Bringt Klarheit und Festigkeit der Gedanken
- Für Menschen, die keinen Zugang zu anderen haben und die alles auf sich beziehen
- Bei Einsamkeit und Pessimismus
- Bringt uns emotional ins Gleichgewicht

Setzen oder legen Sie sich für die Selbsthilfe bequem hin. Unterstützen Sie Ihre Arme mit einem Kissen, wenn nötig. Sie sollen sich beim Strömen entspannen.

Körperlich

- Bei Atembeschwerden, Asthma bronchiale, akuter und chronischer Bronchitis, Pseudokrupp, Husten
- Hilft bei Allergien, die die Atemwege betreffen, und Heuschnupfen
- Harmonisiert Lungenkrankheiten, Erkältungen, Grippe
- Bei Keuchhusten und Stauungen im Brustkorb
- Stärkt die Abwehrkräfte allgemein
- Wenn wir bei Anstrengung schwitzen
- Bei Stottern, Verlust der Stimme und weinerlicher Stimme
- Hilft bei Schmerzen am Oberarm und am Handgelenk
- Harmonisiert Neurodermitis, Schuppenflechte (Psoriasis), Ekzeme und Akne vulgaris
- Hilft trockener und juckender Haut
- Befeuchtet die Lunge und die Schleimhäute

Selbsthilfekurzgriff für die Lungenenergie

- Legen Sie die linke Hand auf das linke SES 14, unter dem Rippenbogen, und die rechte Hand auf das linke SES 22, direkt unter dem Schlüsselbein. Für die andere Seite kehren Sie die Sequenz um.
- Halten Sie den Ringfinger.

Die Sequenz der Lungenfunktionsenergie

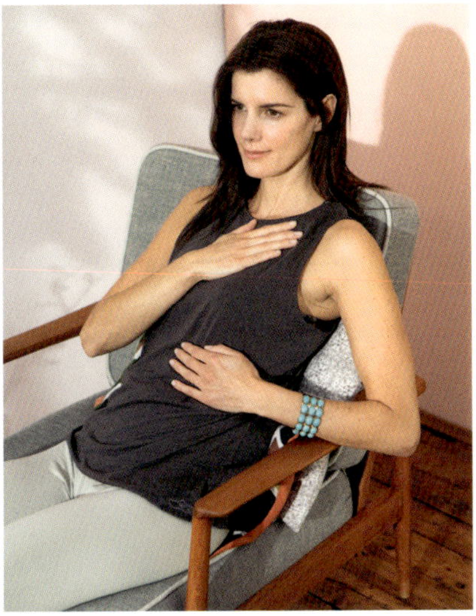

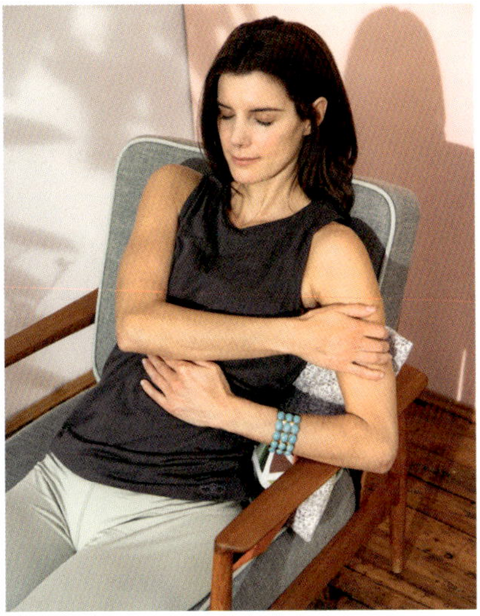

Linker Strom:

1. Schritt: Linke Hand an linke 14, rechte Hand an linke 22

2. Schritt: Linke Hand bleibt an der 14, rechte Hand an linke hohe 19

Man kann mit dem Atem allein arbeiten, um Heilung und Fülle in die betroffene Gegend zu senden.

Mary Burmeister

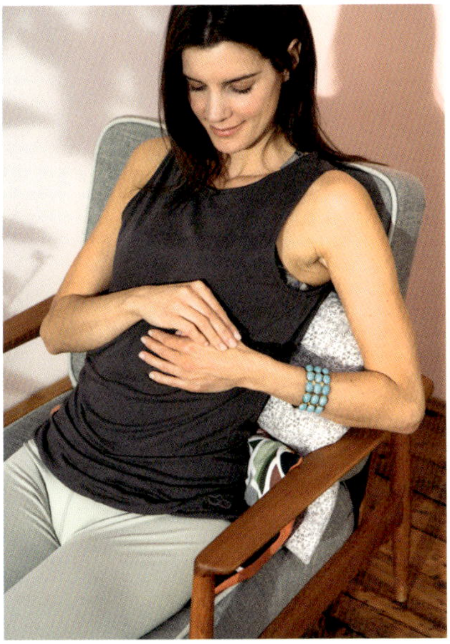

3. Schritt: Linke Hand bleibt, rechte Hand an linke 18

4. Schritt: Linke Hand bleibt, rechte Hand an linke 11

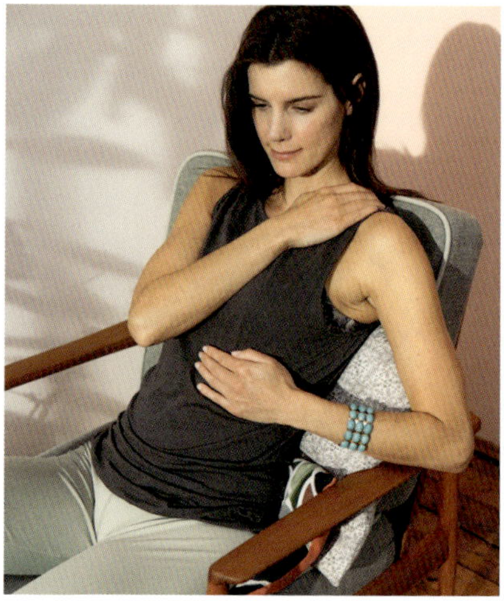

Unser Atem eint unseren Körper mit unserem Geist, sodass wir wirklich lebendig, wirklich präsent im Leben sein können.

Thich Nhat Hanh

5. Schritt: Linke Hand bleibt, rechte Hand an rechte 22

6. Schritt: Linke Hand bleibt, rechte Hand an rechte 13

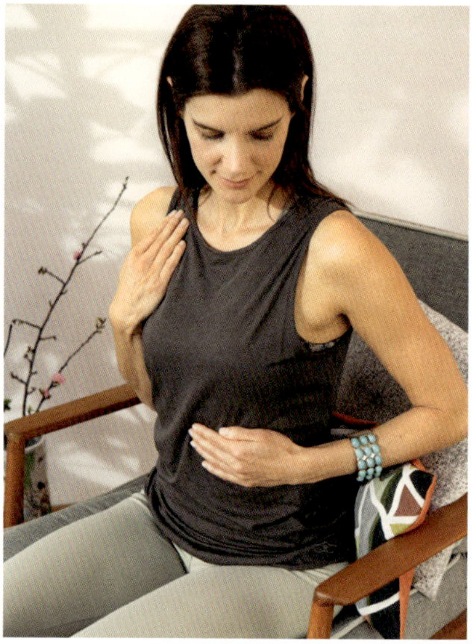

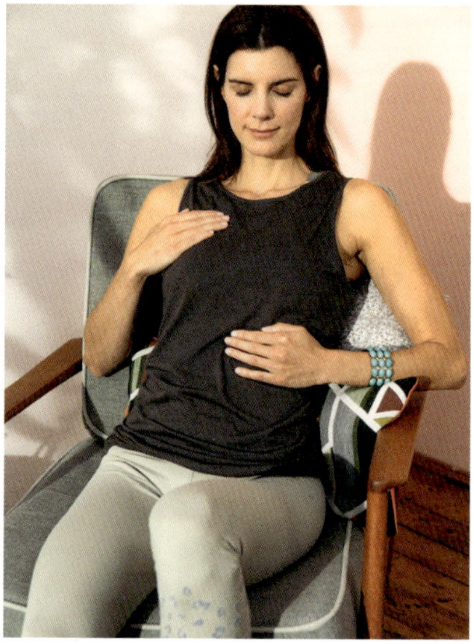

Für den rechten Strom kehren Sie die Sequenz einfach um.

Dickdarmfunktionsenergie – zweite Tiefe, Element Luft

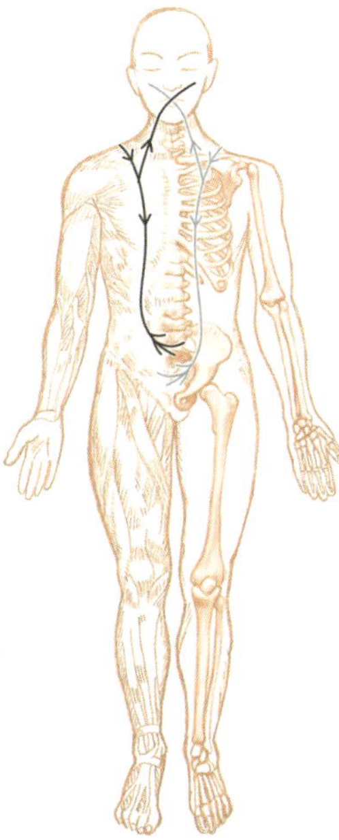

Als Partnerorgan der Lungenfunktionsenergie unterstützt die Dickdarmenergie das Halten und Loslassen, das Entgiften und Ausscheiden, sowohl emotional als auch körperlich. Das äußert sich zum einen in festgefahrenen Gedanken und Gefühlen sowie in Verstopfung und zum anderen in Durchfall oder der Unfähigkeit, Dinge zu halten. Die Dickdarmenergie fließt durch das Zahnfleisch und endet an der Nase. Sie ist für den gesamten Schleimhauttrakt im Körper verantwortlich, zusammen mit dem Magenstrom. Ihre zentrale Funktion ist nicht nur das Ausscheiden von Giftstoffen und Schlacken, sondern auch Schutz. Die Schleimhaut der Nase filtert die Atemluft, die Schleimhaut des Verdauungstrakts bildet eine Barriere gegenüber Bakterien, Viren und Pilzen. Der Dickdarm bildet somit zusammen mit dem Lungenstrom einen wichtigen Teil unseres Immunsystems. Sowohl Schnupfen als auch entzündetes Zahnfleisch und Magenschleimhautentzündung bis hin zu Entzündungen im Dickdarm können durch diese Ströme harmonisiert werden.

Verlauf des Dickdarmstroms

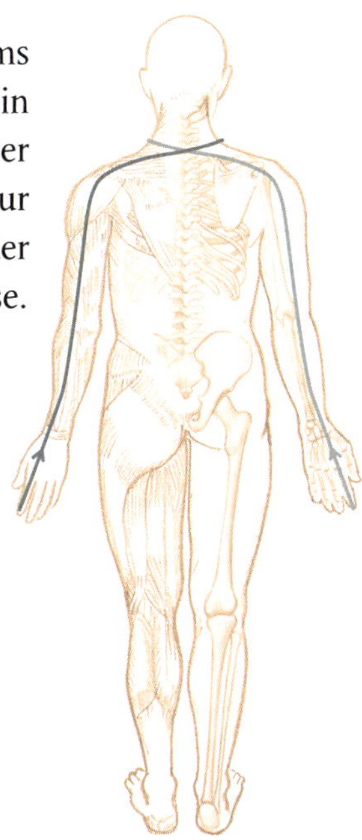

Der Dickdarmstrom fließt vom Zeigefinger an der Daumenseite des Arms durch Handgelenk und Ellbogen hinauf zur Schulter und teilt sich. Ein Teil seiner Energie fließt durch die Lunge hinunter zum Dickdarm. Der andere Teil fließt den Hals entlang hinauf ins Zahnfleisch und weiter zur Nase. Am äußeren Rand der Nase wird er zum Magenstrom. Auf der anderen Körperseite fließt die Energie spiegelbildlich in derselben Weise.

Anwendungsmöglichkeiten

Seelisch

- Bei Trauer und Sorgen
- Zwangsvorstellungen, Verhärten von Gedanken
- Bringt den Geist zur Ruhe
- Bei depressiven Verstimmungen
- Hilft bei verbissenem Festhalten an Gegebenheiten

Körperlich

- Hilft bei allen Erkrankungen und Entzündungen des Dickdarms, auch bei Darmkrebs
- Bei Neigung zu Verstopfung und Durchfall
- Harmonisiert steifes oder schmerzendes Schultergelenk
- Bei Tennisarm, Überbein an der Daumenseite des Handgelenks, Karpaltunnelsyndrom, tauben Fingern
- Bei Akne, Furunkeln, Neurodermitis und Psoriasis (Schuppenflechte)
- Hilft bei verstopfter Nase und Schnupfen
- Hilft bei Stirn- und Kieferhöhlenentzündung
- Bei Zahnschmerzen oder Zahnfleischbeschwerden sowie bei Nervenschmerzen im Gesicht (Neuralgien)

Gemeinsam mit dem Magen bildet der Dickdarm den sogenannten innersten Verteidigungsring des Organismus gegenüber schädlichen klimatischen Einflüssen und Mikroben.

Die Sequenz der Dickdarmfunktionsenergie

Linker Strom:

1. Schritt: Linke Hand auf rechte 11, rechte Hand hält den linken Zeigefinger

2. Schritt: Linke Hand bleibt auf rechter 11, rechte Hand auf rechte 13

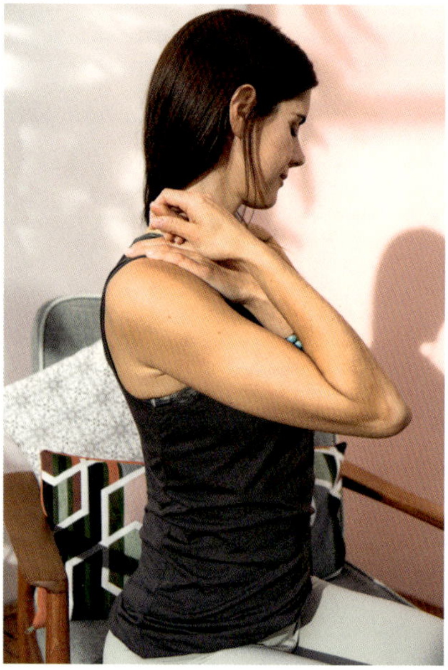

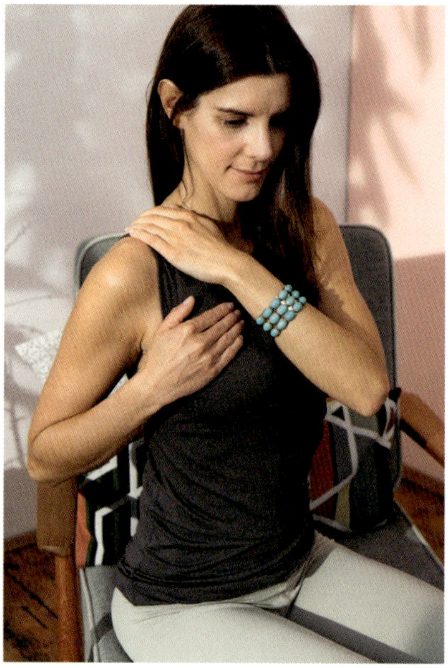

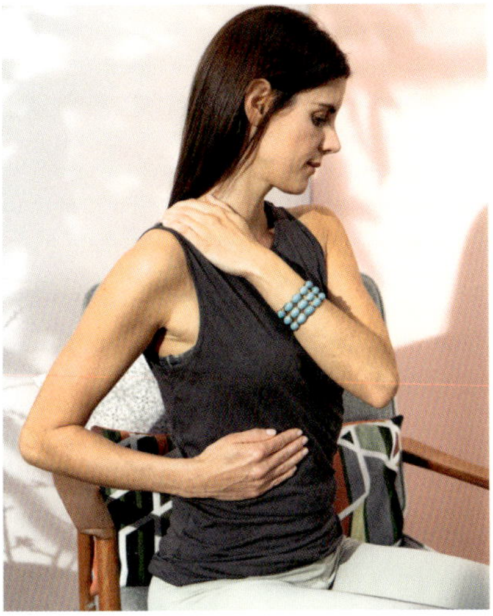
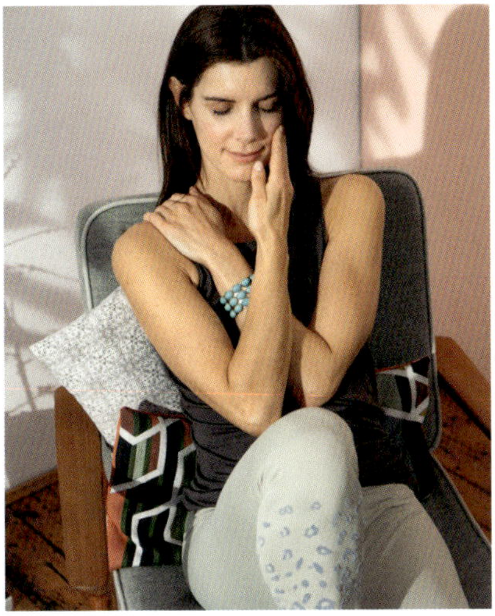

3. Schritt: Linke Hand bleibt, rechte Hand auf rechte 14
4. Schritt: Linke Hand bleibt, rechte Hand auf linke 21

5. Schritt: Linke Hand bleibt, rechte Hand auf rechte 22
6. Schritt: Linke Hand bleibt, rechte Hand auf linke 22

Für den rechten Strom kehren Sie die Sequenz einfach um.

Die Anwendung der Dickdarmenergie aktiviert die Selbstreinigung und Befeuchtung der Schleimhäute des Organismus und führt zu einem spürbaren Anstieg der Vitalität.

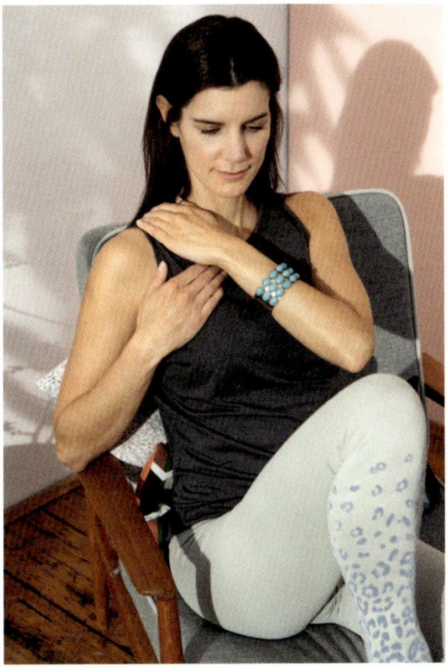
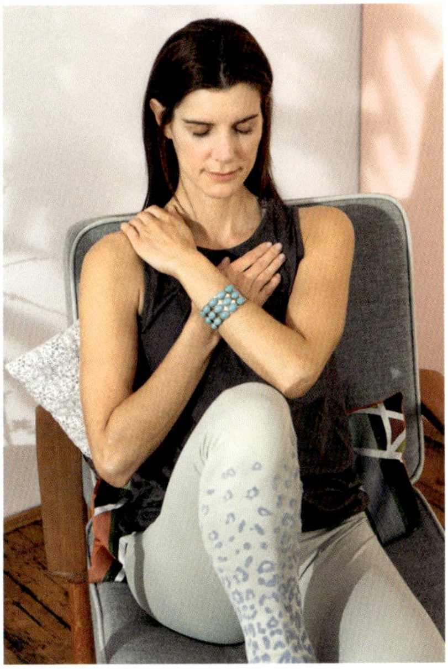

Magenfunktionsenergie – erste Tiefe, Element Erde

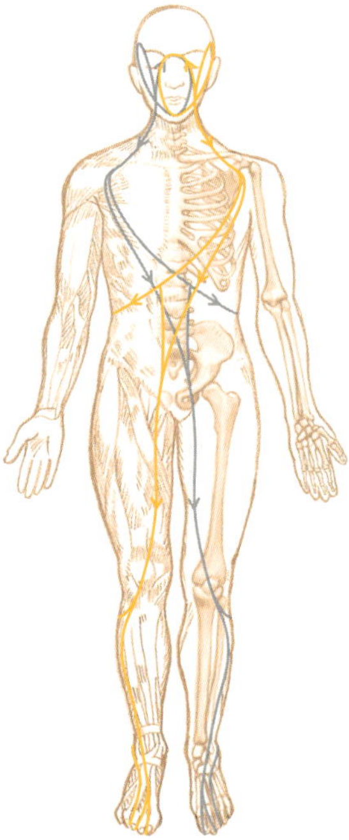

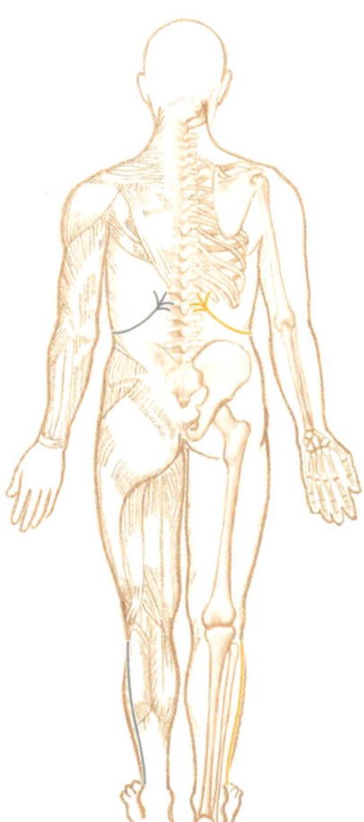

Der Magenstrom gehört zur nährenden Funktion des Erdelements und hat mit der Nahrungsaufnahme und -umwandlung zu tun. Durch eine gesunde Mitte fühlen wir uns genährt und geliebt und können Selbstbewusstsein und Mitgefühl entwickeln. Das sogenannte Bauchgehirn spricht darüber, wie stark der Bauch mit unserem Gehirn verbunden ist. Zum Bauchgehirn gehört der ganze Magen-Darm-Bereich. Wir sagen: »Ein voller Bauch studiert nicht gern« und beschreiben damit die Verbindung von Magen und Gedanken. Diese drehen sich im Kreis, wir beginnen zu grübeln und machen uns Sorgen, wenn die Energie von Magen und Milz nicht stimmt. Der Magenstrom ist einer der Ströme, die uns inneren Halt geben. Durch seinen Verlauf hat er Einfluss auf Spannungen in der Brust, Menstruationskrämpfe und Eierstockzysten.

Verlauf des Magenstroms

Der Magenstrom beginnt am Wangenknochen, kreist einige Male um das Gesicht und steigt dann zur Schulterhöhe ab, wo er sich teilt. Ein Ast fließt über die Brust und windet sich dann wie ein Gürtel zum gegenüberliegenden Rücken. Der andere Ast fließt von der Schulter schräg durch den Magen zum Nabel, weiter zur gegenüberliegenden Leiste und schließlich an der Innenseite des Oberschenkels bis zum Knie. Er fließt unter der Kniescheibe durch und teilt sich in zwei Bahnen, die an der Außenseite des Beins absteigen. Ein Ast fließt in den mittleren Zeh. Der andere teilt sich noch einmal, wobei ein Ast in den zweiten Zeh und der andere in den großen Zeh fließt. Dort wird er zum Milzstrom. Auf der anderen Körperseite fließt die Energie spiegelbildlich in derselben Weise.

Anwendungsmöglichkeiten

Seelisch

- Hilft der körperlichen, geistigen und emotionalen Verdauung
- Harmonisiert Sorgen, Grübeln und Ängstlichkeit
- Unterstützt das Denken und die geistige Gesundheit

- Hilft bei Konzentrationsmangel und Reizüberflutung
- Harmonisiert ausgelaugte Nerven
- Bei Essstörungen
- Hilft Menschen, die zu viel oder zu wenig reden

Körperlich

- Hilft bei Heißhunger auf Süßigkeiten
- Bei allen Zahnfleischerkrankungen wie Zahnfleischschwund, Aphthen und Soor
- Hilft bei Trigeminusneuralgie
- Harmonisiert Spannungen in der Brust, Milchstau
- Bei Menstruationsbeschwerden, Eierstockzysten
- Bei allen Magenerkrankungen wie z. B. Magenschleimhautentzündung (Gastritis) und Magengeschwür, Übelkeit und Erbrechen, Migräne
- Hilft bei Schmerzen in der Leiste
- Stärkt den Muskeltonus und die Knie

Die Sequenz der Magenfunktionsenergie

Linker Strom:

1. Schritt: Rechte Hand an linke 21, linke Hand an linke 22

2. Schritt: Rechte Hand bleibt an linker 21, linke Hand an rechte 14

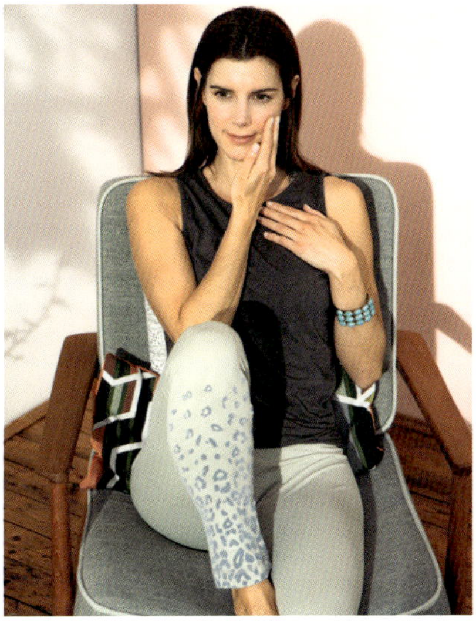

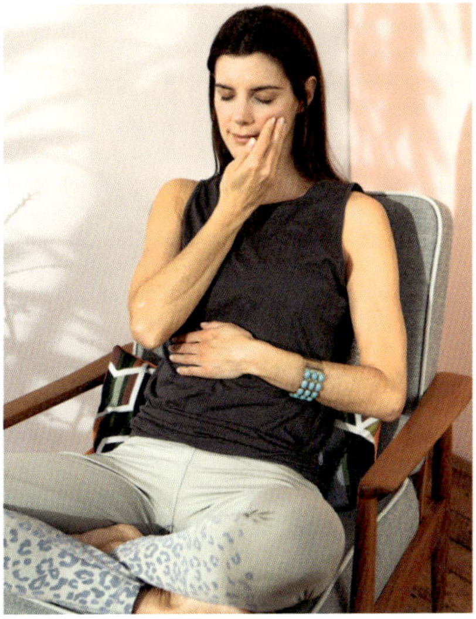

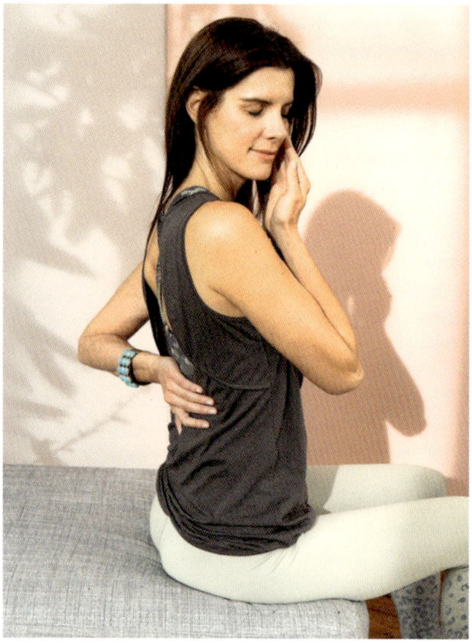

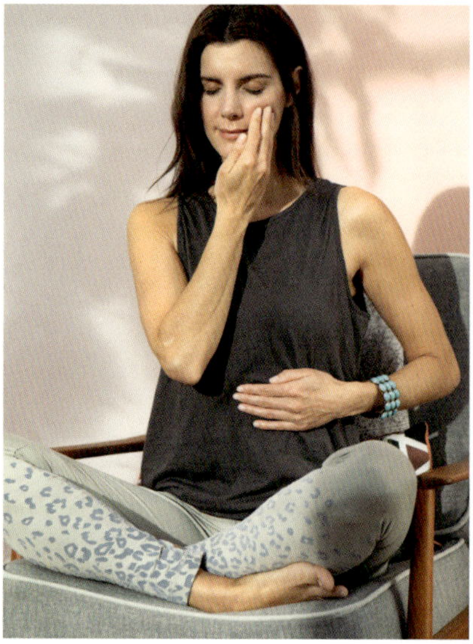

Das Element Erde bildet das Zentrum unserer physischen und sozialen Realität. Es bringt Ordnung und Gleichgewicht in unser Leben.

3. Schritt: Rechte Hand bleibt an linker 21, linke Hand an rechte 23
4. Schritt: Rechte Hand bleibt, linke Hand an linke 14

5. Schritt: Rechte Hand bleibt, linke Hand an rechte hohe 1
6. Schritt: Rechte Hand bleibt, linke Hand an rechte tiefe 8

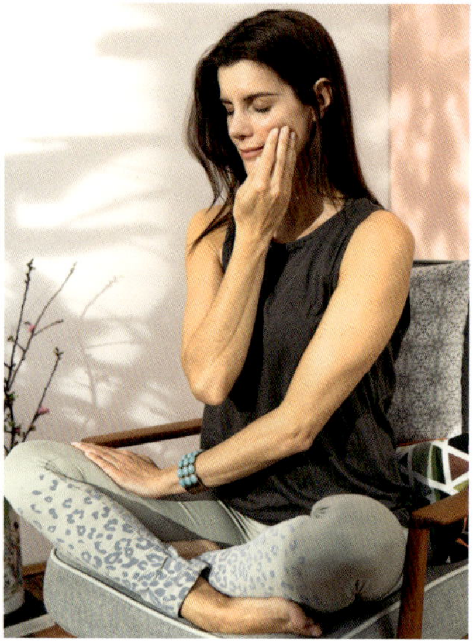

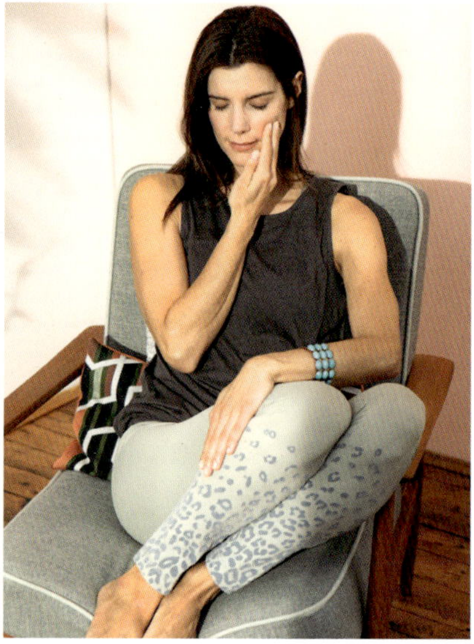

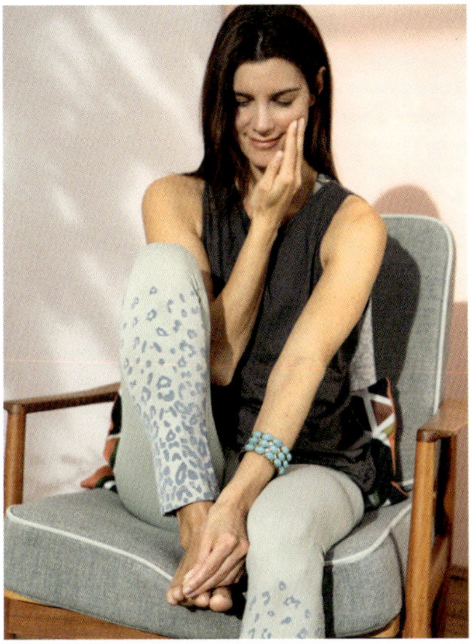

7. Schritt: Rechte Hand bleibt, linke Hand an rechten mittleren Zeh

Für den rechten Strom kehren Sie die Sequenz einfach um.

Milzfunktionsenergie – erste Tiefe, Element Erde

Zusammen mit der Magenfunktionsenergie erzeugt die Milzenergie vitale Energie aus der Nahrung und verteilt sie im ganzen Körper. Sie wandelt die Nahrungsenergie in körpereigene Energie um und dient so als Kraftquelle für unsere Vitalität. Auch die weitverbreitete Angewohnheit, das Frühstück ausfallen zu lassen, schwächt die Verdauungsenergie.

Zusätzlich empfängt die Milz Sonnenäther für unser Nervensystem. Sie wird gern als Energie der Mutter bezeichnet, da sie für alle Themen rund um das Nähren und Genährtwerden, körperlich und emotional, zuständig ist. Dadurch ist sie besonders wichtig für Kinder.

Die Milzenergie spielt eine große Rolle in Bezug auf den weiblichen Zyklus. Sie muss stark genug sein, damit der Körper genügend Blut für die Menstruationsblutung bilden kann. So regelt sie einen zu kurzen oder zu langen Zyklus. Sie ist auch für weitere regelmäßige Zyklen und Rhythmen verantwortlich: regelmäßiges Essen, regelmäßigen Schlaf und regelmäßige Arbeitszeiten. Gerade für Kinder ist es sehr wichtig, Regelmäßigkeiten im Alltag zu erleben. Auf diese Weise entwickeln sie innere Sicherheit und Selbstvertrauen.

Die Milzenergie ist für viele Beschwerden in den Wechseljahren verantwortlich. Da die mitgebrachte Nierenenergie allmählich abnimmt, muss die Milzenergie diesen Mangel ausgleichen.

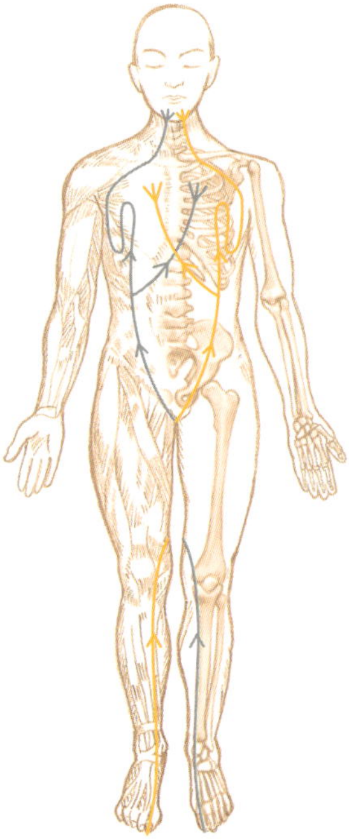

Umso wichtiger ist es, dass wir uns gesund ernähren, ausreichend schlafen und uns regelmäßig bewegen. Außerdem sollten wir Methoden finden, die uns helfen, Stress zu reduzieren. Durch eine gestärkte Milzenergie vollzieht sich der energetische Wechsel in dieser Phase harmonischer; sie hält die Organe am Platz und verhindert Senkungserscheinungen und Zwischenblutungen.

Verlauf des Milzstroms

Am großen Zeh wird die Magenfunktionsenergie zur Milzenergie. Der Milzstrom fließt vom großen Zeh an der Innenseite des Fußes entlang um den inneren Knöchel herum und an der Innenseite des Beins hinauf bis zur Leistengegend. Dort kreuzt der Strom auf die andere Körperseite hinüber. Der rechte Strom fließt nach links durch die Milz, der linke Strom nach rechts durch Leber und Gallenblase. Er fließt weiter bis zur neunten Rippe hinauf, wo er sich in zwei Äste teilt.

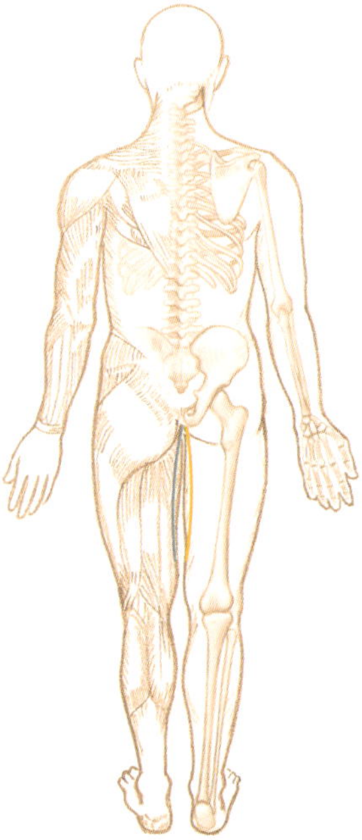

Ein Ast fließt an der Außenseite der Brust hinauf und dann noch einmal hinunter bis etwa zur siebten Rippe. Dort wendet er sich erneut nach seitlich hinten und fließt wieder nach oben, kommt nach vorn zum Rachen und fließt zur Zungenwurzel, wo sich seine Energie zerstreut. Der andere Ast fließt von der neunten Rippe zu Magen und Milz und weiter durch den Brustkorb hinauf zum Herzen. Dort wird der Milzstrom zum Herzstrom. Auf der anderen Seite des Körpers fließt die Energie spiegelbildlich in derselben Weise.

Anwendungsmöglichkeiten

Seelisch

- Bringt Enthusiasmus ins Leben
- Befähigt, Mitgefühl und Empathie zu empfinden
- Hilft bei Konzentrationsmangel
- Harmonisiert Sorgen, Grübeln, Zukunftsängste
- Bei Nervenzusammenbruch und Erschöpfung
- Erleichtert Umstellung in den Wechseljahren

Körperlich

- Bei allen Projekten mit den Nerven
- Hilft der Schilddrüse und den Stimmbändern
- Bei Müdigkeit und Antriebslosigkeit, vor allem nach dem Essen
- Hilft erschöpften Frauen sowie bei Übergewicht und Krampfadern
- Reguliert den Menstruationszyklus und die Wechseljahre
- Hält die Organe an ihrem Platz, verhindert Senkungserscheinungen und Zellulitis (Orangenhaut)
- Wirkt stärkend während einer Chemotherapie
- Harmonisiert Verdauungsbeschwerden, Blähungen und Völlegefühl
- Bei Essstörungen und Nahrungsmittelunverträglichkeiten
- Hilft bei Diabetes mellitus und Entzündung der Bauchspeicheldrüse
- Bei dünnem Stuhl, Verschleimung
- Lindert Multipler Sklerose

Die Sequenz der Milzfunktionsenergie

Rechter Strom:

1. Schritt: Rechte Hand auf rechte 5, linke Hand an das Steißbein

2. Schritt: Rechte Hand an linke 14, linke Hand bleibt am Steißbein

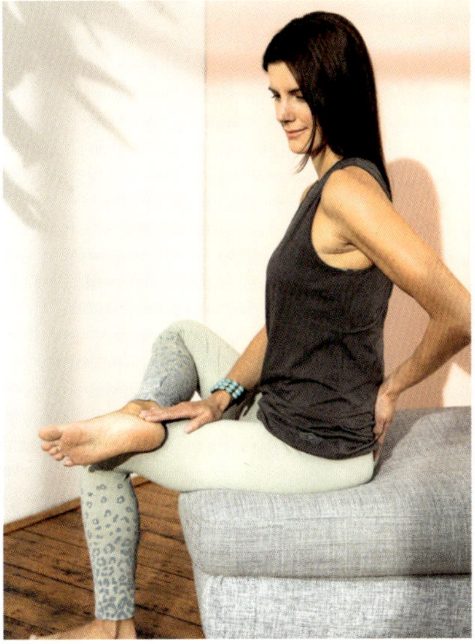

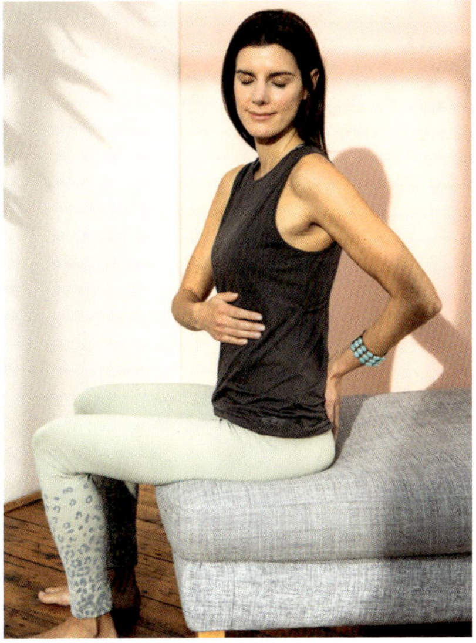

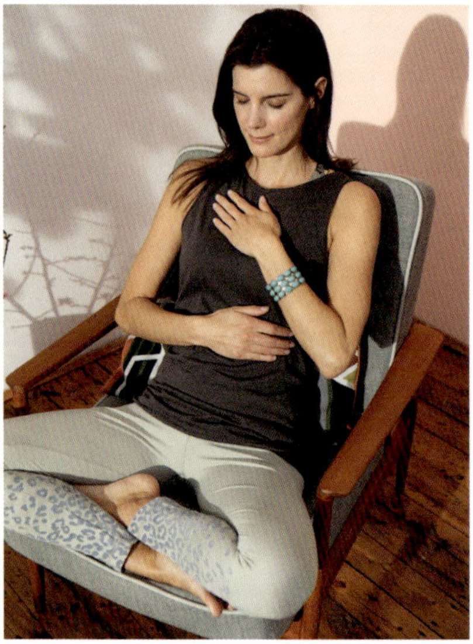

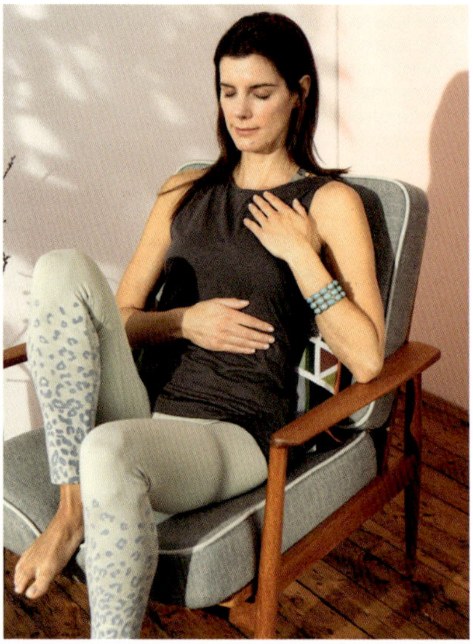

3. Schritt: Rechte Hand bleibt an linker 14, linke Hand an rechte 13
4. Schritt: Rechte Hand bleibt, linke Hand an linke 22

Für den linken Strom kehren Sie die Sequenz einfach um.

Das Herz ist das Haus der Seele. Die Gedanken steigen vom warmen Herzen, wie Rauch durch den Schornstein, hinauf zum kühlen Gehirn, wo sie umgewandelt werden. Das Feuer des Herzens ergibt mit der Kälte des Gehirns erst das Gleichmaß des Gedankens.

Hildegard von Bingen

Herzfunktionsenergie – fünfte Tiefe, Element Feuer

Die Herzfunktionsenergie bringt die Feuerkraft der fünften Tiefe zu allen anderen Organen im Körper. In der fernöstlichen Medizin wird gesagt, dass das Herz das wichtigste aller Organe ist. Es ist der Sitz des spirituellen Geistes und hilft, Liebe zu entwickeln.

Wenn wir unser Herz nicht in unser Tun hineingeben, wird alles zu Mühe und Anstrengung. Wenn jemand seinen Beruf nicht liebt, kostet es große Überwindung, ihn auszuüben. Doch Mühe und Stress bei der Arbeit belasten die Herzenergie, ebenso wie mangelnde Freude. Die fünfte Tiefe liebt die Begeisterung und Leidenschaft.

Eine gesunde Herzenergie ist für eine ausreichende Blutversorgung aller Körpergewebe wichtig und für die Blutzirkulation verantwortlich.

Energetisch ist das Herz mit der Gebärmutter verbunden und spielt bei allen Frauenkrankheiten eine wichtige Rolle. Das wird vor allem deutlich, wenn durch emotionale Störungen die Menstruationsblutung plötzlich ausbleibt. Durch das Abnehmen der Nierenenergie in den Wechseljahren kommt auch die Feuerenergie des Herzens aus der Balance, was zu vermehrten Schwitzattacken, Herzrhythmusstörungen und Schlaflosigkeit führen kann.

Wenn die Herzenergie in Harmonie ist, strahlt sie eine stille Heiterkeit sowie das Wissen aus, dass wir Teil eines großen Ganzen sind. Sie bringt die Augen zum Leuchten. Mit der Herzenergie stärken wir unser inneres Angebundensein an die göttliche Quelle. Auch unsere Selbstheilungskräfte hängen mit einer gesunden Herzenergie zusammen.

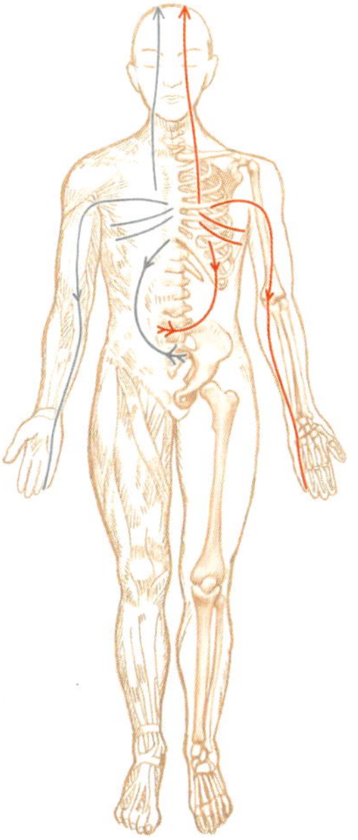

Verlauf des Herzstroms

Der Milzstrom wird im Herzen zur Herzfunktionsenergie. Diese teilt sich in fünf verschiedene Äste auf.

Der erste Ast fließt zum dritten Brustwirbel und verteilt seine Energie in den Brustkorb hinein. Der zweite fließt durch die Achselhöhle zum Rücken und kreuzt am siebten Brustwirbel zur anderen Seite hinüber. Dabei fließt der rechte Strom nach links in die Milz und in die linke Niere und der linke Strom nach rechts in die Leber und die rechte Niere. Der dritte Ast fließt unten am Herzen hinaus und durch den Nabel zum Dünndarm. Der vierte Ast fließt von der dritten Rippe an aufwärts durch den Rachen und die Augen ins Gehirn.

Der fünfte und letzte Ast schließlich fließt vom Herzen durch die Lunge und von dort durch die Achselhöhle in die vordere Mitte des Arms. Er fließt an der Kleiner-Finger-Seite des Arms zum Handgelenk hinauf und in die Innenseite des kleinen Fingers. Dort wird er zur Dünndarmfunktionsenergie. Auf der anderen Körperseite fließt die Energie spiegelbildlich in derselben Weise.

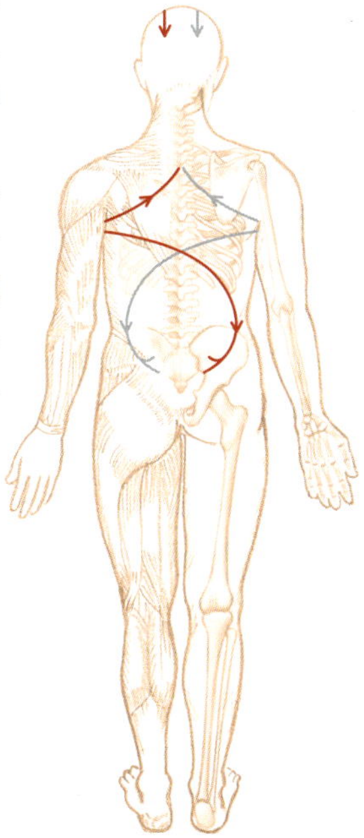

Anwendungsmöglichkeiten

Seelisch

- Hilft, aus dem Herzen zu sprechen und zu handeln
- Hilft, Gefühle auszudrücken und warmherzig zu sein

- Bei Hysterie, Manie und geistigen Störungen
- Lindert depressive Verstimmungen und Depressionen
- Hilft Menschen, die unglücklich und im Stress sind

Körperlich

- Bei geistiger Verwirrung, Vergesslichkeit, Parkinson, Alzheimer und Epilepsie
- Hilft bei Blutdruckschwankungen und Angina pectoris
- Bei Sprachproblemen wie z. B. Stottern
- Lindert Schlafstörungen und Hitzewallungen
- Bei Herzrasen und Nervosität
- Harmonisiert erhöhten Cholesterinspiegel und Arteriosklerose
- Hilft bei trockenem Hals und Durst
- Bei Atembeschwerden

Wenn es schwierig ist, mit der linken Hand für längere Zeit an der linken 11 zu verweilen, können Sie einfach die Hände wechseln und mit der rechten Hand die linke 11 halten sowie mit der linken Hand die anderen Energieschlösser. Bei der Selbsthilfe ist es wichtig, dass wir uns entspannen können.

Die Sequenz der Herzfunktionsenergie

Linker Strom:
1. Schritt: Linke Hand auf linke 11, rechte Hand an linke 17
2. Schritt: Linke Hand bleibt auf linker 11, rechte Hand an rechte 22

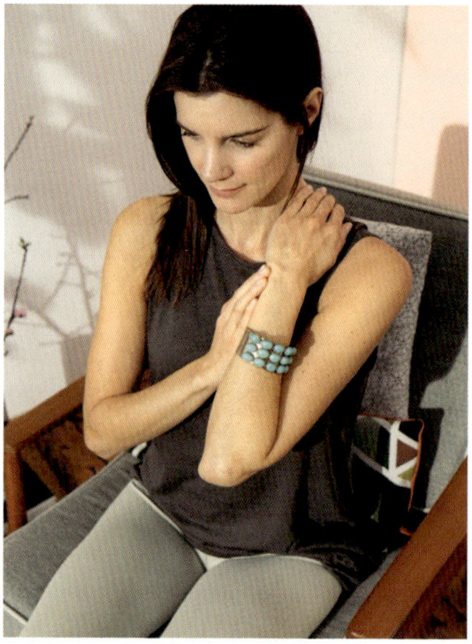

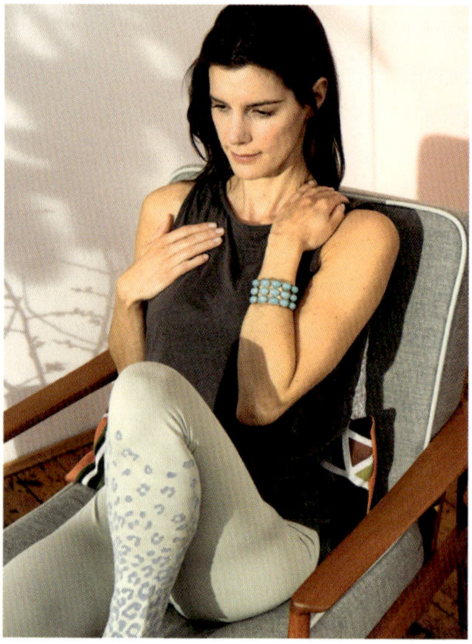

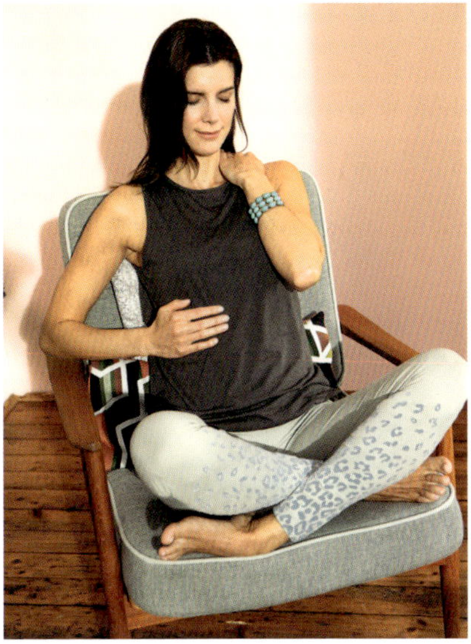

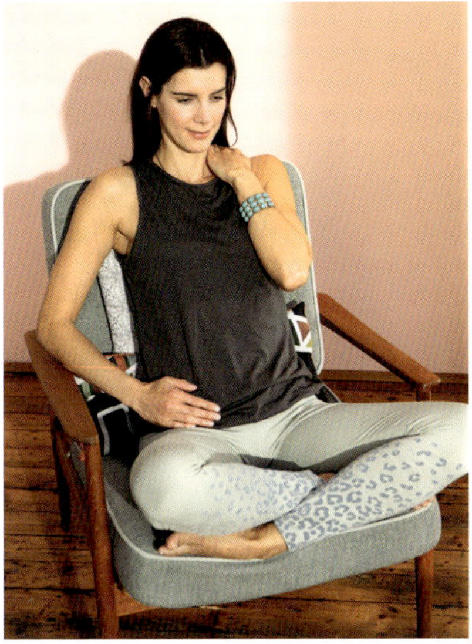

3. Schritt: Linke Hand bleibt, rechte Hand auf rechte 14
4. Schritt: Linke Hand bleibt, rechte Hand auf rechte 15

5. Schritt: Linke Hand bleibt, rechte Hand auf linke 1
6. Schritt: Linke Hand bleibt, rechte Hand an linke 5

Das Herz ist der Sitz der Persönlichkeit. Es wird als Zentrum des Bewusstseins und des Fühlens betrachtet. Seine Funktionen sind Klarheit des Denkens und der Sprache.

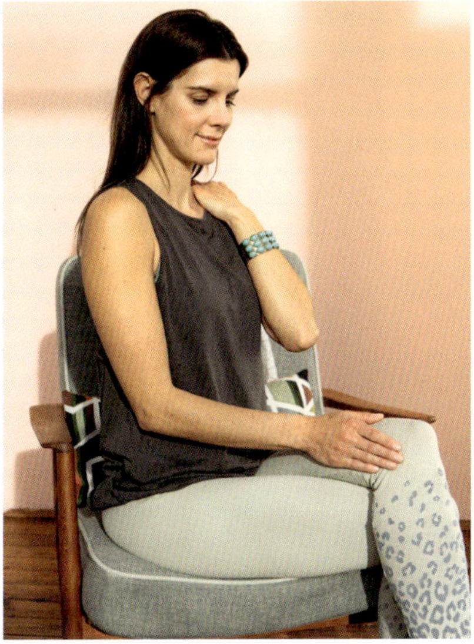

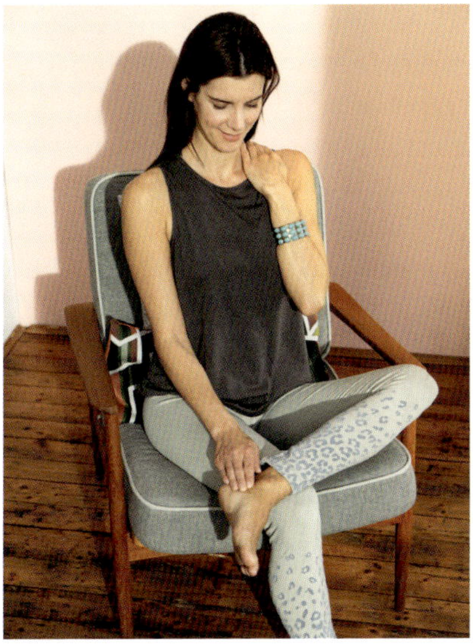

7. Schritt: Linke Hand bleibt, rechte Hand an linke 7

Für den rechten Strom kehren Sie die Sequenz einfach um.

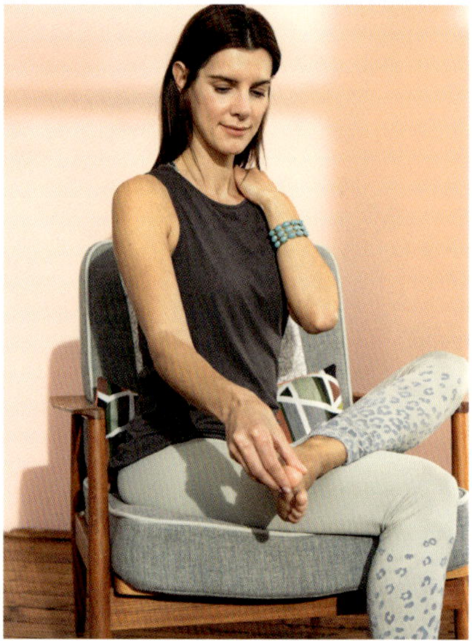

Dünndarmfunktionsenergie – fünfte Tiefe, Element Feuer

Der Dünndarm nimmt den Speisebrei nach der Verdauung durch den Magen entgegen und bildet den alchemistischen Kessel, in dem alles weiter umgewandelt wird. Mithilfe der Dünndarmenergie sortiert er aus, was im Körper aufgenommen werden soll und was wir ausscheiden. Die Dünndarmenergie trennt das Reine vom Unreinen. Auf der geistig-emotionalen Ebene gibt sie uns die Fähigkeit, Unwichtiges von Wichtigem zu trennen, bevor wir eine Entscheidung treffen. Sie hat Einfluss auf unsere geistige Klarheit und Urteilsfähigkeit. Durch die Signaturenlehre, bei der die Zeichen in der Natur als Merkmale auf Ähnlichkeiten, Verwandtschaften und innere Zusammenhänge verweisen, verstehen wir, dass der Dünndarm einen starken Bezug zu unserem Gehirn hat und hierüber wiederum zum Bewusstsein und zum Herz. Mittels der Fähigkeit zu unterscheiden schützt die Dünndarmenergie auch das Herz, damit nicht zu viele Eindrücke einströmen und Verwirrung stiften.

Durch eine Schädigung der Darmschleimhaut können Partikel ins Blut gelangen, die vom Körper und Gehirn nicht verarbeitet werden können. Das kann zu Entzündungen und verschiedenen anderen Projekten führen, etwa zu Allergien, Rheuma, Arthritis, Morbus Crohn, Colitis ulcerosa, Alzheimer und Parkinson.

Verlauf des Dünndarmstroms

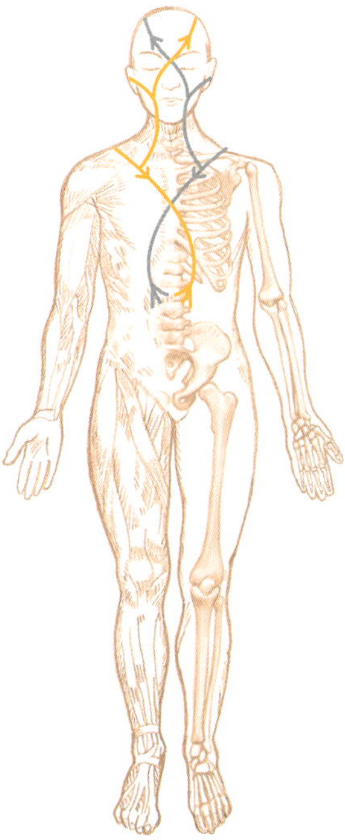

Die Dünndarmfunktionsenergie fließt vom Nagel des kleinen Fingers an der Rückseite und Kleiner-Finger-Seite des Arms durch den Ellbogen zur Schulter. Sie fließt von hinten über die Schulter und zum ersten Brustwirbel. Dort vermischt sich der Strom mit dem der anderen Seite und fließt auf der anderen Seite des Körpers weiter um den Nacken herum nach vorn in den Brustkorb hinein. Dort teilt er sich in zwei Äste. Einer fließt weiter abwärts, durch das Herz und den Magen, und gibt seine Energie in den Darm hinein. Der andere Ast fließt vom Brustkorb nach oben durch den Hals und die Wange bis zur gegenüberliegenden Stirn, wo er zum Blasenstrom wird. An der Wange zweigt ein Ast ab, der in das Ohr hineinfließt. Auf der anderen Seite des Körpers fließt die Energie spiegelbildlich in derselben Weise.

Anwendungsmöglichkeiten

Seelisch

- Bringt emotionale Wärme und Empfänglichkeit
- Stärkt Unterscheidungsfähigkeit und geistige Klarheit
- Stärkt das Bauchgefühl, fördert die Intuition
- Holt uns aus der Bemühung

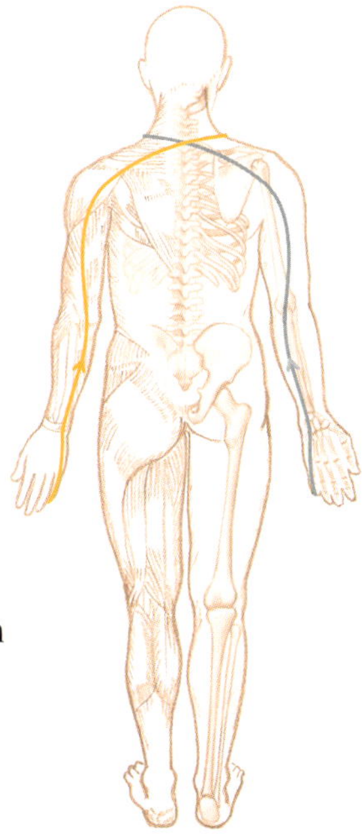

Körperlich

- Schützt Herz und Gehirn
- Bei Taubheit und Tinnitus
- Lindert Mittelohrentzündung
- Bei Halsschmerzen, Heiserkeit und Erkältung
- Hilft bei Schnupfen und verstopfter Nase
- Harmonisiert Schmerzen in der Schulter, im Arm sowie im Ellbogen und harmonisiert Schiefhals
- Bei Gelenkschmerzen, Rheuma und Fieber
- Hilft bei Allergien und Autoimmunerkrankungen

- Lindert Verdauungsprobleme und Sodbrennen
- Bei Durchfall und Darmkrankheiten

Die Sequenz der Dünndarmfunktionsenergie

Linker Strom:

1. Schritt: Linke Hand an linke 11, rechte Hand an rechte 13

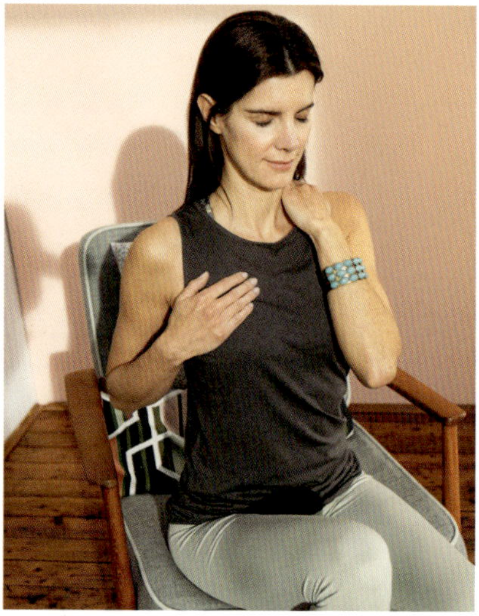

Beim 2. Schritt haben wir für die Selbsthilfe die Hände vertauscht. Wenn wir andere strömen, bleibt die linke Hand an der linken 11 und die rechte Hand an der rechten 19.

2. Schritt: Rechte Hand an linke 11, linke Hand an rechte 19

3. Schritt: Linke Hand an linke 11, rechte Hand an linke 1

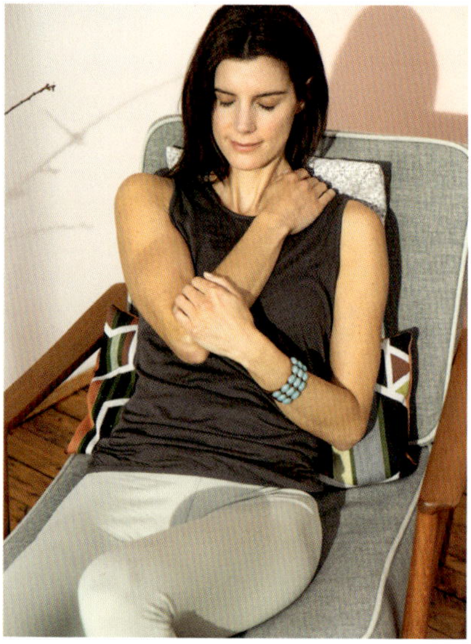

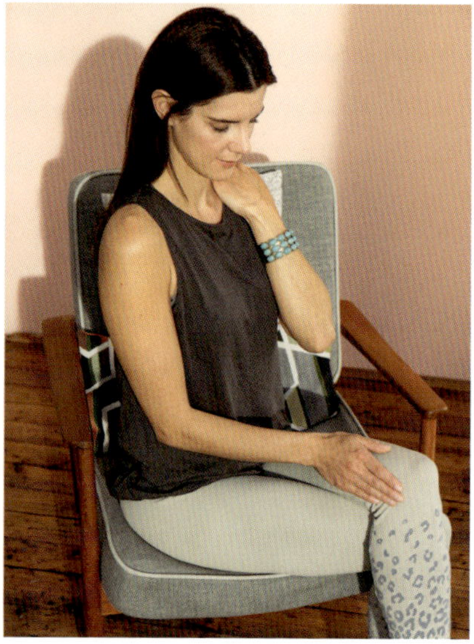

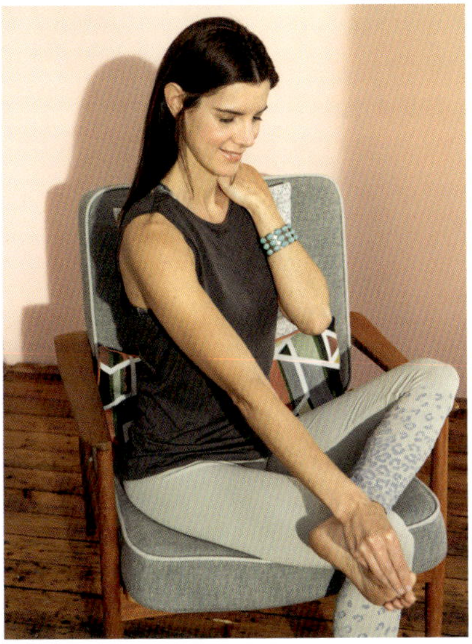

4. Schritt: Linke Hand bleibt an linker 11, rechte Hand an linke 7

Für den rechten Strom kehren Sie die Sequenz einfach um.

Durch seinen Verlauf hat der Dünndarmstrom einen Einfluss auf den Vagusnerv des parasympathischen Nervensystems. Er regt die Entspannung der Verdauungsorgane und der Sexualorgane an und wirkt wärmend auf Herz und Bauch.

Blasenfunktionsenergie – vierte Tiefe, Element Wasser

Gleich nach dem Feuerelement brauchen wir das Wasserelement, um Gleichgewicht herzustellen und wieder alles ins Fließen zu bringen. Hier entspringen die Blasen- und die Nierenenergie. Das Wasserelement der vierten Tiefe kühlt die überbrodelnde Hitze des Feuers. Aus der Kraft des Wassers kommt die Energie zur Regeneration. Erneuerung kann nur entstehen, wenn wir innehalten, uns einmal für einige Zeit aus dem Alltagstrott entfernen, Abstand gewinnen und uns auf unsere Wurzeln besinnen. Nur so kommen wir an das Wesentliche, an das Innere unseres Wesens heran. Die vierte Tiefe ist mit der mitgebrachten Lebensessenz verbunden, die in der Nieren- und Blasenfunktionsenergie gespeichert wird.

Die Blase hat die Aufgabe, den von den Nieren produzierten Harn aufzunehmen und auszuscheiden. Die Blasenfunktionsenergie übt dabei eine ausgleichende und reinigende Wirkung auf alle Körperflüssigkeiten aus. Sie reguliert den Flüssigkeits- sowie den Mineralstoffhaushalt im Körper. Indem der Blasenstrom in drei Bahnen links und rechts der Wirbelsäule den Rücken hinunterfließt, stärkt er den Rücken. Durch chronischen Stress und Schmerzen im Wirbelsäulenbereich werden die

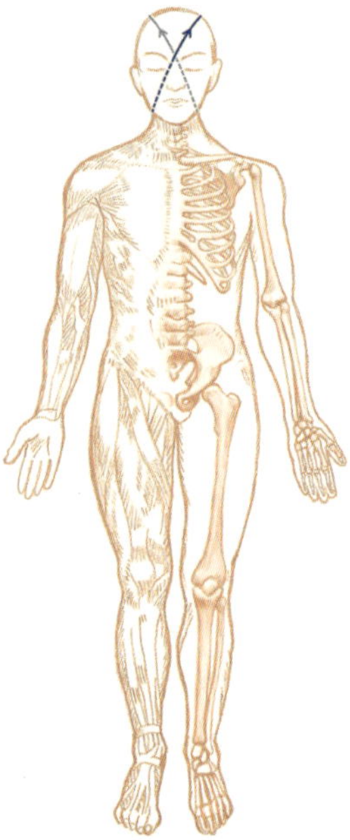

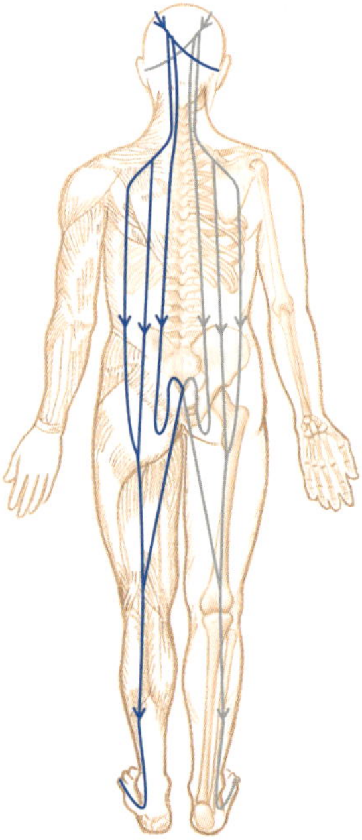

Funktionen des zentralen und autonomen Nervensystems beeinträchtigt, was alle Organfunktionen beeinträchtigen kann. Das Strömen des Blasenstroms kann Blockaden lösen und eine entspannende, regenerierende und vitalisierende Wirkung erzielen. Wenn die Energie des Blasenstroms nicht in Harmonie ist, bleiben wir in den Ängsten stecken, was wiederum ein Gefühl von Mangel hervorruft: Mangel an Selbstbewusstsein, Mangel an materiellen Gütern und Mangel an Lebensmut. Da der Blasenstrom der Partner des Nierenstroms ist, spielt er in den Wechseljahren eine bedeutende Rolle. Zu häufigeren Blasenentzündungen kann es in und nach den Wechseljahren kommen, da sich durch die Trockenheit der Vaginalschleimhaut der pH-Wert verschiebt, was zu vermehrter Ansiedelung von Bakterien im Intimbereich führen kann. Die energetische Erklärung hierfür ist das Nachlassen der Energie des Wasserelements im Körper.

Verlauf des Blasenstroms

Die Blasenfunktionsenergie fließt von der Stirn in den Kopf hinein. In der oberen Kopfmitte treffen sich der linke und der rechte Strom und fließen jeweils auf ihrer Seite durch das Gehirn und zum Hinterkopf. Ein Ast fließt von der oberen Kopfmitte zum gegenüberliegenden Ohrläppchen. Der Strom am Hinterkopf teilt sich in zwei Äste. Einer fließt ganz dicht an der Wirbelsäule entlang bis zum Steißbein hinunter, nach innen zur Blase und zur Niere und entlang dem Beckenknochen bis hinunter zum Rektum. Von dort fließt er hinten den Oberschenkel hinab bis zur Kniekehle. Ein zweiter und dritter Ast fließen parallel zum ersten den Nacken und Rücken hinunter. Diese beiden Äste vereinigen sich wieder am Sitzknochen und fließen dann gemeinsam zur Kniekehle hinunter, wo sie sich mit dem ersten Ast verbinden. Die Energie strömt an der Wade entlang nach unten, um den äußeren Fußknöchel herum, und wird im kleinen Zeh zur Nierenfunktionsenergie. Auf der anderen Körperseite fließt die Energie spiegelbildlich in derselben Weise.

Anwendungsmöglichkeiten

Seelisch

- Klärt die Gedanken, bringt geistige Harmonie
- Löst Halsstarrigkeit und festgefahrene Gedanken

- Hilft bei Depressionen
- Lindert Ängste und Unsicherheiten
- Bei Neigung zu Panik und Phobien
- Harmonisiert Energiemangel
- Hilft Menschen, die ein Gefühl von Mangel erleben

Körperlich

- Entgiftet Körper und Gedanken
- Bei unkontrolliertem Tränenfluss und verstopften Tränendrüsen
- Lindert Ohrenerkrankungen wie Mittelohrentzündung, Tinnitus und Hörsturz
- Hilft bei chronischem Nasenbluten
- Harmonisiert Kopfschmerzen und Nackenverspannungen
- Bei Asthma bronchiale, Bettnässen und Ödemen
- Lindert Rückenschmerzen und Bandscheibenprobleme
- Bei Arthritis, Arthrose und Rheuma
- Hilft bei Muskelkrämpfen und Epilepsie
- Lindert Blasenschwäche
- Hilft bei Blasenentzündungen

Die Sequenz der Blasenfunktionsenergie

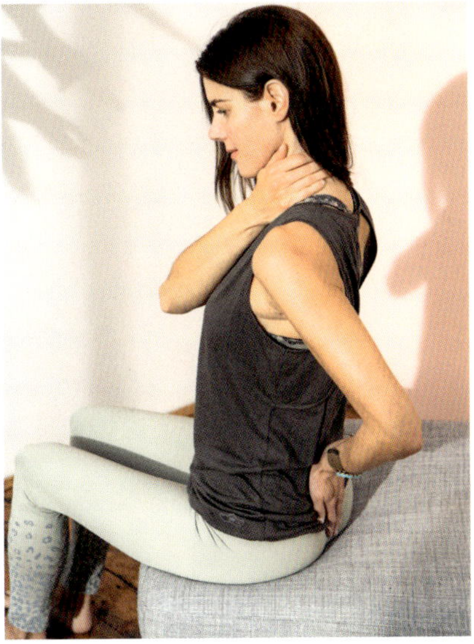

Linker Strom:

1. Schritt: Rechte Hand an linke 12, linke Hand an das Steißbein

2. Schritt: Rechte Hand bleibt an linker 12, linke Hand an die Mitte der linken Kniekehle

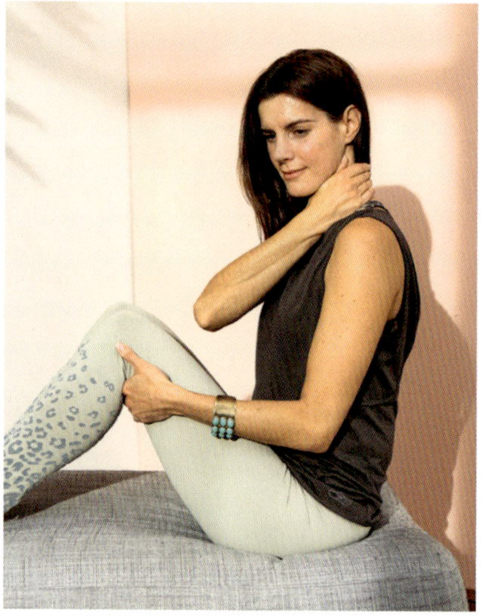

Es gibt keine größere Kraft auf der Welt als die Lebenslust einer Frau nach der Menopause.

Margaret Mead

3. Schritt: Rechte Hand bleibt, linke Hand an linke 16
4. Schritt: Rechte Hand bleibt, linke Hand an linken kleinen Zeh

Für den rechten Strom kehren Sie die Sequenz einfach um.

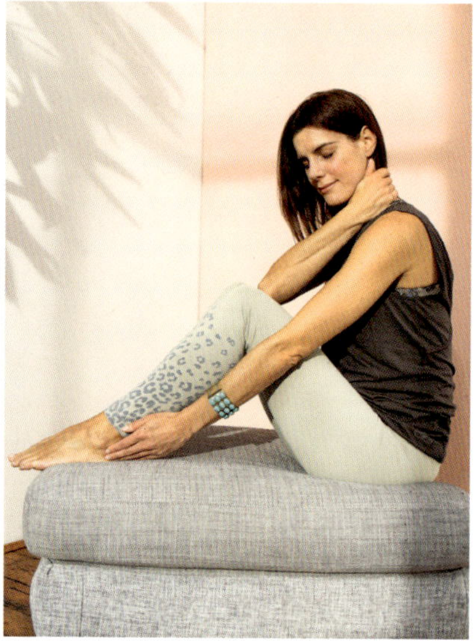

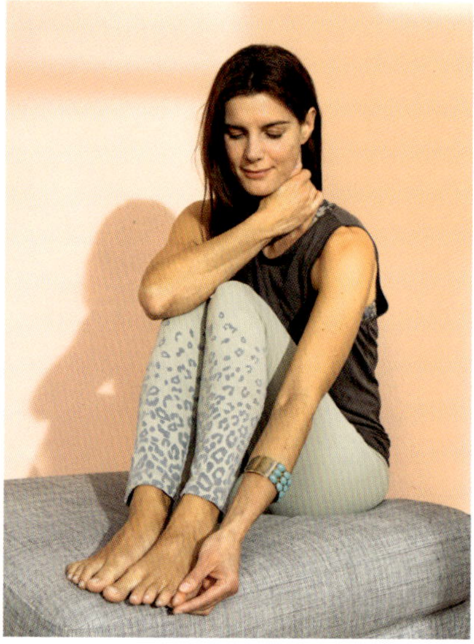

Nierenfunktionsenergie – vierte Tiefe, Element Wasser

In den Nieren wird die mitgebrachte Lebensessenz gespeichert. Sie sind die Wurzel des Lebens. Als dem Schicksal zugeordnete Kraft bestimmt die Nierenenergie Geburt, Entwicklung und Tod.

Schmerzende Energieschlösser geben den Wink, eine andere Richtung einzuschlagen.

Mary Burmeister

In der vierten Tiefe geht es um die Verwirklichung unseres Potenzials und um das Weiterreichen dieses Schatzes an die nächste Generation. Diese Tiefe ist mit der Fortpflanzungsenergie und mit dem Erbgut verbunden. Die Nierenenergie muss stark genug sein, damit sich ab einem bestimmten Alter die Fruchtbarkeit entwickelt. Für diese Aufgabe wird gleichzeitig das endokrine Drüsensystem stimuliert, bestimmte, für die Fortpflanzung wichtige Hormone zu bilden. Zur Nierenenergie gehören auch die Nebennieren, die Adrenalin, Cortisol und andere, ebenfalls für die Fruchtbarkeit wichtige Hormone bilden. Gut arbeitende Nebennieren können in den Wechseljahren den Hormonsturz ausgleichen und das Altern verlangsamen.

In der Schulmedizin werden den Nieren hauptsächlich Aufgaben wie das Reinigen des Blutes, das Ausgleichen des Mineralstoffhaushalts, das Bilden des Harns und das Ausscheiden der harnpflichtigen Substanzen zugeordnet. In der fernöstlichen Medizin hat sie jedoch eine große Aufgabe, die alle Lebensprozesse umfasst. Alles, was wir zu uns nehmen – sei es Nahrung oder Gedankenschwingung –, wird durch die Nierenenergie integriert und zu unserem Eigenen, zu unserem Schicksal gemacht. Wenn die Nierenenergie in Harmonie ist, gehen wir mit Courage und Vertrauen ins Unbekannte und Verborgene. Wir spüren, dass tief in uns eine Weisheit verborgen liegt, die uns durch das Leben führt. Achtung vor dem Althergebrachten und dem Bewährten sowie Ehrfurcht dem Leben gegenüber entstehen.

In den Wechseljahren nimmt der für die Fortpflanzung zuständige Anteil der Nierenenergie ab und leitet den Wandel der Hormone ein. Dieser Wechsel geschieht in Wellen. Alle anderen Hormone und Funktionen müssen sich anpassen, und es kommt zu einem Auf und Ab von verschiedenen Prozessen im Körper. Da als Folge das Wasserelement das Feuer nicht mehr harmonisieren kann, kommt es zu Hitzewallungen, Herzrasen, hohem Blutdruck, Problemen mit Gebärmutter und Eierstöcken sowie veränderten sexuellen Bedürfnissen.

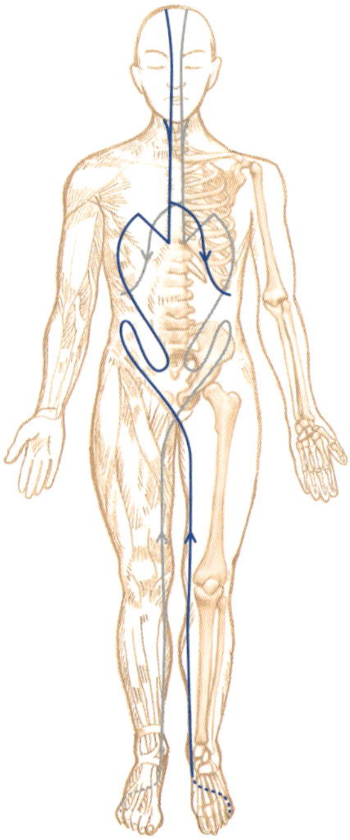

Verlauf des Nierenstroms

Vom äußeren Nagel des kleinen Zehs fließt die Nierenenergie diagonal über die Fußsohle, um den inneren Knöchel herum und auf der Innenseite des Beins hinauf. Sie fließt durch die Leiste zum Rektum und zur gegenüberliegenden Seite des Steißbeins.

Die Energie fließt durch die Genitalien, von dort in den Bauch hinein, zum Nabel und zu den Nieren, dann zur Blase abwärts und wieder aufwärts. Der linke Strom fließt rechts in die Fortpflanzungsorgane und in die rechte Niere sowie in Leber, Magenpförtner und Lunge; der rechte Strom fließt links in die Fortpflanzungsorgane und in die linke Niere sowie in Milz, Magenpförtner und Lunge.

In der Lunge teilt sich der Strom in zwei Äste. Einer davon fließt den Rachen hinauf durch die Zungenwurzel, hinter den Schneidezähnen entlang weiter aufwärts durch die Stirn über den Kopf hinweg und ganz dicht an der Wirbelsäule entlang wieder abwärts zum Steißbein, von wo aus er seine Energie nach vorn in die Leiste hinein zerstreut. Der zweite Ast fließt von der Lunge zur dritten vorderen Rippe in die gegenüberliegende Seite des Brustkorbes, durch das Herz und vom unteren Ende des Herzens zum Zwerchfell. Der Strom auf der anderen Körperseite ist das genaue Spiegelbild.

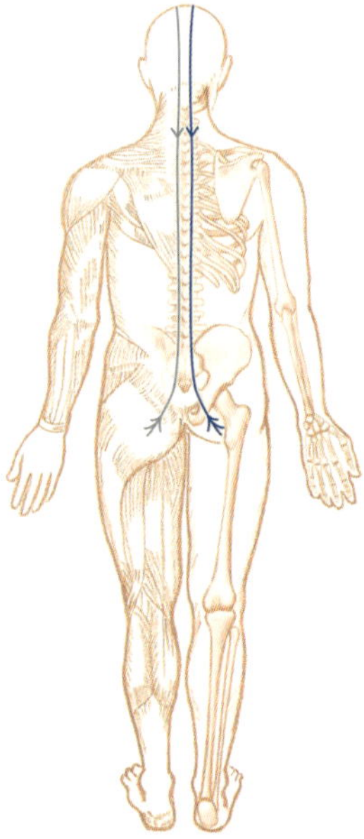

Anwendungsmöglichkeiten

Seelisch

- Mangelnde Willenskraft
- Nachlassende Kreativität
- Bei Ängsten und Unsicherheiten
- Lindert depressive Verstimmungen
- Hilft Workaholics und bei Perfektionismus
- Bei Scham- und Schuldgefühlen
- Lindert Mutlosigkeit und Verzweiflung

Körperlich

- Unterstützt die Entgiftung des Körpers
- Stärkt die Gesundheit der Zähne

- Bei Wirbel- und Knochenproblemen wie einer schwachen Lendenwirbelsäule oder kraftlosen Beinen
- Hilft allen ererbten Behinderungen und Entwicklungsstörungen von Kindern
- Bei Herzbeschwerden, Herzrhythmusstörungen und Bluthochdruck, Schwindel
- Bei Ergrauen und Ausdünnen der Haare
- Hilft bei Schilddrüsenproblemen
- Harmonisiert die Sexualhormone
- Lindert Beschwerden mit der Gebärmutter und den Eierstöcken
- Hilft bei Projekten mit der Prostata
- Bei unerfülltem Kinderwunsch und Unfruchtbarkeit
- Nährt die Gebärmutter während der Schwangerschaft
- Bei Wechseljahresbeschwerden und Osteoporose

Die Sequenz der Nierenfunktionsenergie

Linker Strom:
1. Schritt: Rechte Hand an linken kleinen Zeh oder an linke 5, linke Hand an das Schambein
2. Schritt: Linke Hand bleibt am Schambein, rechte Hand an das Steißbein

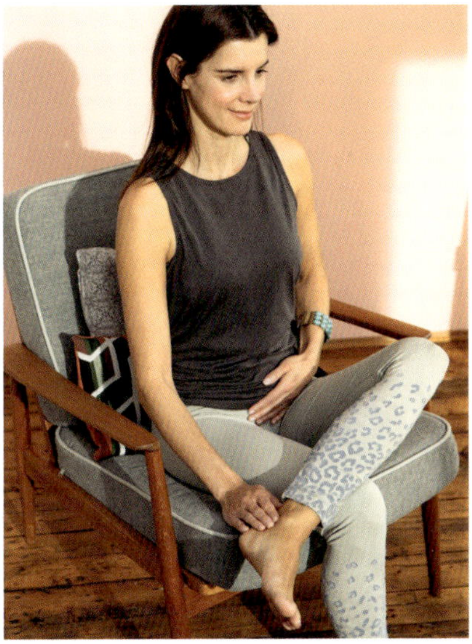

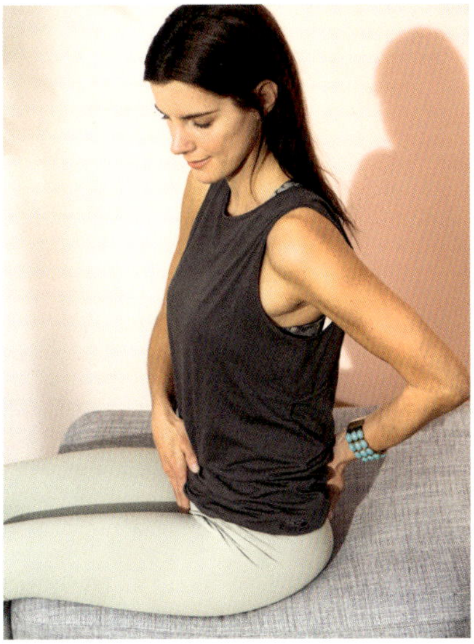

3. Schritt: Rechte Hand bleibt am Steißbein, linke Hand an rechte 14

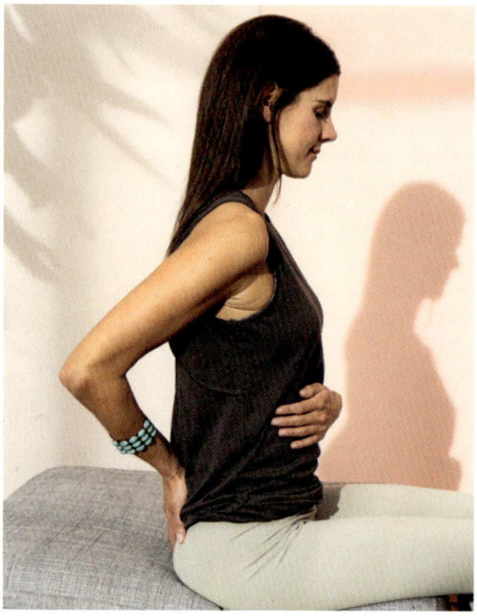

*Gehe nicht in den Blumengarten!
O Freund, gehe nicht dorthin.
In deinem Körper ist der Blumengarten.
Nimm deinen Sitz auf den tausend Blütenblättern des Lotus,
und da bestaune die unendliche Schönheit!*

Kabir

4. Schritt: Rechte Hand bleibt, linke Hand an rechte 13
5. Schritt: Rechte Hand bleibt, linke Hand an rechte 12

Für den rechten Strom kehren Sie die Sequenz einfach um.

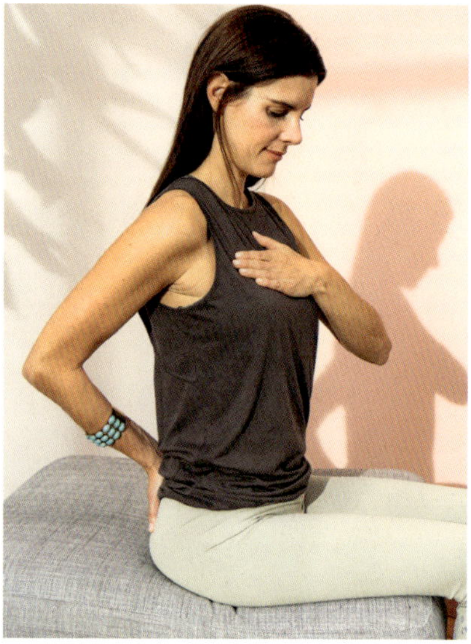

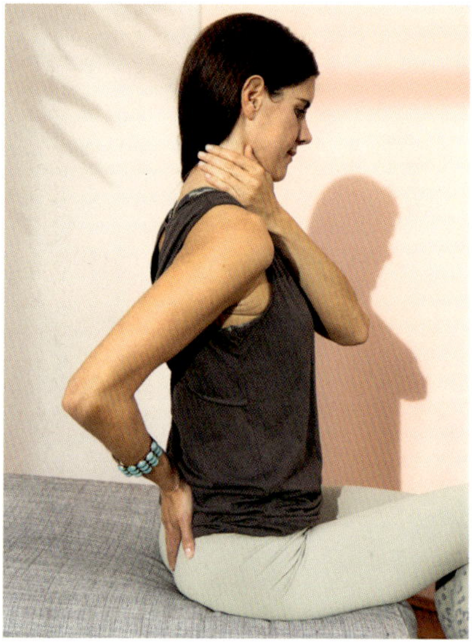

Zwerchfellfunktionsenergie – sechste Tiefe, Element Feuer (Urfeuer)

Die sechste Tiefe ist gewissermaßen die Blaupause oder Matrix, in der alle Informationen für unsere Persönlichkeit in feiner Schwingungsform angelegt bzw. enthalten sind. Sie entspricht wie die fünfte Tiefe ebenfalls dem Element Feuer; diesmal handelt es sich allerdings um das Urfeuer, den Willen zu sein. In ihrer allumfassenden Größe vereinigt die sechste Tiefe die Kräfte aller Jahreszeiten in sich sowie die fünf Elemente, die die Form hervorbringen. Aus der sechsten Tiefe entspringen die Zwerchfell- und Nabelfunktionsenergie. Diese beiden Ströme vitalisieren und nähren die anderen zehn Organströme. Sie bringen Harmonie und Wärme in alle Beziehungen. Wenn die Energie der sechsten Tiefe blockiert ist, geht die Lebensfreude verloren und Verzweiflung macht sich breit.

Die Zwerchfellfunktionsenergie wird in der fernöstlichen Medizin »Meridian des Perikards oder des Herzbeutels« genannt. Sie schützt das Herz und regiert den Lebenspuls. Sie ist eng mit dem Kreislauf und Herzkrankheiten verbunden, bestimmt aber auch die herzliche und freudige Seite unserer Beziehungen und Freundschaften. Durch sie können wir Liebe und Herzlichkeit ausdrücken und annehmen. Die Zwerchfellenergie lässt die Impulse des Herzens und des Bewusstseins nach außen strahlen und hilft uns, das große Bild zu sehen. Ebenfalls ist sie mit allem verbunden, was mit zu viel Feuer und Hitze im Körper zu tun hat, beispielsweise den Hitzewallungen in den Wechseljahren.

Verlauf des Zwerchfellstroms

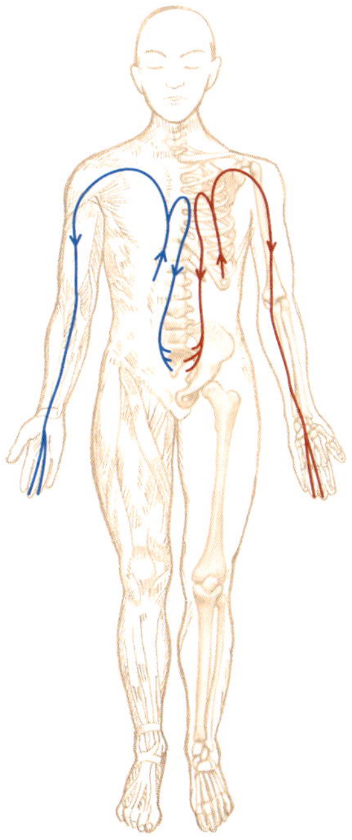

Die Zwerchfellenergie fließt in das Herz und bei der dritten Rippe wieder heraus. Dort teilt sie sich in zwei Ströme. Einer fließt abwärts durch den Magen zum Nabel und von dort in den Dünndarm hinein, wo er seine Energie zerstreut.

Der andere Ast fließt durch die Achselhöhle, in der Mitte der Vorderseite des Arms hinauf, durch den Ellbogen hindurch bis in die Handinnenfläche, wo er sich in zwei Äste verzweigt. Ein Ast fließt in den Mittelfinger hinein; der andere Ast fließt zum Ringfingernagel und wird dort zur Nabelfunktionsenergie. Der Strom auf der anderen Körperseite ist das genaue Spiegelbild.

Anwendungsmöglichkeiten

Seelisch

- Hilft uns, die nötige Energie zu empfangen, um die Vitalität zu stärken und unser gesamtes Wesen zu harmonisieren
- Hilft, einen Sinn im Leben zu finden, hilft bei Verzweiflung
- Stärkt Urvertrauen
- Hilft Menschen, die nicht allein sein können
- Hilft extrovertierten Menschen

Wenn wir einen anderen Menschen wirklich lieben und wollen, dass sein Leiden sich verringert, kann eine Stunde achtsamen und mitfühlenden Zuhörens ausreichen, um ihm Heilung zu bringen.

Thich Nhat Hanh

Körperlich

- Nimmt den Druck vom Herzen
- Bei gerötetem Gesicht und übermäßigem Durst
- Kontrolliert den Blutfluss durch die Gefäße
- Regelt die Blutzusammensetzung
- Bei Kurzatmigkeit, Angina pectoris, schnellem Puls
- Hilft bei Herzproblemen wie Herzrasen oder Herzinfarkt
- Hitzewallungen, heiße Hände
- Hilft bei Einschlafschwierigkeiten und Schlaflosigkeit
- Bei Diabetes mellitus und erhöhtem Cholesterinspiegel

Die Sequenz der Zwerchfellfunktionsenergie

Linker Strom (für die Selbsthilfe wird die Strömsequenz abgeändert):

1. Schritt: Rechte Hand an linke 14, linke Hand an rechte 19

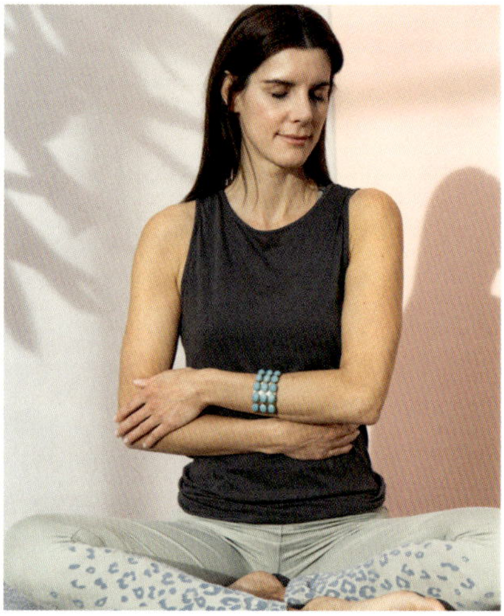

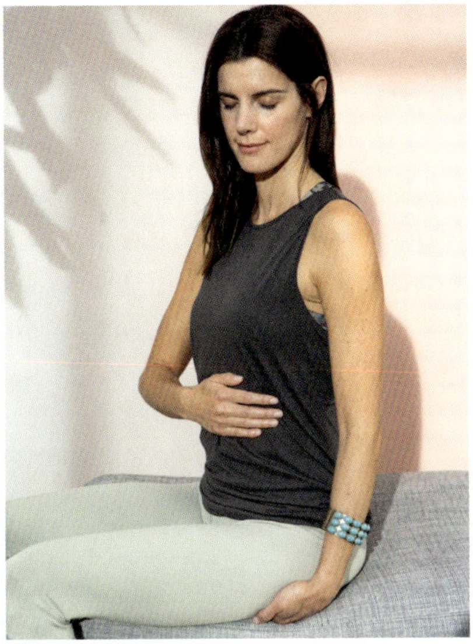

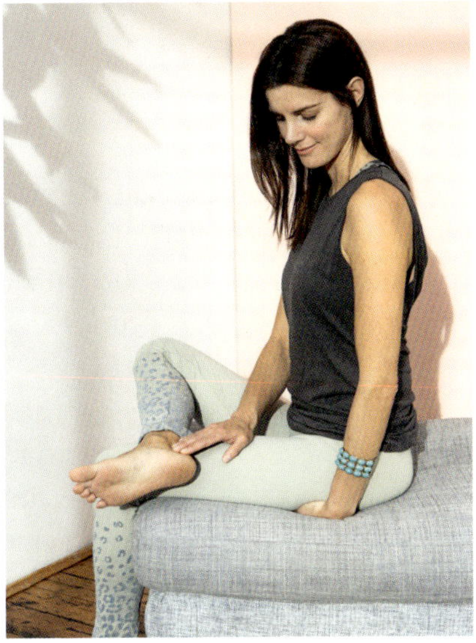

2. Schritt: Rechte Hand bleibt an linker 14, linke Hand an linke 25
3. Schritt: Linke Hand bleibt an linker 25, rechte Hand an rechte 5

4. Schritt: Linke Hand bleibt, rechte Finger in Handinnenfläche
5. Schritt: Rechte Hand hält linken Ringfinger

Für den rechten Strom kehren Sie die Sequenz einfach um.

Der Zwerchfellstrom nimmt eine vermittelnde Rolle ein zwischen der Herz- und der Nierenfunktionsenergie, zwischen Feuer- und Wasserelement und zwischen der Brustebene und der Hüftebene.

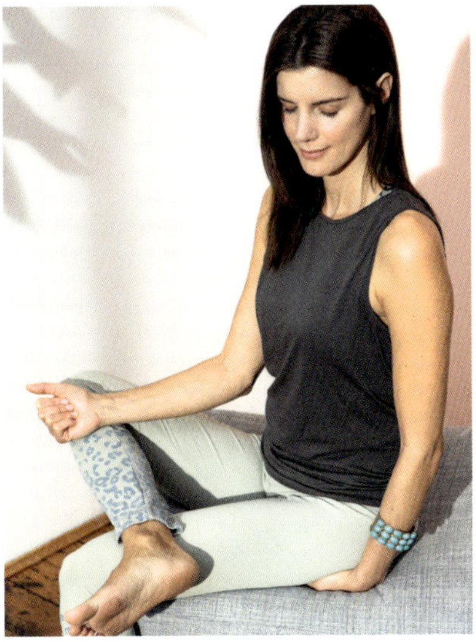

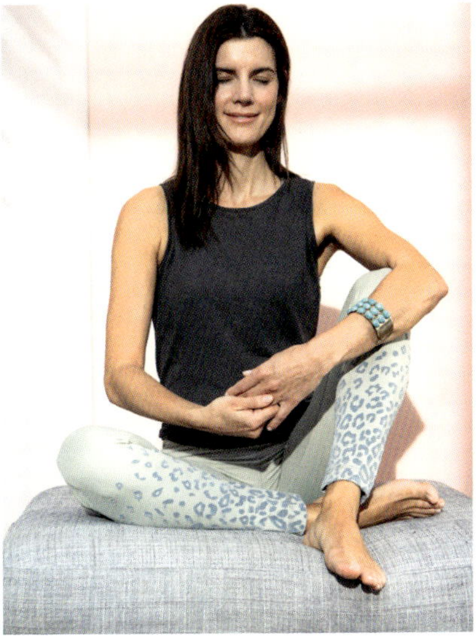

Nabelfunktionsenergie – sechste Tiefe, Element Feuer (Urfeuer)

Der Nabelstrom überwacht, beschützt und nährt alle zwölf Organströme. Als Strom der sechsten Tiefe ist der Nabelstrom in der Lage, das Licht zu empfangen und in das Leben hineinzutragen. Er ist wie eine strahlende Bahn mit der Aufgabe, den Menschen am Leben zu erhalten. Die Maya nennen den Nabel die Straße zum Himmel.

Der Nabelstrom spielt eine wichtige Rolle bei den Themen Empfängnis, Schwangerschaft, Geburt und Wechseljahre. Durch ihn sind wir an das kosmische Licht angenabelt. Dadurch ist er an allen Vorgängen rund um Fruchtbarkeit und Wechseljahre beteiligt.

Durch die Nabelschnur wird während der Schwangerschaft die sich entfaltende Kraft der Blaupause über die Mutter auf das Kind übertragen. Der Nabelstrom hält demnach die Entwicklung des Kindes während der Schwangerschaft in Harmonie. Er erleichtert die Geburt und lindert alle Disharmonien, die eventuell während der Schwangerschaft oder der Geburt auftreten.

Darüber hinaus hilft der Nabelstrom Kindern und Eltern beim Abnabelungsprozess. Der Strom hat einen regulierenden Einfluss auf den Hypothalamus, die Hirnanhangsdrüse, die Zirbeldrüse und die Nebennieren, die allesamt sehr empfindlich auf Stress und Strahlung reagieren. Er bildet gewissermaßen eine Schutzglocke gegen Strahlung und ist wichtig für das parasympathische Nervensystem.

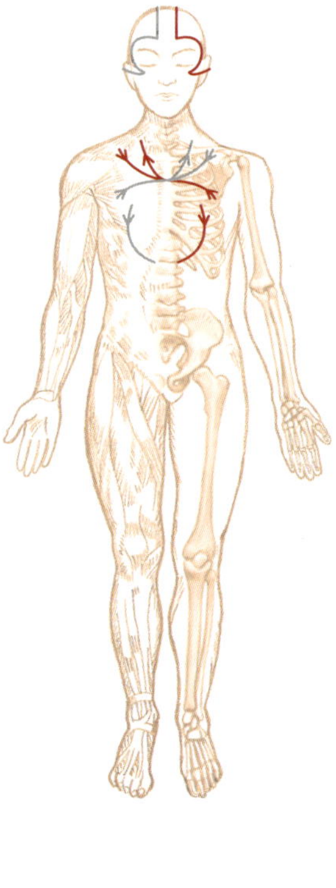

Der Nabelstrom gleicht die Energie aller zwölf Organströme aus. Neuere Untersuchungen haben ergeben, dass der Nabelstrom – in der fernöstlichen Medizin Dreifacher Erwärmer genannt – mit den Faszien verbunden ist. Deshalb ist er auch so ein Alleskönner, der von Kopf bis Fuß harmonisiert. Ein Teil seiner Energie versorgt die Mitte mit den Verdauungsorganen und hilft bei Nahrungsmittelunverträglichkeiten, Rheuma und Arthritis.

Verlauf des Nabelstroms

Die Nabelfunktionsenergie fließt von der Rückseite des Ringfingers über die Rückseite von Handgelenk, Ellbogen und Schulter nach vorn abwärts zur dritten vorderen Rippe zwischen den Brüsten und ins Herz hinein.

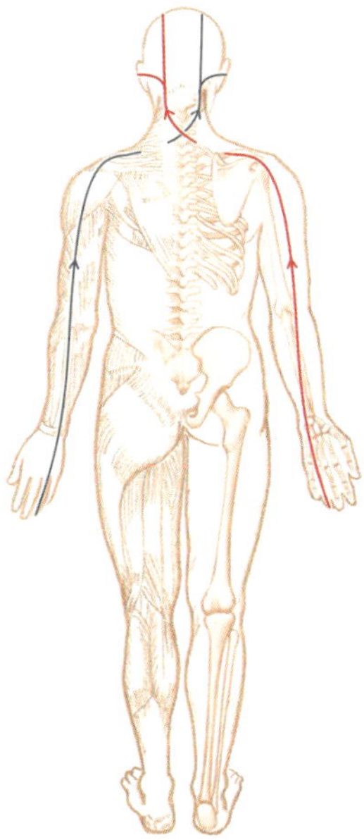

Von dort fließt ein Teil der Energie nach links durch die Bauchspeicheldrüse und in den Magen; der andere Teil der Energie fließt nach rechts durch die Gallenblase in den Magen.

Der zweite Ast fließt von der dritten vorderen Rippe aufwärts zur Schulter um den Nacken herum und kreuzt am ersten Brustwirbel zur anderen Seite hinüber. Dort fließt er am Hinterkopf aufwärts und teilt sich rund fünf Zentimeter vom Ohr entfernt in zwei Ströme. Der eine fließt diagonal durch den Kopf hindurch, kommt an der inneren Augenbraue heraus, fließt zum äußeren Rand der Augenbraue und von dort wieder in den Kopf hinein zum Hinterhauptbein.

Der andere Ast fließt vom Hinterkopf in das Ohr hinein und nach vorn zur Mitte des unteren Augenlids. Dort wird die Nabelfunktionsenergie zur Gallenblasenfunktionsenergie. Der Strom auf der anderen Körperseite ist das genaue Spiegelbild.

Anwendungsmöglichkeiten

Seelisch

- Bringt Wärme und Harmonie in alle Beziehungen im Leben
- Bei Schwächegefühl und Burn-out-Syndrom
- Hilft introvertierten Menschen
- Bei Überanstrengung und Überarbeitung
- Harmonisiert Beziehungsprobleme

Körperlich

- Gibt Energie für den ganzen Tag
- Hilft bei Burn-out
- Reguliert hormonelle Schwankungen, Wechseljahre
- Regelt Körpertemperatur, wirkt wie ein Thermostat
- Bei Hitzewallungen und nächtlichen Schweißausbrüchen
- Bringt Vitalität während der Schwangerschaft
- Erleichtert die Geburt, auch bei Kaiserschnitt
- Unterstützt die Entwicklung der Wirbel
- Hilft bei rheumatischen Erkrankungen und Gelenkbeschwerden wie z. B. Arthritis und Arthrose
- Bei Mittelohrentzündung (vor allem bei Neugeborenen)

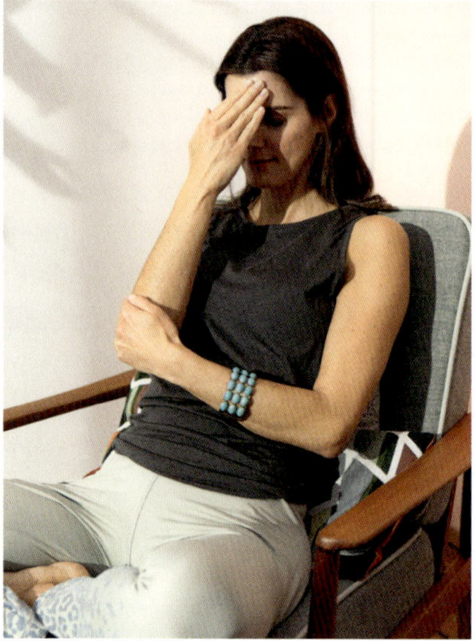

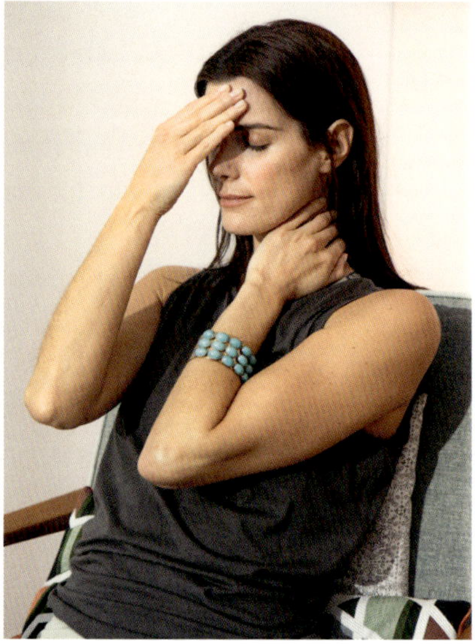

Die Wechseljahre bedeuten nicht einfach das Ende der fruchtbaren Jahre und der Schwangerschaften, die so oft als das Beste im Leben einer Frau angesehen werden. Sie sind die Zeit, in der sich eine Frau um ihre Gesundheit kümmert und die Veränderungen vollzieht, die sie dann durch die zweitbesten Jahre ihres Lebens tragen werden.

Dr. Bernadine Healy

Die Sequenz der Nabelfunktionsenergie

Linker Strom:

1. **Schritt:** Rechte Hand an linke 20, linke Hand an rechte 19
2. **Schritt:** Rechte Hand bleibt an linker 20, linke Hand an linke 12
3. **Schritt:** Linke Hand bleibt an linker 12, rechte Hand an linke 14
4. **Schritt:** Rechte Hand bleibt an linker 14, linke Hand an rechte 14

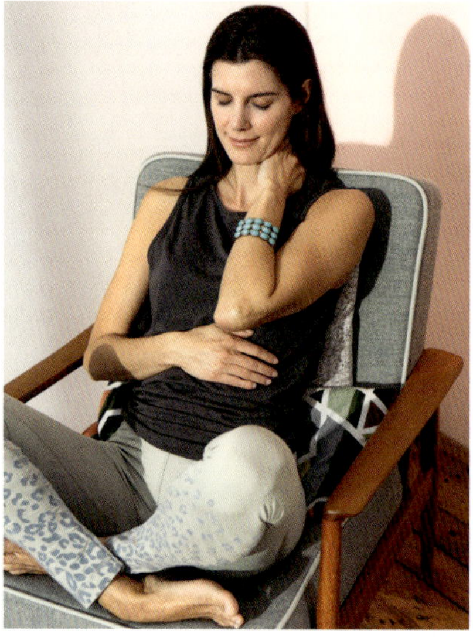

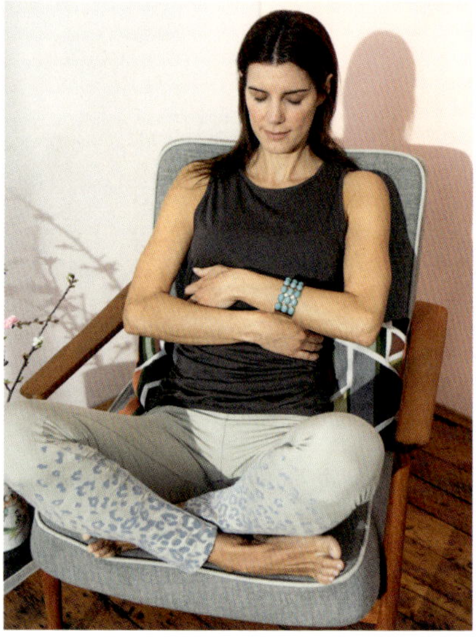

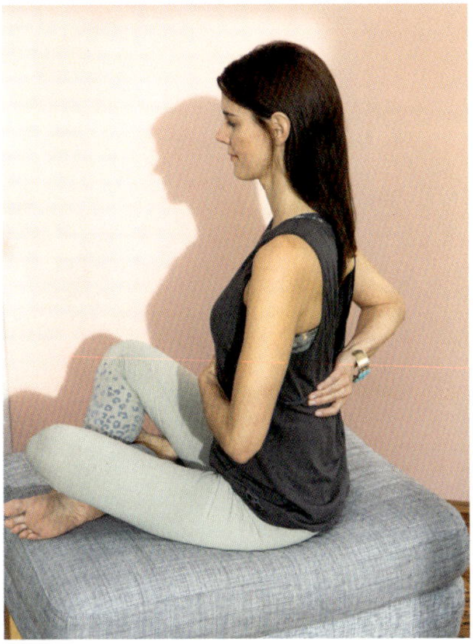

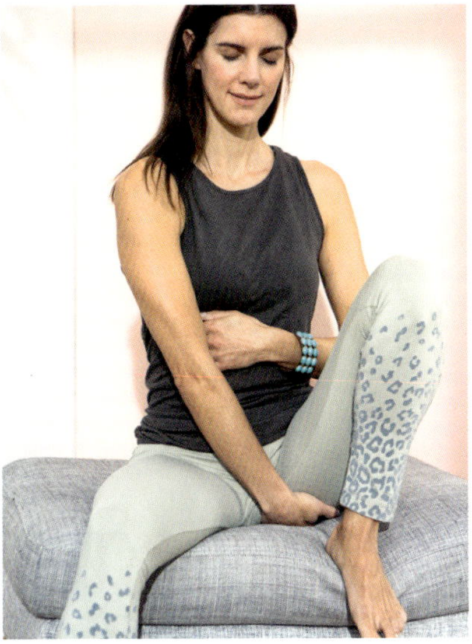

Sie können die 23 auch mit dem Handrücken halten.

5. Schritt: Linke Hand bleibt an rechter 14, rechte Hand an linke 23
6. Schritt: Linke Hand bleibt, rechte Hand an linke 25

7. Schritt: Linke Hand bleibt, rechte Hand an linke 16
8. Schritt: Linke Hand bleibt, rechte Hand an linken Ringfinger

Der Nabelstrom hat eine regulierende Wirkung auf die Energie des Körpers. Er unterstützt den Hypothalamus bei der hormonellen Steuerung der Körperfunktionen.

Für den rechten Strom kehren Sie die Sequenz einfach um.

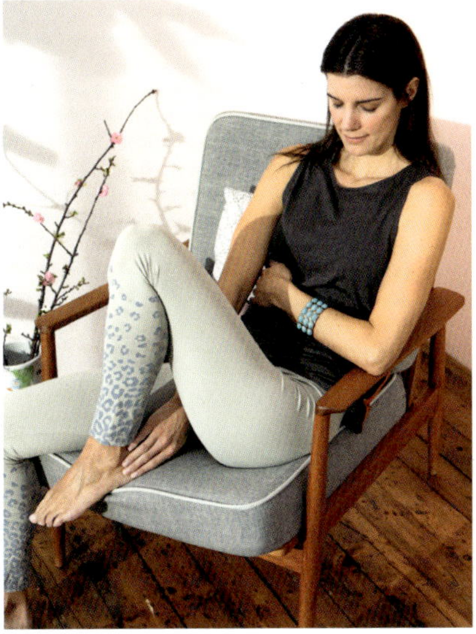

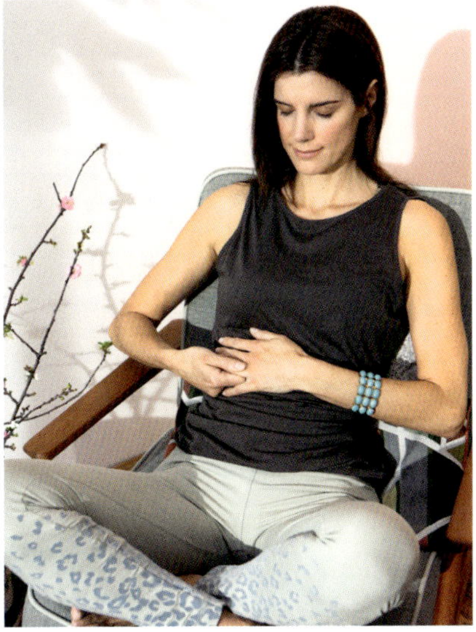

Gallenblasenfunktionsenergie – dritte Tiefe, Element »Schlüssel«

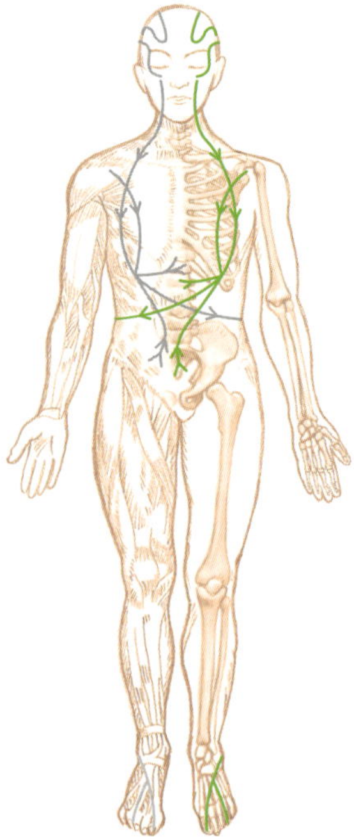

In der dritten Tiefe bilden sich die Funktionen von Gallenblase und Leber. Sie wird im Jin Shin Jyutsu auch als kleine Energiequelle bezeichnet, die unser »Lebensblut« erneuert. Sie ist der Schlüssel für die Harmonie der vier Elemente. Das Element der dritten Tiefe wird auch Äther genannt oder Holz.

Die Gallenblase speichert die Gallenflüssigkeit, die von der Leber kommt, um sie bei Bedarf während der Verdauung auszuscheiden. So unterstützt sie Magen, Milz und Bauchspeicheldrüse bei der Verdauung. Die Gallenblasenenergie fördert den Antrieb und Mut, Entscheidungen zu treffen und sie in Handlung umzusetzen. Dabei besitzt sie die Fähigkeit, Kompromisse zu schließen und sich auch anzupassen. Wird diese kreative Schaffenskraft in uns blockiert – durch uns selbst, den Partner, den Job oder unsere Umgebung, die wir uns selbst ausgesucht haben –, erzeugt sie Frustration und Depression oder Wut, Ärger und Sturheit. Eine disharmonische dritte Tiefe kann jede Art von Stagnation im Menschen hervorbringen, seien es festgefahrene Emotionen, angestaute Körperflüssigkeiten oder Menstruationskrämpfe.

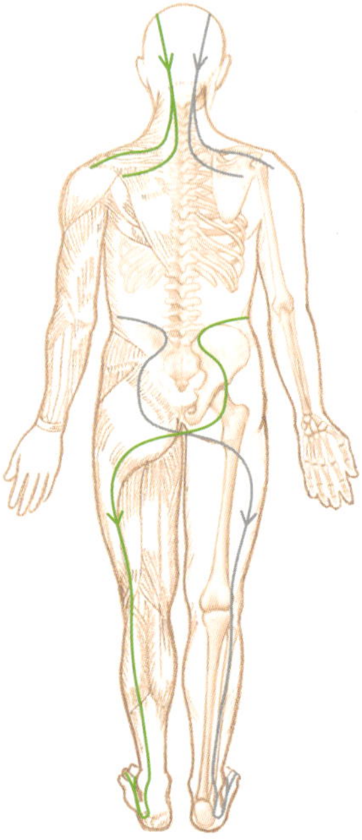

Verlauf des Gallenblasenstroms

Vom unteren Augenlid fließt ein Ast der Gallenblasenfunktionsenergie wie ein Brillenbügel um das Ohr herum nach hinten bis zur Schädelbasis und wieder nach vorn bis kurz oberhalb des Auges.

Dann wendet er sich nochmals nach hinten, fließt den Hinterkopf entlang hinunter und teilt sich dabei in zwei Äste. Der eine fließt direkt in das Schulter-Arm-Gelenk hinein, der andere fließt durch den ersten Brustwirbel und von dort durch die Schulter nach vorn in den Brustkorb hinein abwärts und verteilt seine Energie in den Magen und den Nabel hinein. Vom unteren Augenlid fließt ein zweiter Ast der Energie zur Schulter und weiter abwärts bis zur siebten Rippe. Der linke Strom fließt nach rechts zur Leber und Gallenblase und zum vierten Lendenwirbel, durchströmt den Bauchraum sowie das Becken und kommt am Rektum hervor, wo er zur gegenüberliegenden Gesäßhälfte hinüber kreuzt und an der Außenseite des Beines abwärts fließt, um den äußeren Fußknöchel herum.

Dort teilt er sich vor dem Knöchel in zwei Äste, wovon einer in den vierten Zeh hineinfließt und der andere in den großen Zeh. Dort wird er zur Leberfunktionsenergie.

Der rechte Strom fließt nach links zur Milz, zur Bauchspeicheldrüse und zum vierten Lendenwirbel. Von dort fließt er spiegelbildlich zum anderen Strom durch das Becken und das Bein abwärts.

Anwendungsmöglichkeiten

Seelisch

- Löst festgefahrene Gefühle
- Gibt neue Energie
- Hilft, Entscheidungen zu treffen
- Bei Zuständen der Frustration
- Lindert depressive Verstimmungen
- Harmonisiert Wutanfälle, Ärger und Aggressionen
- Bei rechthaberischem, gehässigem oder halsstarrigem Verhalten

Körperlich

- Lindert seitliche Kopfschmerzen, Migräne und Nackensteife
- Bei Bandscheibenvorfall, vor allem des 4. und 5. Lendenwirbels
- Hilft bei Hüftgelenkarthrose und Hexenschuss
- Harmonisiert Beschwerden an der Körperseite
- Lindert Ischiasschmerzen
- Bei Verstauchungen des äußeren Fußknöchels
- Hilft bei Verdauungsbeschwerden und Albträumen
- Bei Blähungen und Aufstoßen
- Lindert Übelkeit und hilft bei Gallensteinen
- Hilft Gebärmutter, Eierstöcken und Prostata

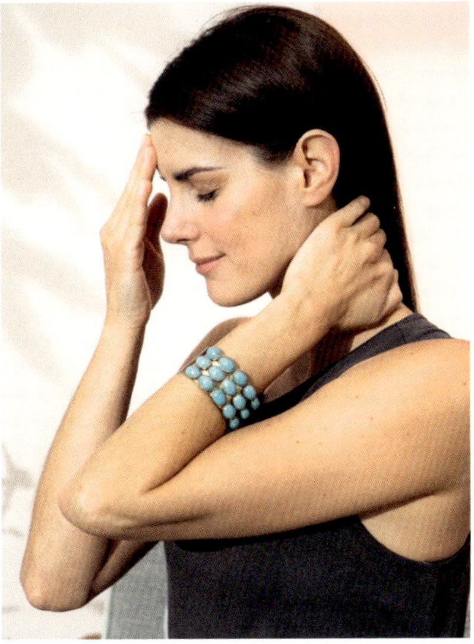

Die Sequenz der Gallenblasenfunktionsenergie

Linker Strom:

1. Schritt: Linke Hand an linke 12, rechte Hand an rechte 20

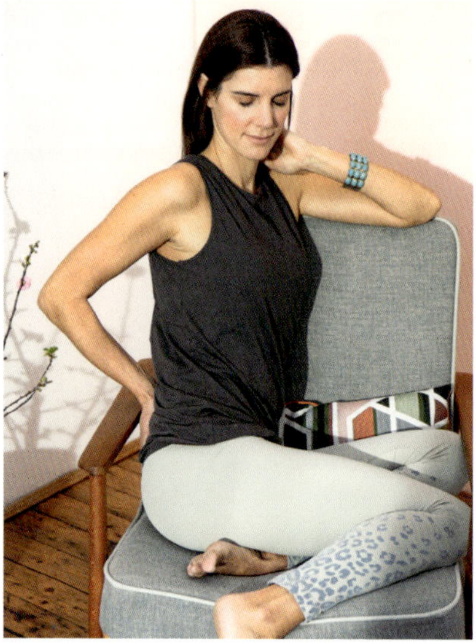

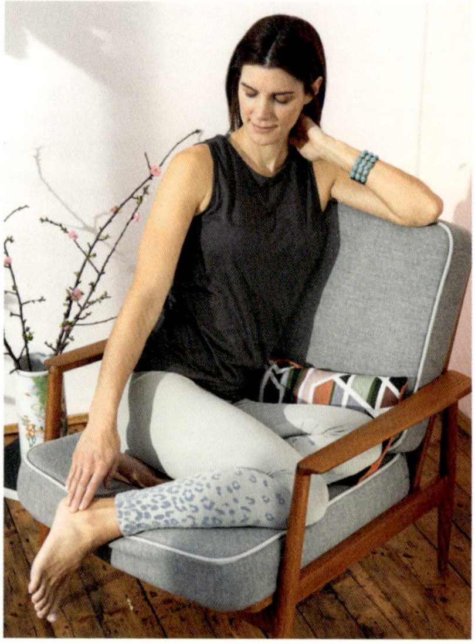

Wir müssen nirgends hingehen, um die Wahrheit zu erlangen. Wir müssen lediglich still sein, und die Dinge selbst werden sich im stillen Wasser unseres Herzens offenbaren.

Thich Nhat Hanh

2. Schritt: Linke Hand bleibt an linker 12, rechte Hand ans Steißbein

3. Schritt: Linke Hand bleibt, rechte Hand an rechte 16

4. Schritt: Linke Hand bleibt, rechte Hand an rechte 14

5. Schritt: Linke Hand bleibt, rechte Hand an linke 14

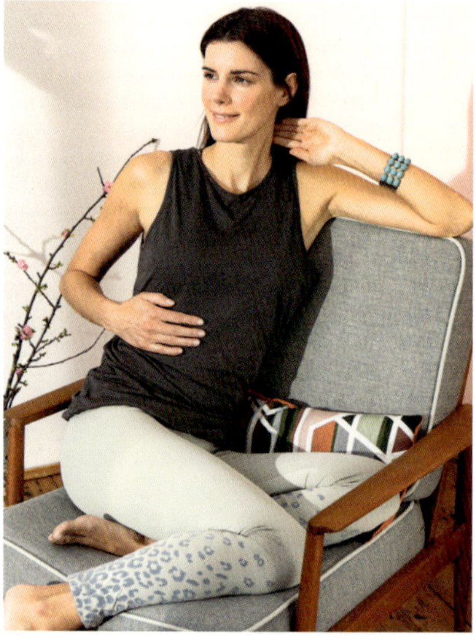

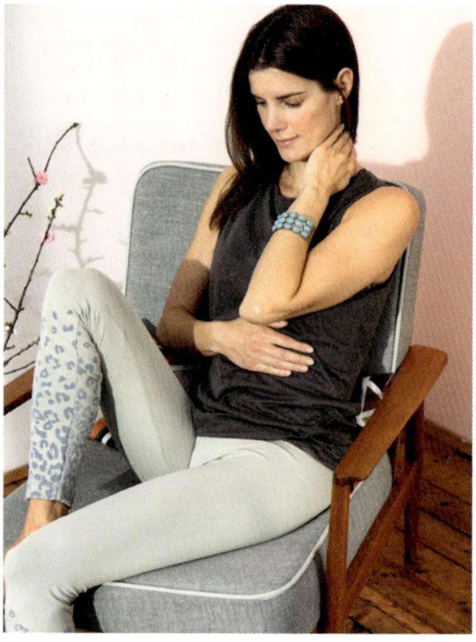

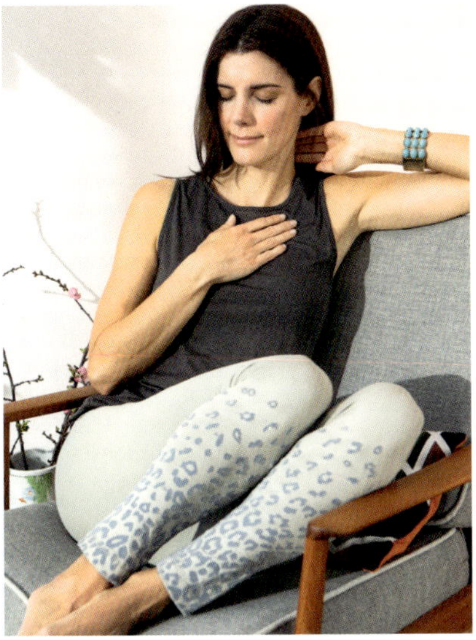

6. Schritt: Linke Hand bleibt, rechte Hand an linke 22

Für den rechten Strom kehren Sie die Sequenz einfach um.

Leberfunktionsenergie – dritte Tiefe, Element »Schlüssel«

Die Leberfunktionsenergie strebt nach Wachstum und unbegrenzter Entfaltung. Sie enthält unseren Lebensplan und die Fähigkeit, Visionen vom eigenen Leben zu haben. So, wie alle Pflanzen nach oben, zum Licht, streben, so bringt der Leberstrom die Energie von den Füßen ins Gehirn. Wenn die Bewegung zu heftig wird, wenn wir zu aufbrausend sind, bekommen wir Kopfschmerzen und geplatzte Äderchen im Auge.

Die Leber ist für die meisten Stoffwechselprozesse im Körper zuständig. Sie ist auch mit dem Stoffwechselorgan Schilddrüse verbunden. Ihre Energie möchte ungehindert fließen und weder durch Stress noch durch emotionale Anspannungen gestaut werden. Sie ist zudem für den ungehinderten Fluss von Körpersubstanzen wie Blut und Lymphe verantwortlich. Zu viel Anspannung am Tag lässt uns nachts nicht schlafen. Das passiert auch, wenn wir am Abend zu spät oder zu üppig essen. Ganz wichtig für den freien Fluss der Leberenergie ist, dass wir unsere Gefühle ausdrücken und unsere kreative Schaffenskraft fließen lassen.

Eine gestaute Leberenergie ist eine der häufigsten Ursachen für Störungen bei der Menstruation, für Myome und Wechseljahresbeschwerden. Vor der Menstruation muss die Leberenergie das Blut in der Gebärmutter

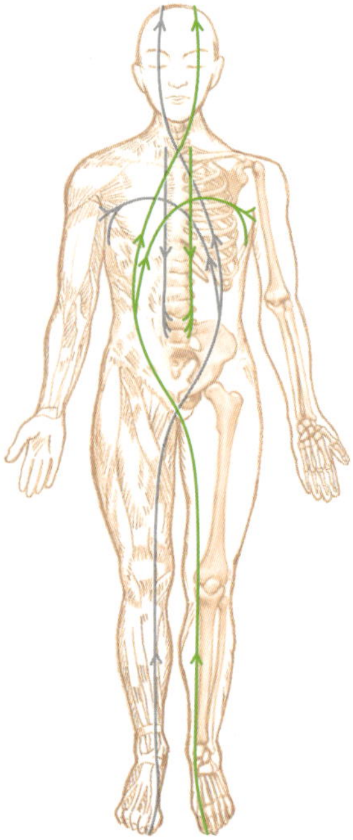

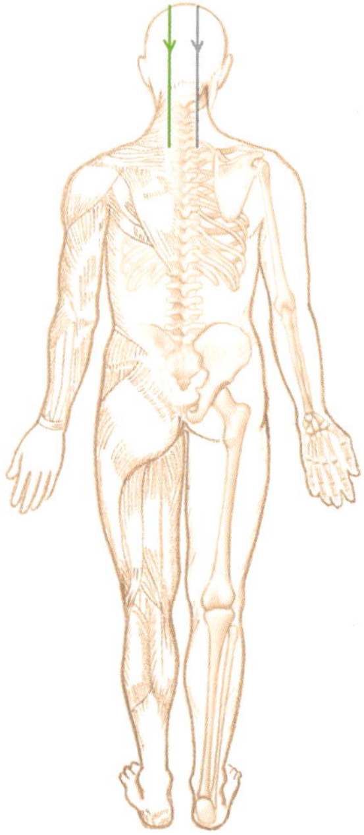

speichern und zu gegebener Zeit wieder loslassen. Wenn sie gestaut ist, kann das zum prämenstruellen Syndrom führen, mit Symptomen wie Gereiztheit, Spannungen in der Brust und Migränekopfschmerzen verbunden mit Übelkeit sowie Geräusch- und Lichtempfindlichkeit.

Verlauf des Leberstroms

Am großen Zeh wird die Gallenblasenfunktionsenergie zur Leberenergie. Sie fließt an der Innenseite des Fußes entlang, um den inneren Fußknöchel herum, die Innenseite des Beins hinauf, durch die Leiste in die Schambeinfuge. Der Strom kreuzt dort zur gegenüberliegenden Körperhälfte, wobei der linke Strom durch den rechten Bauchraum, die rechte Seite des Magens und in die Leber und Gallenblase fließt; der rechte Strom fließt durch den linken Bauchraum, die linke Seite des Magens und in die Bauchspeicheldrüse. Die beiden Ströme fließen weiter durch das Zwerchfell und teilen sich in drei Äste: Der eine fließt aufwärts unter den gegenüberliegenden Arm und zerstreut seine Energie in das Rippenfell. Der zweite fließt aufwärts, kreuzt am Hals zur gegenüberliegenden Seite des Kopfes, fließt durch das Auge ins Gehirn und vom Hinterkopf abwärts durch die Speiseröhre; er zerstreut seine Energie an der äußeren Seite des Magens. Der dritte Ast fließt in die Lunge.

Die Leberfunktionsenergie schließt den Kreislauf und wird in Lunge und Magen wieder zur Lungenfunktionsenergie. Es handelt sich hier also um eine Körperfunktionsenergie, die zwölf verschiedene Aspekte hat, mit zwölf verschiedenen Aufgaben.

Anwendungsmöglichkeiten

Seelisch

- Hilft bei Frustration und Depressionen
- Bei Lustlosigkeit und Langeweile
- Wenn der Lebenswille erlischt
- Löst emotionale Anspannung und Stress
- Bei Ärger und Wut oder Unfähigkeit, diese auszudrücken
- Bei Stimmungsschwankungen und schlechter Laune
- Unterstützt das Sehen ohne Vorurteile
- Hilft, Träume und Visionen zu haben

Körperlich

- Fördert die Beweglichkeit der Wirbelsäule und Gelenke
- Hält die Sehnen, Bänder und Muskeln geschmeidig
- Lindert Migräne, Übelkeit und Lichtempfindlichkeit
- Bei Kurz- oder Weitsichtigkeit und anderen Augenprojekten
- Hilft bei Bindehautentzündung und tränenden Augen
- Bei Allergien und Heuschnupfen
- Lindert Schilddrüsenerkrankungen und Gicht
- Harmonisiert Zysten und Knoten in der Brust
- Bei Verdauungsbeschwerden
- Hilft bei Schwindel
- Entgiftet den Körper
- Hilft bei Hüftschmerzen und Fibromyalgie
- Bei PMS (prämenstruelles Syndrom) und starker Regelblutung
- Bei Wechseljahresbeschwerden, Myomen und Endometriose

Die Sequenz der Leberfunktionsenergie

Linker Strom:

1. Schritt: Linke Hand an linke 4, rechte Hand an rechte 22

2. Schritt: Linke Hand bleibt an linker 4, rechte Hand an rechte 14

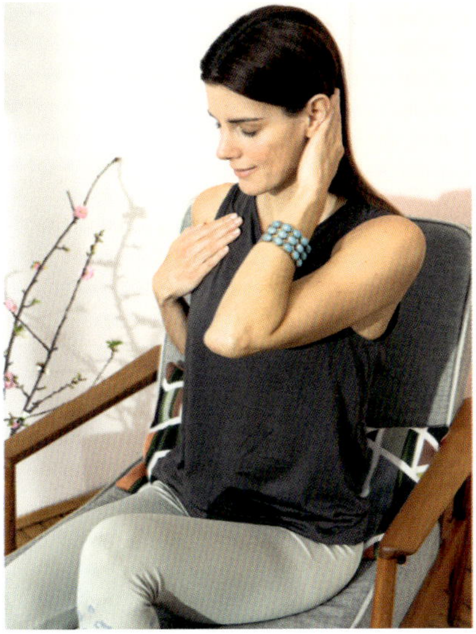

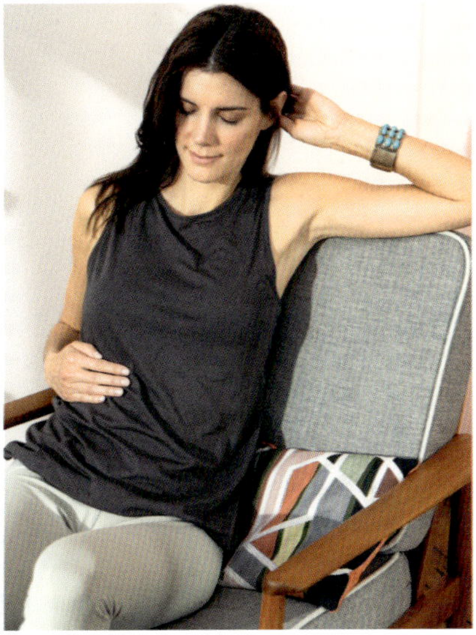

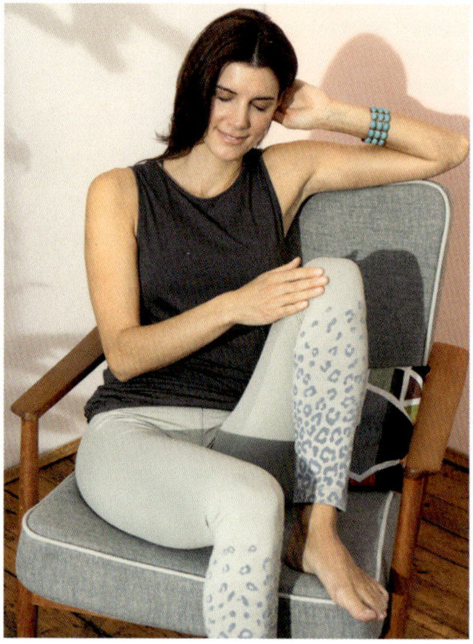

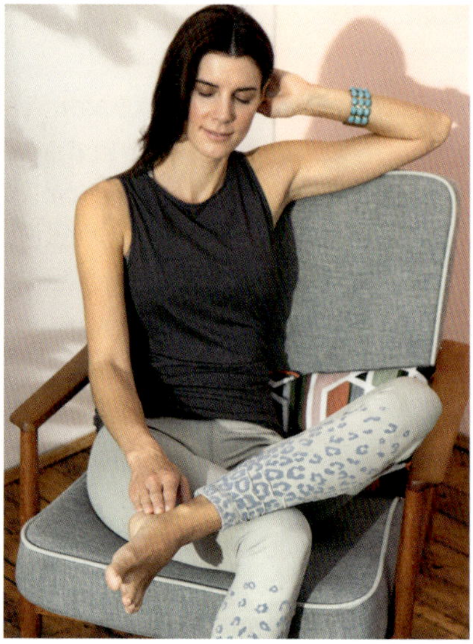

Heilung bedeutet nicht unbedingt Genesung von Krankheit, auch wenn die Begriffe häufig austauschbar sind. Auch wer nicht gesund wird, kann jederzeit Heilung erfahren, das heißt gegenüber Krankheit, Schmerz und sogar Tod seine Einstellung verändern und lernen, mit den Augen der Ganzheit zu sehen. Heil zu sein bedeutet, die Dinge so zu nehmen, wie sie sind.

Willigis Jäger

3. Schritt: Linke Hand bleibt an linker 4, rechte Hand an linke 1
4. Schritt: Linke Hand bleibt, rechte Hand an linke 5

5. Schritt: Linke Hand bleibt, rechte Hand an linke 18
6. Schritt: Rechte Hand bleibt an linker 18, linke Hand an rechte 4

Für den rechten Strom kehren Sie die Sequenz einfach um.

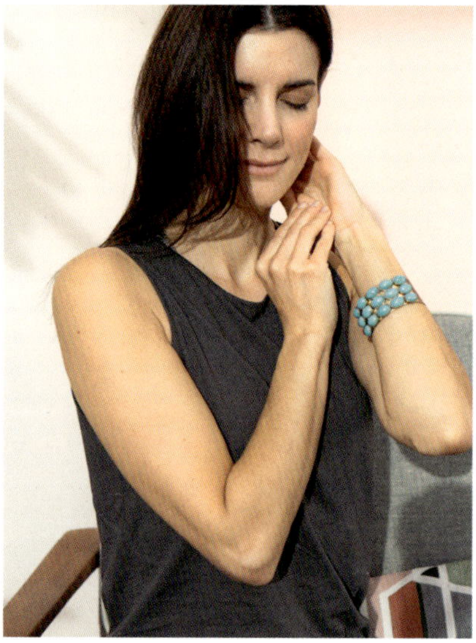

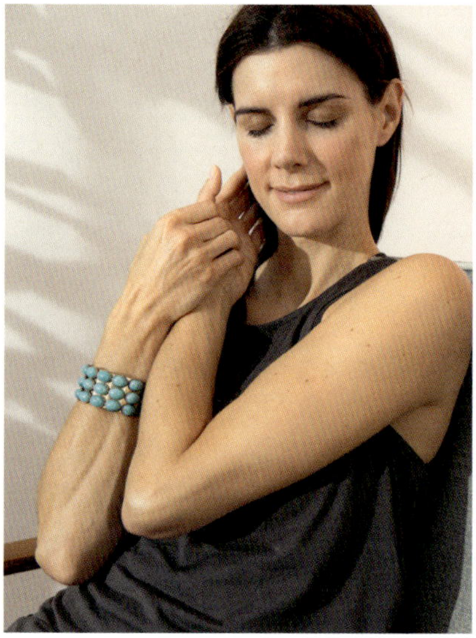

Zeitliche Reihenfolge der Organströme

Nachdem sich alle Energieströme manifestiert haben, fließen sie gleichzeitig durch unseren Körper hindurch. Dabei übernimmt alle zwei Stunden ein anderer Organstrom die Führung. In dieser Zeitspanne erledigt er die notwendigen Aufgaben innerhalb der insgesamt 24 Stunden des Tages. Wenn wir immer zu einer bestimmten Zeit Schmerzen haben oder nachts zu einer bestimmten Zeit nicht schlafen können, könnte dies ein Hinweis auf den in dieser Zeitspanne führenden Organstrom sein.

Morgens zwischen 4 und 6 Uhr übernimmt die Lungenfunktionsenergie die Führung – wobei die anderen Ströme ebenfalls wach sind. Die frühen Morgenstunden eignen sich besonders gut zur Meditation oder für Yoga- und Atemübungen. Zwischen 6 und 8 Uhr übernimmt die Dickdarmenergie die Führung und hilft uns, den Darm zu entleeren. Zwischen 8 und 10 Uhr hat die Magenenergie die Führung. Sie teilt uns mit, dass wir Hunger haben. Zwischen 10 und 12 Uhr ist die Milz- bzw. Bauchspeicheldrüsenenergie in Führung. Durch sie wird die Nahrung verdaut und in Energie für den ganzen Tag umgewandelt.

Wer nachts einmal nicht schlafen kann, könnte die Zeit auch zum Strömen nutzen. Zwischen 2 und 4 Uhr etwa ist die Leberenergie in Führung, dann bietet es sich an, diese zu harmonisieren.

Um 12 Uhr mittags übernimmt die Herzenergie die Führung. Um 14 Uhr folgt die Dünndarmfunktionsenergie, die uns dabei hilft, den Verdauungsprozess zu beenden und die Nährstoffe aufzunehmen. Um 16 Uhr übernimmt die Blasenfunktionsenergie die Führung. Sie gleicht den Flüssigkeits- und Mineralstoffhaushalt im Körper aus. Zwischen 18 und 20 Uhr schließt sich die Nierenfunktionsenergie an, die das Aufnehmen und Ausscheiden der gesamten feinstofflichen Informationen durch das Wasserelement in Harmonie hält.

Am Abend führen uns die Funktionsenergien der sechsten Tiefe an: zwischen 20 und 22 Uhr die Zwerchfellfunktionsenergie, zwischen 22 und 24 Uhr die Nabelfunktionsenergie. Beide Energieströme sind wichtig für die harmonischen Beziehungen in unserem Leben. Die Gallenblasenenergie übernimmt um Mitternacht das Ruder und führt die Seele in den lichtvollen Raum, in dem sie sich laben kann. Ab 2 Uhr nachts gibt die Leberenergie dann den Ton an und lässt uns wieder ganz sanft in den nächsten Morgen hineingleiten. Ist die Leberenergie in Harmonie, wachen wir morgens erfrischt und ausgeruht auf; haben wir allerdings am Abend zuvor zu viel gegessen oder am Tag zuvor zu viel Anspannung erlebt, wird uns die Leberenergie zwischen 2 und 4 Uhr morgens wecken und nicht mehr einschlafen lassen.

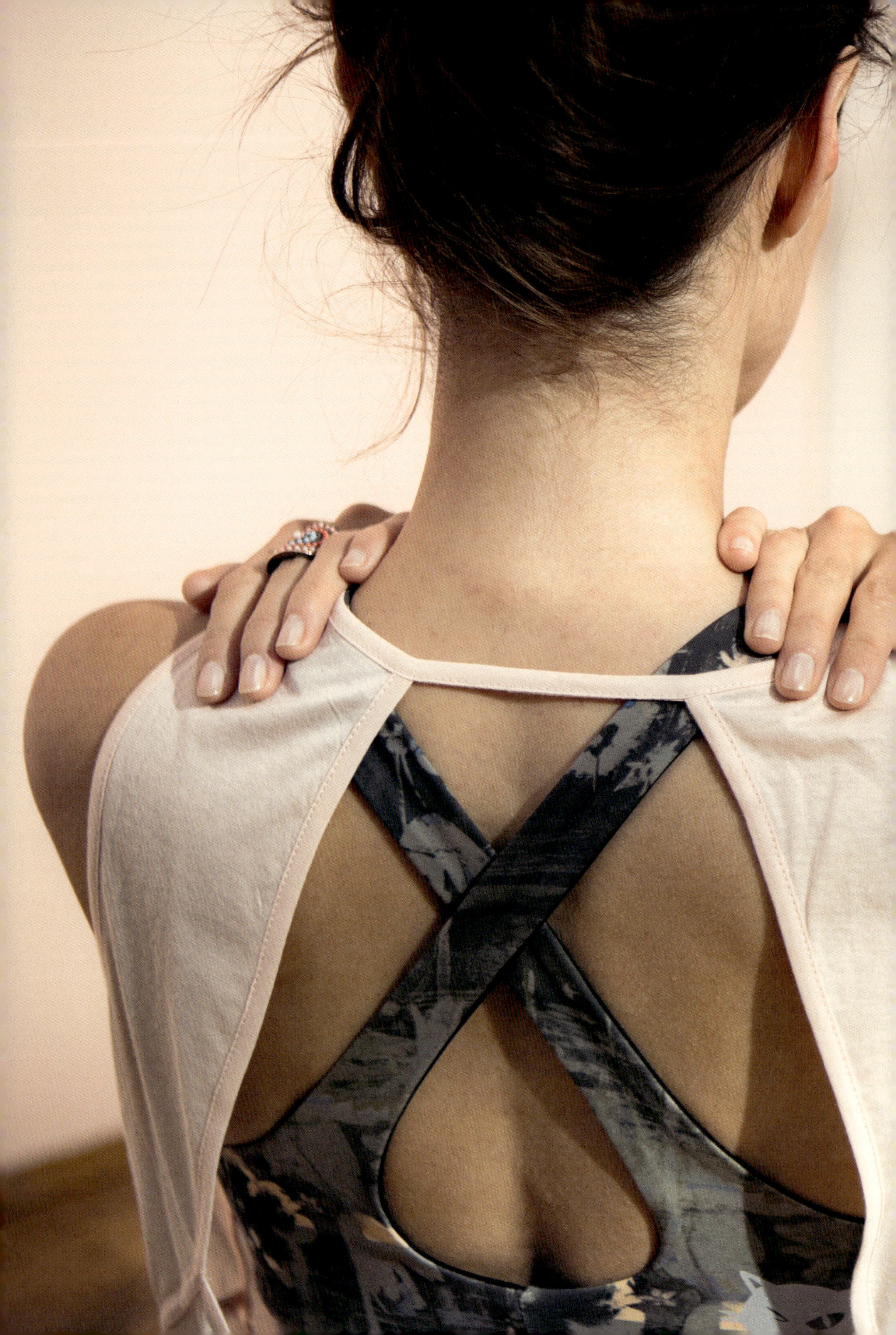

ENERGETISCHE MUSTER HARMONISIEREN

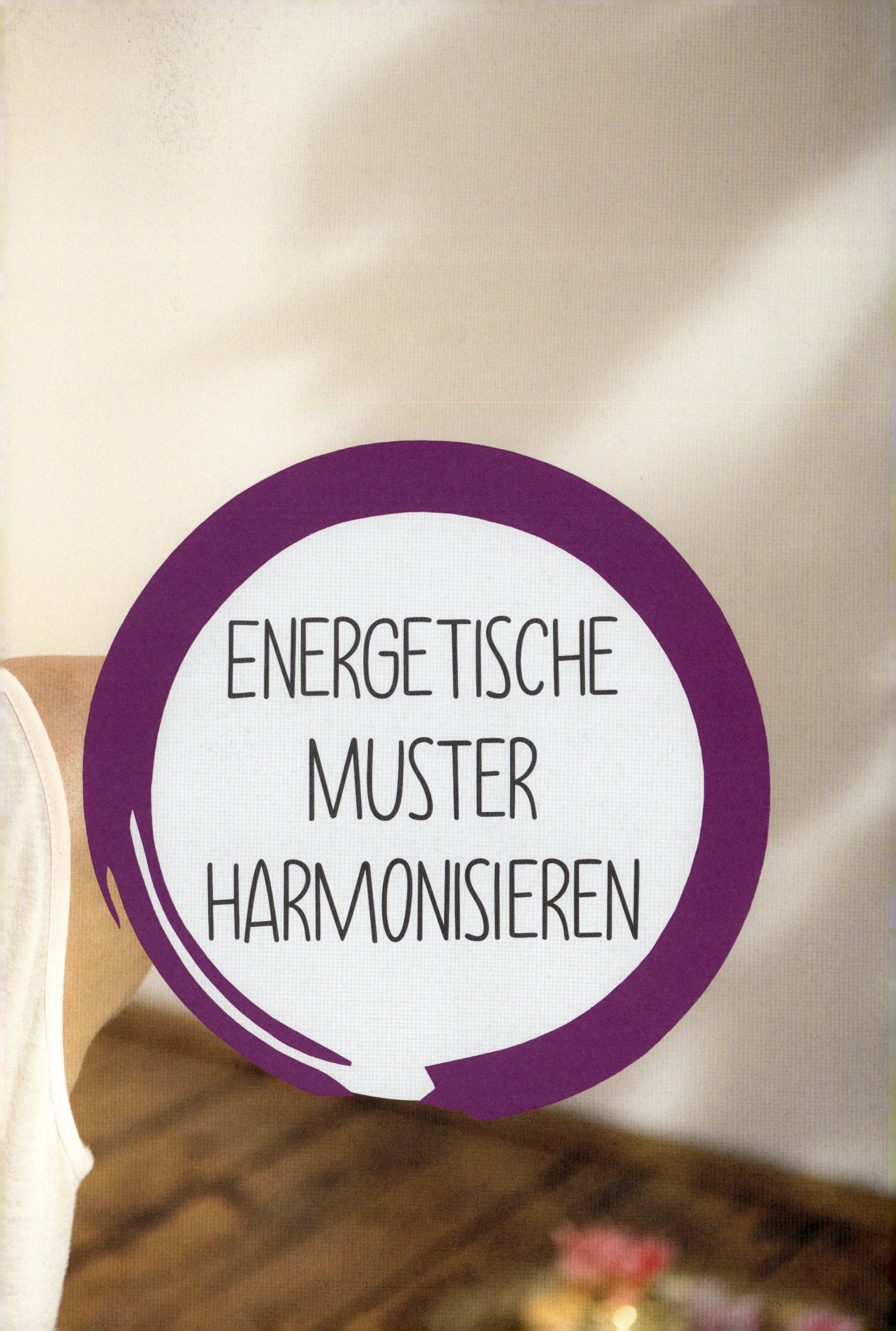

Schnelle Hilfe bei Beschwerden

In diesem Kapitel werden häufige Beschwerden im Leben einer Frau beschrieben und in einen größeren energetischen Zusammenhang gestellt. Wenn wir diese Zusammenhänge verstehen, können wir sie auf andere Disharmonien übertragen.

Fruchtbarkeit

Das Strömen der Milz-, Nabel- und Nierenfunktionsenergie unterstützt die Fruchtbarkeit.

Um genügend Energie für die Entwicklung der Fruchtbarkeit aufzubauen, muss zum einen genügend vorgeburtliche Nierenessenz da sein und zum anderen eine starke Milzenergie, die unsere Nahrung in Lebensenergie umwandelt. Voraussetzung dafür sind eine harmonische Dreieinigkeits-

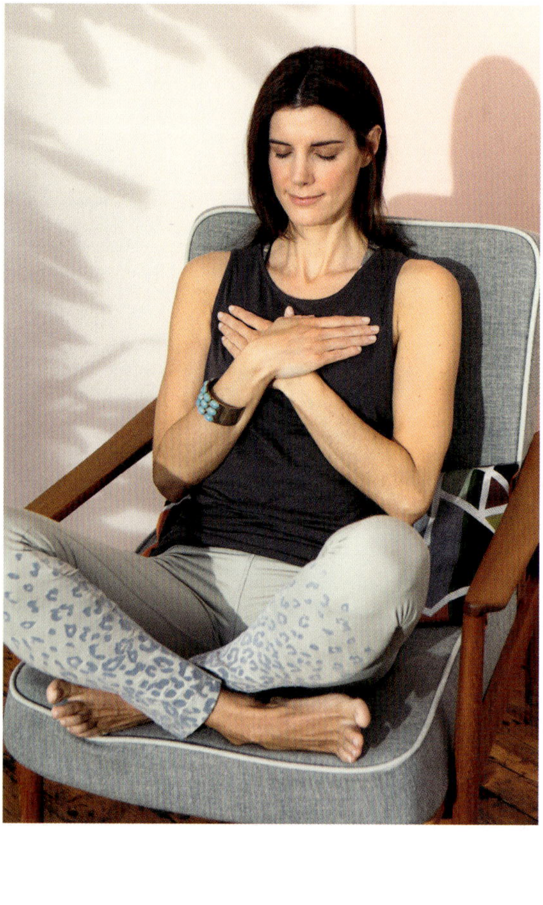

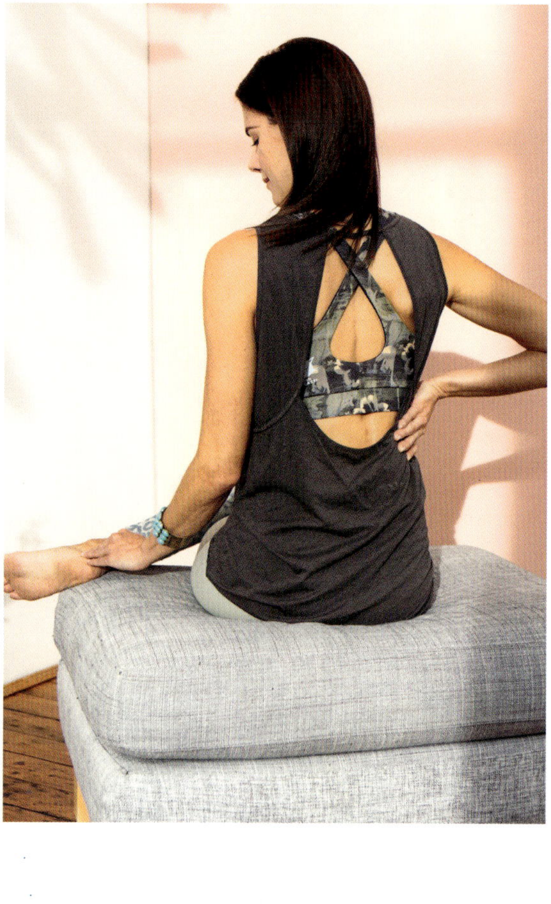

energie des Hauptzentralstroms, der Betreuerströme und der Diagonalen Vermittlerströme.

Zusammenhänge verstehen

- Hormoneller Ausgleich durch Hauptzentralstrom, Betreuerströme und Vermittlerströme
- Milz-, Nabel- und Nierenfunktionsenergie harmonisieren

Anwendung

- Halten Sie die 13 über Kreuz (siehe Bild S. 162 links).
- Rechte Hand an rechte 23, linke Hand an rechte 5 (siehe Bild S. 162 rechts); für die andere Seite kehren Sie die Sequenz um.

Verstehen wir die größeren energetischen Zusammenhänge, können wir wirkungsvoller strömen. Dann behandeln wir nicht nur einzelne Beschwerden, sondern den ganzen Menschen mit all seinen körperlichen, geistigen und seelischen Aspekten.

Unfruchtbarkeit

Neben den energetischen Ursachen wie oben beschrieben können auch Stress, Ängste, Traumata, schlechte Erfahrungen durch die eigene Mutter, Umwelteinflüsse und Strahlung Ursachen für Unfruchtbarkeit sein.

Wenn die Leberenergie nicht frei durch den Körper strömen kann, kann das Blut nicht zur Gebärmutter fließen und beginnt mit der Zeit zu stagnieren. Diese »Blutstase« kann Unfruchtbarkeit zur Folge haben. In China nahmen Frauen die Pille nicht, bis sie ihr erstes und einziges Kind zur Welt gebracht hatten. Um das Bevölkerungswachstum in China zu stoppen, hatte man 1979 angeordnet, dass jede Frau nur ein Kind haben durfte. Die Frauen hatten Angst, dass durch die Einnahme der Pille gesundheitliche Probleme verursacht werden, beispielsweise das Stagnieren der Leberenergie und des Blutes. Weitere Ursachen für Unfruchtbarkeit sind verklebte Eierstöcke oder Myome und Endometriose.

Zusammenhänge verstehen

- Hormoneller Ausgleich durch Hauptzentralstrom, Betreuerströme und Vermittlerströme
- Milz-, Herz-, Nabel-, Leber- und Nierenfunktionsenergie harmonisieren

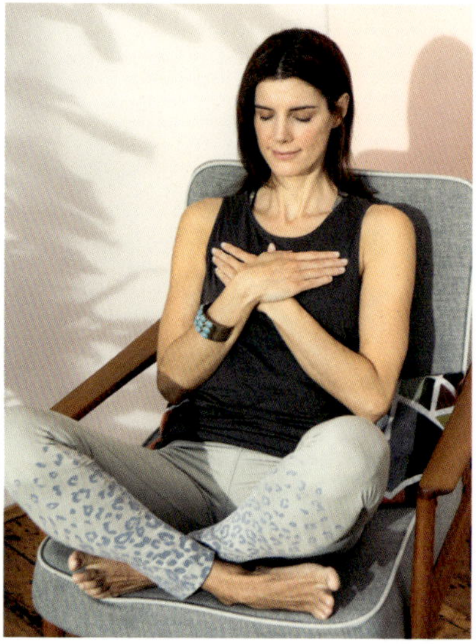

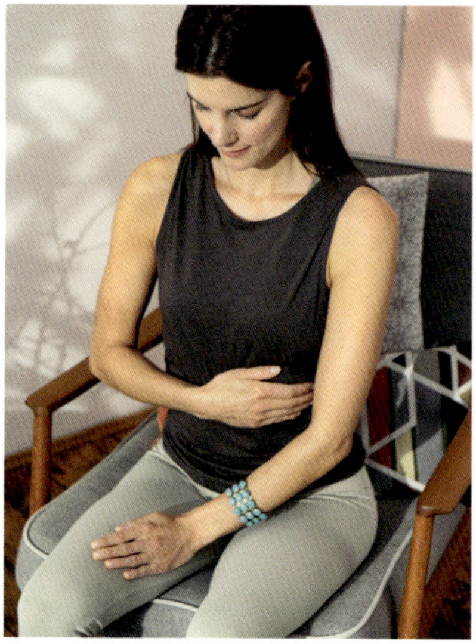

Auch die Herz- und die Leberfunktionsenergie spielen eine Rolle bei der Fruchtbarkeit bzw. Unfruchtbarkeit.

Anwendung

- Halten Sie die 13 über Kreuz.
- Rechte Hand an linke 14, linke Hand an rechte hohe 1 (siehe Bild oben rechts); für die andere Seite kehren Sie die Sequenz um.

Menstruationsbeschwerden

Es gibt viele Ursachen für die Entstehung von Frauenkrankheiten, Menstruationsbeschwerden und Wechseljahresbeschwerden. Einerseits können sie durch äußere Einflüsse, Medikamenteneinnahme, falsche Ernährung, Ungleichgewicht der sexuellen Aktivität und natürlich durch sexuellen Missbrauch hervorgerufen werden, andererseits aber auch durch emotionale Belastungen wie Ängste, Wut, Frustration und sich im Kreis drehende Gedanken.

Dadurch geraten die verschiedenen Organsysteme aus der Balance und belasten die Nierenenergie. Neben einem Leberenergiestau ist auch die Nierenenergie an schmerzhafter Menstruation und prämenstruellem Syndrom beteiligt. Die Nierenenergie spielt eine große Rolle in Bezug auf die Fortpflanzungsenergie sowie bei Wachstum und Entwicklung, in der Schwangerschaft und bei der Geburt. Eine disharmonische Nierenenergie kann durch lang anhaltende Ängste entstehen, durch Burn-out, Stress und zu viel Arbeit ohne genügend Pausen und Urlaub. Symptome, die daraus resultieren, sind Wassereinlagerung im Körper vor der Menstruation, Spannung im Unterbauch, Rückenschmerzen, verminderte Libido und Blasenentzündungen in Verbindung mit der Menstruation. Die Milzenergie ist für eine ausreichende Menge an Blut verantwortlich.

Zusammenhänge verstehen

- Hormoneller und emotionaler Ausgleich durch Hauptzentralstrom
- Nieren-, Leber-, Milz- und Herzfunktionsenergie harmonisieren

Anwendung

- Rechte Hand an rechte 23, linke Hand an rechte 5 (siehe Bild unten links); für die andere Seite kehren Sie die Sequenz um.
- Linke Hand an linke 2, rechte Hand an linke 1 (siehe Bild unten rechts); für die andere Seite kehren Sie die Sequenz um.

Bei Menstruationsschmerzen ist energetisch an einen Leberenergiestau zu denken, häufig ist jedoch auch die Nierenenergie an den Beschwerden beteiligt.

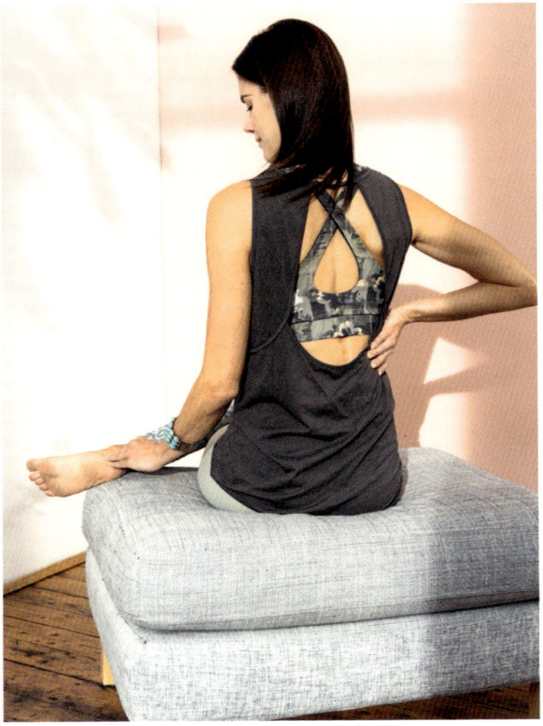

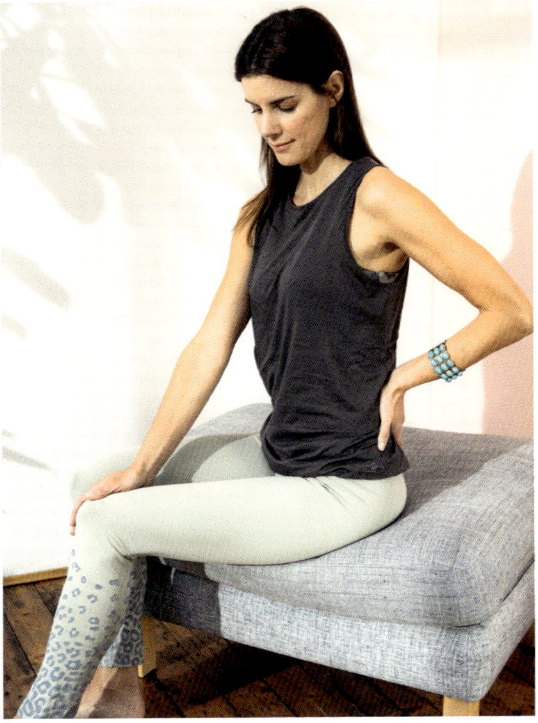

Bericht aus der Praxis

Während meiner Zeit in den USA bat mich meine deutsche Freundin Meta um einen Gefallen. Sie musste überraschend mit ihrem Mann wegfahren, hatte an diesem Tag aber schon zwei Klientinnen für eine Jin-Shin-Jyutsu-Behandlung einbestellt. So sollte ich die Behandlungen für sie übernehmen.

Ich fuhr mit einer der ersten BART-S-Bahnen von Berkeley, Kalifornien, wo ich damals wohnte, nach Walnut Creek zu Meta. Schon in der S-Bahn begann ein starkes Ziehen in meinem Unterleib. Ich spürte, dass ich meine Periode bekam. Eigentlich hatte ich selten Schmerzen dabei, aber genau an diesem Tag wurden sie immer heftiger, ja, ich bekam sogar richtige Bauchkrämpfe. So hätte ich keine Behandlungen geben können.

Als ich ankam, war Meta schon auf dem Sprung, und ich traute mich nicht, ihr zu sagen, was mit mir los war. Sie fuhr weg. Ich hatte noch eine halbe Stunde Zeit bis zur ersten Klientin. Da fiel mir »Sicherheits«-Energieschloss 5 ein, da ich dessen Bezug zur Fortpflanzungsenergie kannte. Meine 5 war wie geschwollen und sehr schmerzhaft. Ich hielt sie zusammen mit der 16. Diese Kombination ist gleichzeitig ein bewährter Schmerzgriff.

Meine Finger rutschten immer tiefer in das Gewebe unter dem inneren Knöchel hinein. Es tat weh, und gleichzeitig spürte ich, wie sich die Spannung im Bauch löste. Immer wieder gab es eine neue schmerzende Stelle an der 5, an die ich meine Finger legte. Ich blieb etwa 15 Minuten an Energieschloss 5, dann löste sich der Stau. Es gurgelte tief aus meinem Bauch heraus, und der Schmerz hatte sich aufgelöst. Erleichtert empfing ich die erste Klientin. Mein Tag war gerettet.

Zyklusstörungen

Der weibliche Zyklus sollte für gewöhnlich beschwerde- und schmerzfrei verlaufen. Ein gesunder Körper, der sich in energetischer Balance befindet, kann kurzzeitige Mangelzustände selbst gut ausgleichen. Für einen regelmäßigen Zyklus ist das harmonische Zusammenspiel aller Körperfunktionsenergieströme wichtig.

Da die Milzenergie im Alter zwischen 35 und 45 Jahren abzunehmen beginnt und auch das Progesteron langsam weniger wird, werden am Anfang der Wechseljahre die Blutmenge verringert oder verstärkt und die Zyklen unregelmäßig und verkürzt. Ein Ausbleiben der Blutung für einen oder mehrere Monate ist in dieser Zeit nicht unüblich. Es kann sogar sein, dass die Blutung ein ganzes Jahr aussetzt und danach wieder für mehrere Monate regelmäßig ist, bevor sie dann ganz versiegt.

Zusammenhänge verstehen

- Hormoneller und emotionaler Ausgleich durch Hauptzentralstrom
- Milz- und Nierenfunktionsenergie harmonisieren, Dünndarmstrom

Anwendung

- Rechte Hand an linke 14, linke Hand an rechte hohe 1 (siehe Bild unten links); für die andere Seite kehren Sie die Sequenz um.
- Linke Hand an linke 15, rechte Hand an rechte 5 (siehe Bild unten rechts); für die andere Seite kehren Sie die Sequenz um.

Wirken alle Körperfunktionsenergieströme harmonisch zusammen, verläuft der weibliche Zyklus meist regelmäßig und schmerzfrei.

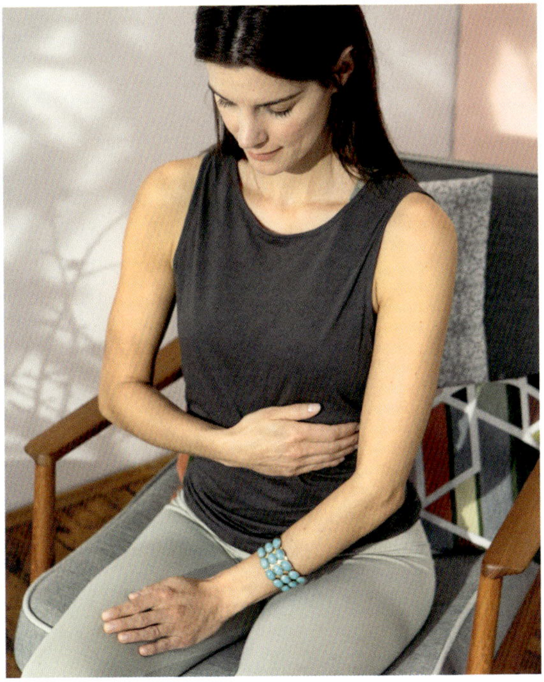

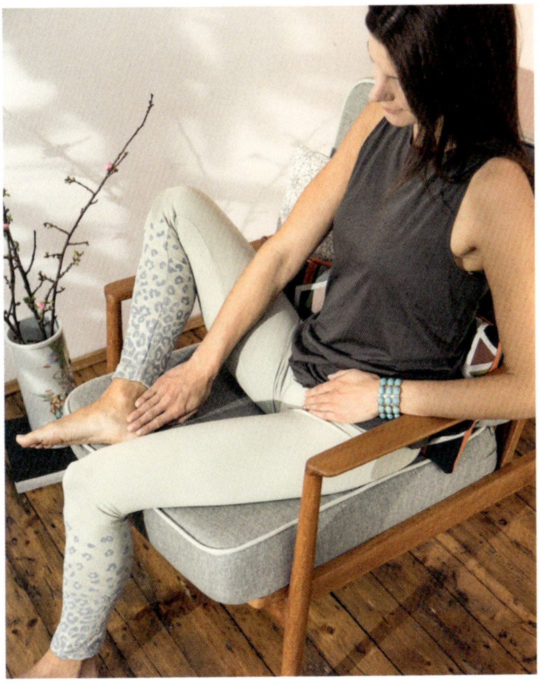

Myome und Endometriose

Es besteht eine Verbindung zwischen unterdrückter Wut und unregelmäßigen, schmerzhaften Blutungen, Myomen und Endometriose. Als Myome bezeichnet man Wucherungen, die in der Muskelschicht der Gebärmutter auftreten, unter Endometriose versteht man versprengte Gebärmutterschleimhaut außerhalb der Gebärmutter.

Um den emotionalen Stress zu erkennen und zu behandeln, ist manchmal professionelle Hilfe notwendig. Wut und unterdrückte Wut können alle Arten von Menstruationsbeschwerden auslösen, da sie die Leberenergie blockieren. Die Leberenergie hat mit dem freien Fluss der Emotionen sowie der körperlichen Flüssigkeiten zu tun.

Eine blockierte Leberenergie kann zu Wut und unterdrückter Wut führen, die wiederum zu Myomen und Endometriose führen können.

Zusammenhänge verstehen

- Hormoneller und emotionaler Ausgleich durch Hauptzentralstrom
- Leber- und Nierenfunktionsenergie harmonisieren

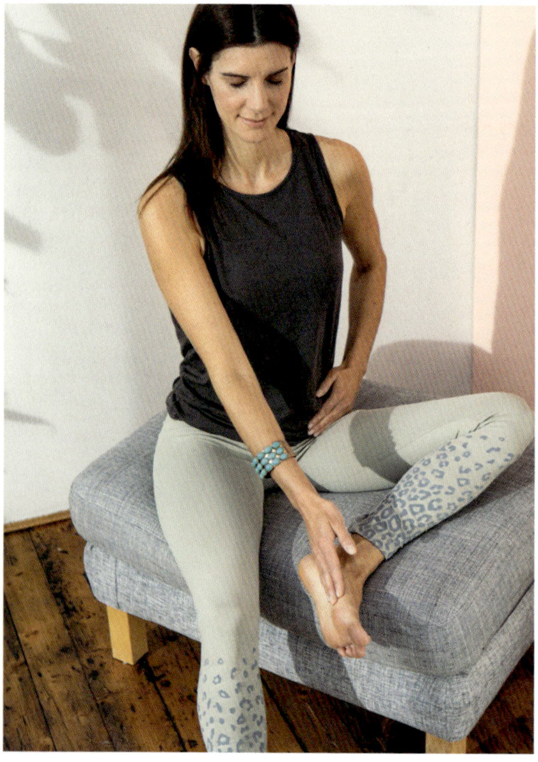

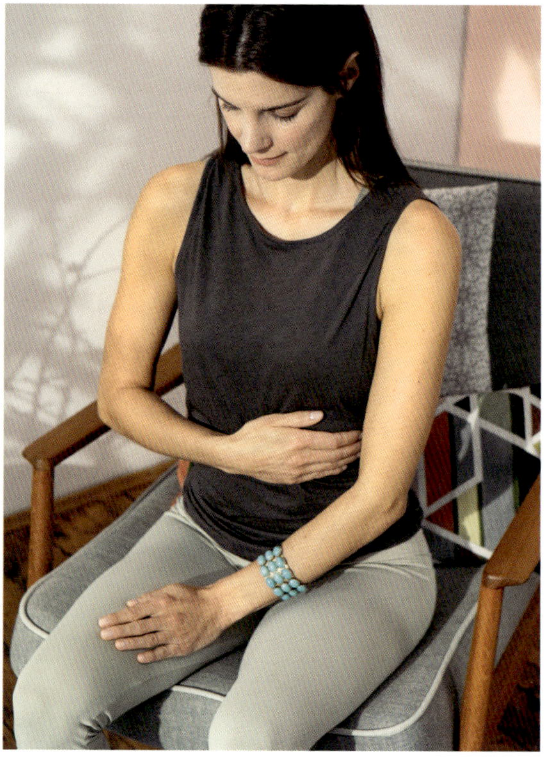

Bericht aus der Praxis

Eine Jin-Shin-Jyutsu-Studentin erzählte die Geschichte einer Frau, die sich nichts sehnlicher wünschte als ein Kind, doch ihr Mann wollte das nicht. Mit der Zeit bekam sie Krämpfe, schmerzhafte Brüste, war aufgedunsen und entwickelte Symptome, die mit dem prämenstruellen Syndrom in Verbindung stehen.

Sie war ohnehin die meiste Zeit ihres Lebens hauptsächlich für das Verdienen des Lebensunterhalts zuständig, und nun wollte ihr Mann wieder zurück an die Uni – der Kinderwunsch rückte in weite Ferne.

Sie liebte ihren Mann, traute sich aber nicht, ihn mit ihren Bedürfnissen zu konfrontieren. Auch ihre angestaute Wut konnte sie nicht äußern. Die Wut kehrte sich nach innen, die Frau wurde depressiv. Ihre körperlichen Beschwerden wurden heftiger, sie entwickelte zwei Myome in ihrer Gebärmutter. Nach längerem Leiden begann sie schließlich eine Therapie, mit dem Ergebnis, dass sie sich von ihrem Mann trennte. Schon einen Monat nach der Trennung verkündete ihr Arzt, dass die Myome nur noch halb so groß waren wie bei der vorigen Untersuchung.

Um diese Entwicklung weiter zu unterstützen, begann die Klientin, die Achtsamkeitsübung der 36 bewussten Atemzüge zu praktizieren (siehe S. 39). Unsere Gedanken können Energie bewegen und gestaute Emotionen befreien. Energie wiederum bewegt das Blut durch den Körper, sie lässt die Bäume wachsen, erzeugt das elektromagnetische Feld der Erde und ist Teil unseres Atems. Durch eine regelmäßige Praxis können wir Bewusstheit und Klarheit in uns schaffen, um in einer gesunden Weise mit unseren Emotionen umgehen zu können.

Anwendung

- Linke Hand an linke 15, rechte Hand an linke 6 (siehe Bild S. 168 links); für die andere Seite kehren Sie die Sequenz um.
- Rechte Hand an linke 14, linke Hand an rechte hohe 1 (siehe Bild S. 168 rechts); für die andere Seite kehren Sie die Sequenz um.

Spannungen in der Brust

Das Drüsengewebe der Brust reagiert auf hormonelle Schwankungen. Das spüren viele Frauen in Form von Spannungen und Verdickungen in der Brust vor der Periode und auch verstärkt in den Wechseljahren. Emotionale Anspannung verstärkt diese Beschwerden.

Durch die hormonelle Umstellung in den Wechseljahren wandelt sich auch das Milchdrüsengewebe der Brust in normales Bindegewebe um. Dabei wird das Gewebe dichter und verhärtet, die sogenannte Mastopathie mit schmerzenden, festen Stellen und Spannungen in der Brust kann auftreten.

Die Brust gehört zum nährenden Element Erde und wird durch die Milzenergie und die Magenenergie in Ordnung gehalten. Durch eine angespannte Leberenergie und emotionales Ungleichgewicht können sich diese Stauungen in Zysten oder Verkalkungen umwandeln. Dieselben Ströme sind wichtig für den harmonischen Milchfluss beim Stillen und bei Brustentzündung.

Der Brust sind das nährende Element Erde sowie die Milz- und Magenenergie zugeordnet.

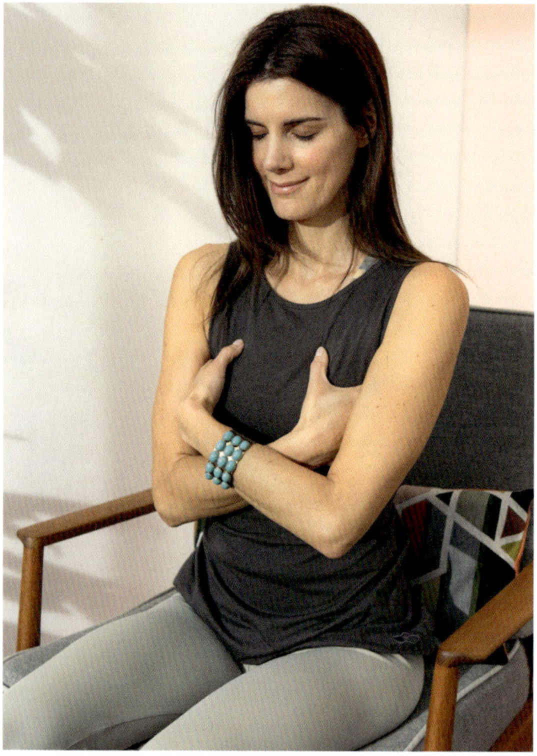

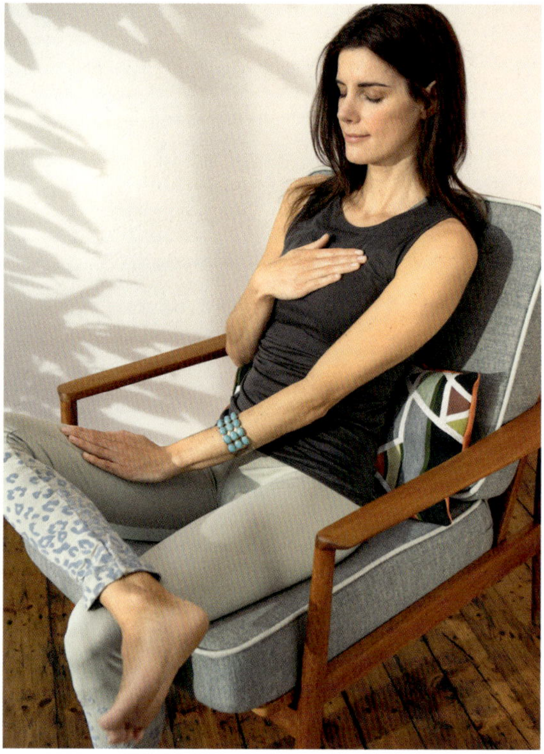

Zusammenhänge verstehen

- Hormoneller Ausgleich durch Hauptzentralstrom
- Leber-, Magen- und Milzfunktionsenergie harmonisieren

Anwendung

- Geben Sie sich selbst eine große Umarmung, wobei der Daumen jeweils auf der 13 liegt (siehe Bild S. 170 links).
- Rechte Hand an linke 13, linke Hand an rechte hohe 1 (siehe Bild S. 170 rechts); für die andere Seite kehren Sie die Sequenz um.

Von den hormonellen Umstellungen, die die Wechseljahre mit sich bringen, ist meist auch die Schilddrüse betroffen. Allerdings ist es nicht immer ratsam, diesem Prozess mit einer Hormoneinnahme gegenzusteuern. Klären Sie eventuelle Beschwerden auf jeden Fall mit Ihrem Arzt oder Ihrer Ärztin ab.

Schilddrüsenprojekte

In Situationen der hormonellen Umstellung wie beispielsweise in der Pubertät, nach der Entbindung oder in den Wechseljahren wird oft auch die Schilddrüse aus der Harmonie gebracht. Meist kommt es zur Unterfunktion, aber auch zur Überfunktion und zu der Autoimmunerkrankung Hashimoto-Thyreoiditis.

In den meisten Fällen pendelt sich die Unterfunktion nach dem Wechsel wieder ein, sodass es nicht immer gut ist, gleich mit einer Hormoneinnahme zu beginnen. Es gibt auch sanfte Wege, um diese Schwankungen auszugleichen. Wichtig ist immer, die Beschwerden schulmedizinisch abklären zu lassen.

Durch das endokrine Drüsensystem sind alle Hormone miteinander verbunden. Wenn sich also einige Hormone verändern, hat dies in der Regel auch Auswirkungen auf alle anderen Hormone, bis die Umstellung vorbei ist. Die Chinesen nennen die Schilddrüse die »kleine Leber«, da sie den Stoffwechsel reguliert.

Zusammenhänge verstehen

- Hormoneller Ausgleich durch Hauptzentralstrom und Nabelstrom
- Leber-, Magen- und Milzfunktionsenergie harmonisieren

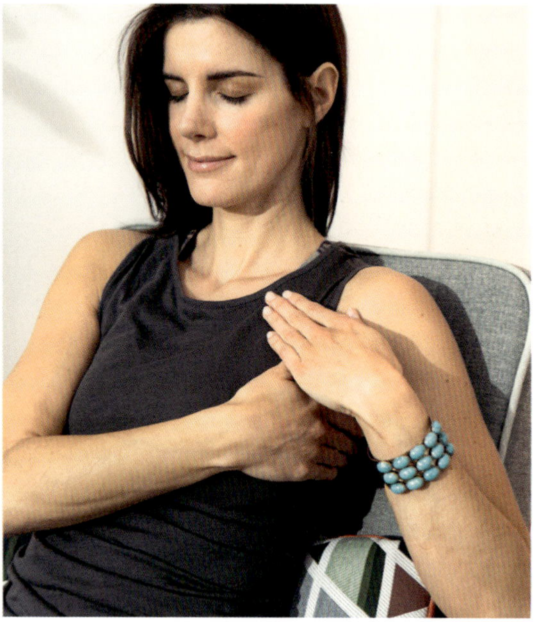

Anwendung

- Rechte Hand an linke 26, linke Hand an linke hohe 22 (siehe Bild); für die andere Seite kehren Sie die Sequenz um.

- Rechte Hand an die linke Seite des Halses legen. Linke Hand zuerst an die rechte 11 (siehe Bild unten links), dann an die rechte 13 (siehe Bild unten rechts); für die andere Seite kehren Sie die Sequenz um.

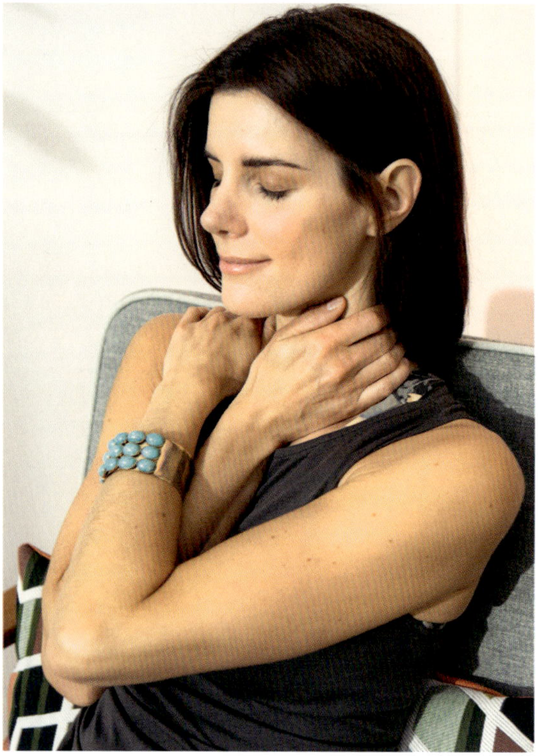

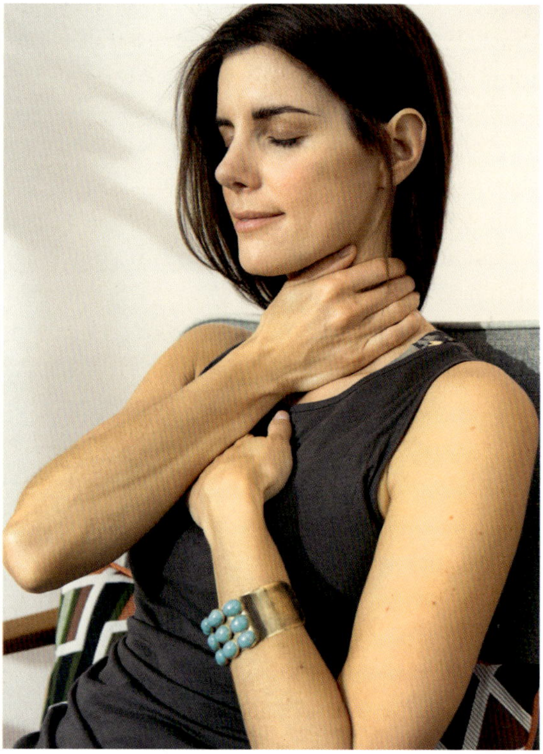

Bericht aus der Praxis

Eine Kursteilnehmerin hatte eine sichtbare Verdickung am Hals und eine starke Überfunktion der Schilddrüse, die mit Herzrasen, hohem Puls und Nervosität einherging. Ich riet ihr, die Anwendung der Jin-Shin-Jyutsu-Griffe regelmäßig zu praktizieren, ebenso die Umarmung des Halses. Als ich sie drei Monate später wiedersah, war ihre Überfunktion weg. Dieselbe Anwendung würde ich auch bei Hashimoto empfehlen: Auch bei dieser Erkrankung besteht zunächst eine Über- und danach eine Unterfunktion der Schilddrüse.

Emotionale Schwankungen

In allen Lebensphasen bei Frauen und Männern gibt es immer wieder Stimmungsschwankungen wie Überempfindlichkeit, Nervosität, Reizbarkeit, Ungeduld, Ängste und Depressionen. In Zeiten hormoneller Umstellungen wie Pubertät, Zyklusende, Entbindung und Wechseljahre können diese psychischen Schwankungen allerdings verstärkt auftreten. Emotionaler Stress verstärkt alle Probleme mit den Fortpflanzungsorga-

Bericht aus der Praxis

Ein Mann trennte sich von seiner Frau. Nach der Trennung blieb ihre Periode aus, bis sie wieder einen neuen Partner fand. So stark können sich psychische Probleme auf den Zyklus auswirken.
Eine andere Klientin erzählte mir, dass sie seit ihres Rentenbeginns immer wieder depressive Verstimmungen erlebe. Die Wechseljahre seien zwar schon eine Weile vorbei, aber sie sei viel anfälliger für emotionale Störungen seit dieser Zeit. Ich erinnerte sie daran, dass unsere Achtsamkeitsübung mit der großen Umarmung und den bewussten Atemzügen sowie auch der Zentralstrom einen starken Einfluss auf unsere Emotionen haben können. Nach mehreren Wochen traf ich sie wieder, und sie erzählte mir, dass sie wieder mehr in ihre Mitte gekommen sei und die Beschwerden kaum noch vorhanden waren.

nen. Wenn jemand zu lange unter Trauer oder Depressionen leidet, kann das massive Störungen im Zyklus und bei der Menstruation hervorrufen.

Frauen, die während ihrer fruchtbaren Jahre prämenstruelle Störungen hatten, empfinden diese Beeinträchtigungen im Wechsel stärker. Durch die inneren Veränderungen während der Hormonumstellungen sind sie empfindlicher geworden.

Zusammenhänge verstehen

- Hormoneller und emotionaler Ausgleich durch Hauptzentralstrom
- Nieren- und Herzfunktionsenergie harmonisieren

Emotionaler Stress kann die Beschwerden, die möglicherweise in Zeiten der hormonellen Umstellung auftreten, verstärken. Hier hilft es, sich selbst liebevolle Achtsamkeit entgegenzubringen.

Anwendung

- Geben Sie sich selbst eine große Umarmung und beobachten Sie Ihren Atem (siehe Übung S. 39).
- Halten Sie die 13 über Kreuz.

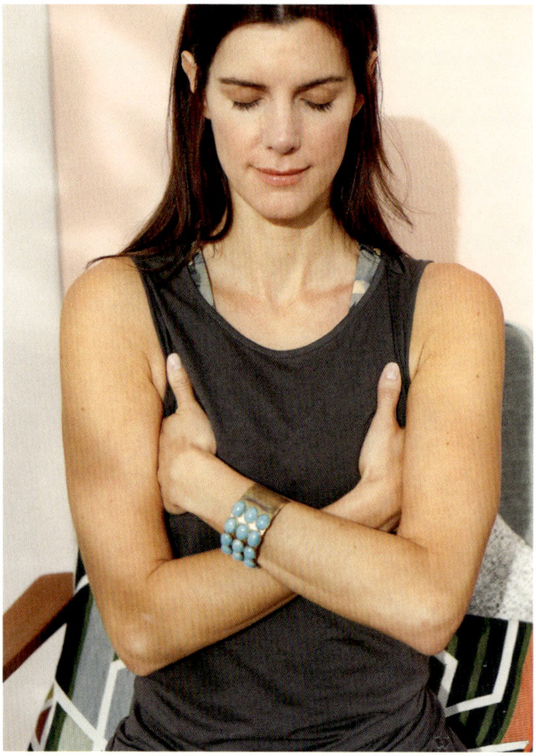

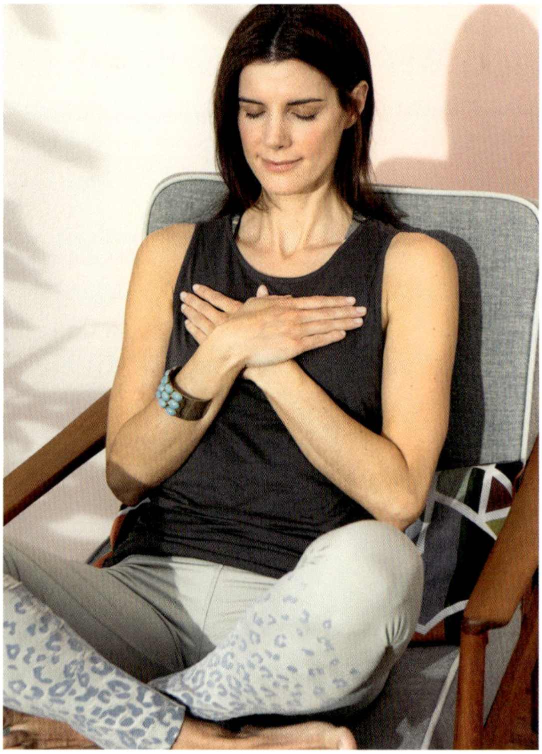

Konzentrationsstörungen und Vergesslichkeit

Durch das Abnehmen unserer Lebensenergie wird auch das Gehirn nicht mehr so gut mit Kraft versorgt. Das ist ein ganz natürlicher Lebensprozess, der allerdings durch das Abnehmen der Hormone in den Wechseljahren verstärkt einsetzen kann.

Im Jin Shin Jyutsu ist die Gehirnsubstanz der Nierenenergie zugeordnet, und auch der Herzenergiestrom bringt seine Energie ins Großhirn. Beide Energien sind mitverantwortlich für ein klares Bewusstsein. Darüber hinaus ist eine gesunde Darmflora – die Gesamtheit aller Darmbakterien – wichtig für ein gesundes Gehirn. Der Einfluss des Darmmilieus von Dick- und Dünndarm auf das Gehirn wird im Moment wissenschaftlich erforscht. Das Darmmikrobiom ist nicht nur wichtig für unsere Gehirnfunktionen, auch beim Immunsystem spielt es eine entscheidende Rolle.

Zusammenhänge verstehen

- Hormoneller und emotionaler Ausgleich durch Hauptzentralstrom
- Nieren-, Leber- und Herzfunktionsenergie harmonisieren, Dünndarmstrom

Anwendung

- Linke Hand an rechte 4, rechte Hand an linke 20 (siehe Bild); für die andere Seite kehren Sie die Sequenz um.
- Halten Sie alle Finger nacheinander.

Dem Gehirn und seinen Funktionen sind die Nierenenergie und der Herzenergiestrom zugeordnet.

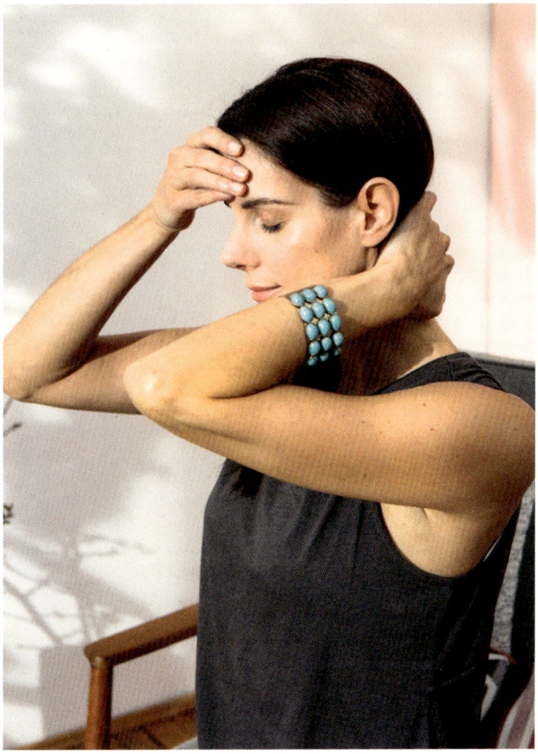

Migräne

Ein Migräneanfall geht mit pulsierenden Schmerzen im Bereich der Schläfen einher und findet meist nur einseitig statt. Verbunden damit sind am Anfang oft Schwindelattacken und Sehstörungen, gefolgt von Kopfschmerzen. Im weiteren Verlauf können Übelkeit mit Bauchkrämpfen und Licht- sowie Geräuschempfindlichkeit auftreten. Migränekopfschmerzen können in allen Phasen der Fruchtbarkeit auftreten und verschwinden sogar häufig in den Wechseljahren. Ursachen sind hormonelle Schwankungen, emotionale Probleme und eine Disharmonie der Leber-, Gallenblasen-, Magen- und Milzenergie.

Zusammenhänge verstehen

- Hormoneller Ausgleich durch Hauptzentralstrom
- Nieren-, Leber-, Gallenblasen-, Milz- und Magenenergie harmonisieren

Anwendung

- Rechte Hand an linke 4, linke Hand an linke 16 (siehe Bild unten links); für die andere Seite kehren Sie die Sequenz um.
- Halten Sie die 13 über Kreuz (siehe Bild unten rechts).

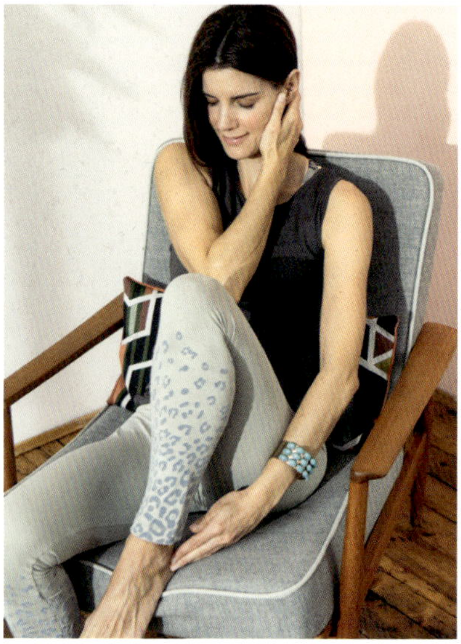

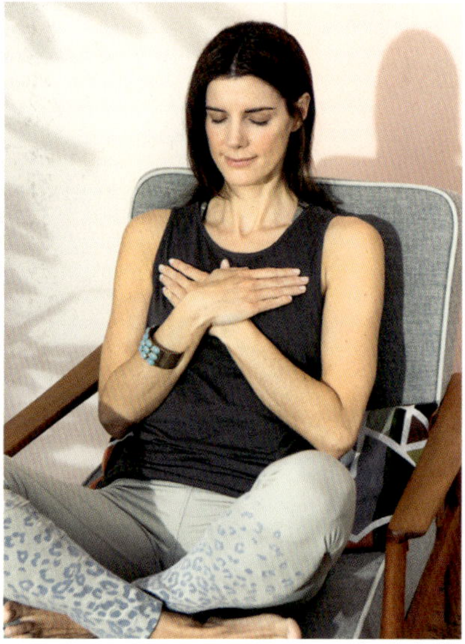

Migräneattacken sind häufig mit einer disharmonischen Leber-, Gallenblasen-, Magen- und Milzenergie verbunden.

Hitzewallungen

Das häufigste körperliche Symptom in den Wechseljahren sind die Hitzewallungen. Das Abnehmen der Nierenenergie kann das Feuer der Herzenergie nicht mehr ausbalancieren, wodurch mehr Hitze im Körper entsteht. Das äußert sich in plötzlichen Schweißausbrüchen oder in unangenehmen Hitzewallungen, vom Unterleib ausgehend in den Brustkorb und den Kopf hinauf. Die Energie schießt nach oben und kann auch Herzsymptome wie Rhythmusstörungen, Herzrasen oder Herzstolpern, Übelkeit und Kopfschmerzen mit sich bringen. Sie können tagsüber oder auch nachts auftreten und führen oft zu Schlaflosigkeit, Stimmungsschwankungen und Depressionen. Oft werden die Hitzewallungen auch durch äußere Umstände wie Kaffee, Alkohol, Ängste und überheizte Räume getriggert.

Man kann die Hitzewallungen allerdings auch positiv sehen. Die Frauen entgiften im Grunde ihr ganzes Leben lang durch die Menstruationsblutung, und das hört dann plötzlich auf. Die Schweißausbrüche sind auch eine Form der Entgiftung. Eindrücke werden gereinigt, alte Verhaltensweisen, Denkmuster, Emotionen. Kräfte werden umgewandelt, in eine höhere Dimension gebracht. Wir können den Hitzewallungen alles mitgeben zum Reinigen, zum Läutern. Das Feuer hilft uns, die Vergangenheit loszulassen und den Blick nach vorn zu richten.

Wenn das Schwitzen aufhört, können sich die Giftstoffe in den Gelenken ablagern und Gelenkbeschwerden verursachen. Hier ist das Strömen wichtig für die Anregung der Ausscheidungsprozesse im Körper. Bewegung, Saunabesuche und Kräutertees sind eine andere Möglichkeit, die Ausscheidung von Giften und Säuren zu stimulieren.

Ein weiterer Aspekt ist der, dass die Frauen wieder mehr Feuerenergie entwickeln und dadurch Kraft und Energie für einen Neuanfang bekommen. Junge, gebärfähige Frauen sind mehr vom Wasserelement geprägt. Mit diesen Vorstellungen im Kopf verlieren die Hitzewallungen ihren Schrecken.

Zusammenhänge verstehen

- Hormoneller Ausgleich durch Hauptzentralstrom und Nabelfunktionsenergie
- Nierenfunktionsenergie und Herzfunktionsenergie harmonisieren

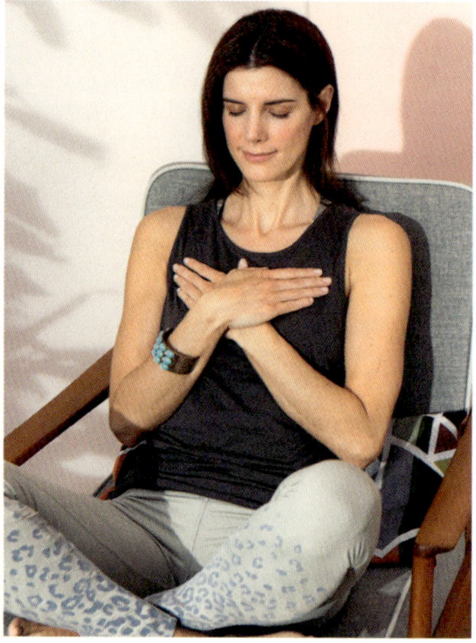
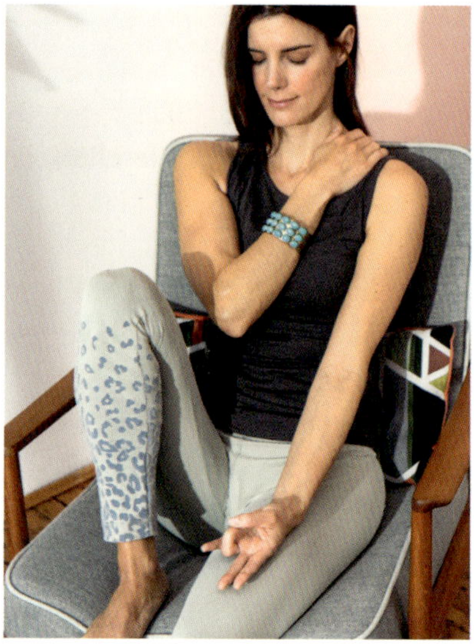

In den Wechseljahren nimmt die Nierenenergie ab, sie kann das Feuer der Herzenergie deshalb nicht mehr ausbalancieren. So können Hitzewallungen auftreten.

Anwendung

- Halten Sie die 13 über Kreuz (siehe Bild oben links).
- Rechte Hand an linke 11. Linke Hand formt mit Daumen und Ringfinger einen Ring (siehe Bild oben rechts). Für die andere Seite kehren Sie die Sequenz um.

Schlafstörungen

Schlafstörungen können verschiedene Ursachen haben. Wenn wir tagsüber zu viele Probleme wälzen und starke emotionale Belastungen erleben, ist es häufig schwierig, am Abend abzuschalten und einzuschlafen. Wir nehmen die Probleme mit in den Schlaf, träumen schlecht, wachen in der Nacht auf und fangen an zu grübeln. Das Einschlafen ist dann oft stundenlang nicht mehr möglich. Ähnliches passiert, wenn wir am Abend zu üppig essen oder Alkohol trinken. In den Wechseljahren werden wir empfindlicher und reagieren auf solche Umstände noch schneller. Da kann schon der Kaffee am Nachmittag zu viel sein. Auch die Hitzewallungen sind bei manchen Frauen in der Nacht stärker, was die Situation noch mehr verschlechtert. Die hormonelle Umstellung wirkt sich auch auf das Einschlafhormon Melatonin aus.

Zusammenhänge verstehen

- Hormoneller Ausgleich durch Hauptzentralstrom
- Nieren-, Nabel- und Herzfunktionsenergie harmonisieren

Anwendung

- Linke Hand an rechte 4, rechte Hand an linke 20 (siehe Bild unten links); für die andere Seite kehren Sie die Sequenz um.
- Linke Hand an rechte 18 (siehe Bild unten rechts); für die andere Seite kehren Sie die Sequenz um.

Viele Frauen leiden in den Wechseljahren an Schlafstörungen. Hier kann die Harmonisierung der Nieren-, Nabel- und Herzenergie Abhilfe schaffen.

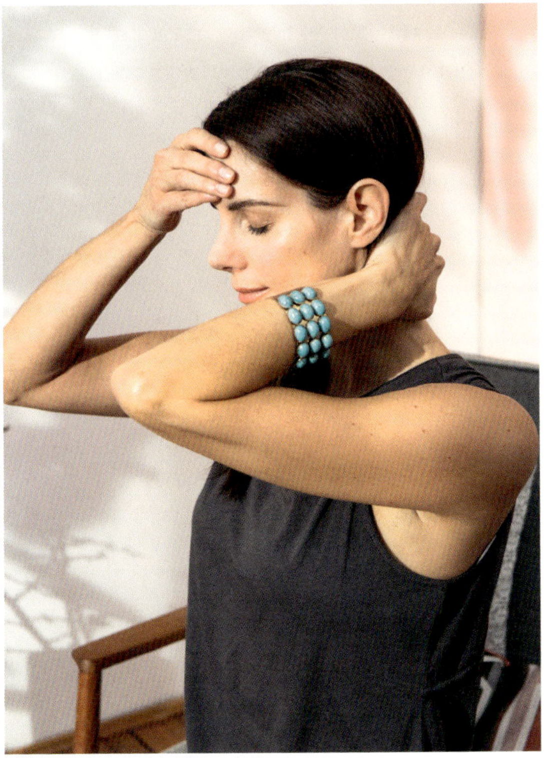

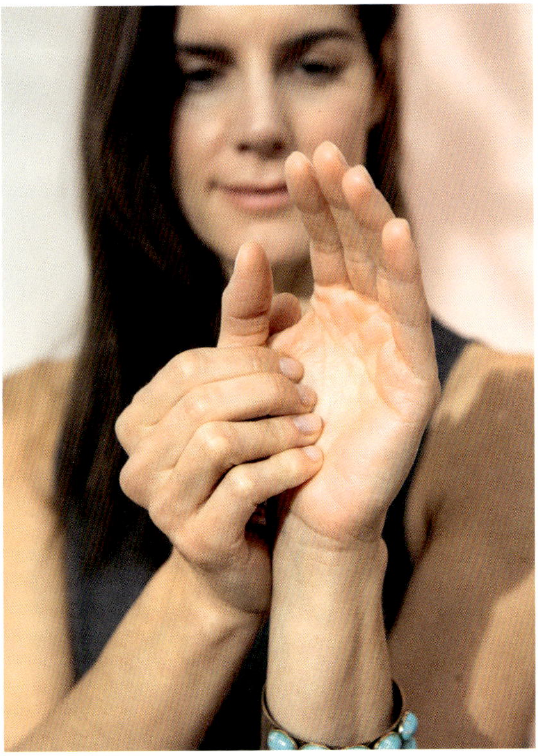

Herzrasen und Herzrhythmusstörungen

Das Abnehmen der Nierenenergie, die dem Wasserelement zugeordnet ist, kann dazu führen, dass die Feuerenergie des Herzens aus dem Gleichgewicht gerät. In den Wechseljahren senden die Nieren und das Herz ihre Energie nicht mehr in die Gebärmutter, um den Palast für das Kind vorzubereiten. Stattdessen steigt die Energie nach oben, um den Geist und das Bewusstsein zu nähren. Dazu kommen starke emotionale Schwankungen, die das Herz belasten.

Zusammenhänge verstehen

Der Finger-Zehen-Strom (siehe auch S. 49) eignet sich weniger zur Selbstanwendung; hier ist es besser, sich von einer anderen Person strömen zu lassen.

- Hormoneller und emotionaler Ausgleich durch Hauptzentralstrom
- Nieren-, Zwerchfell-, Lungen- und Herzfunktionsenergie harmonisieren

Anwendung

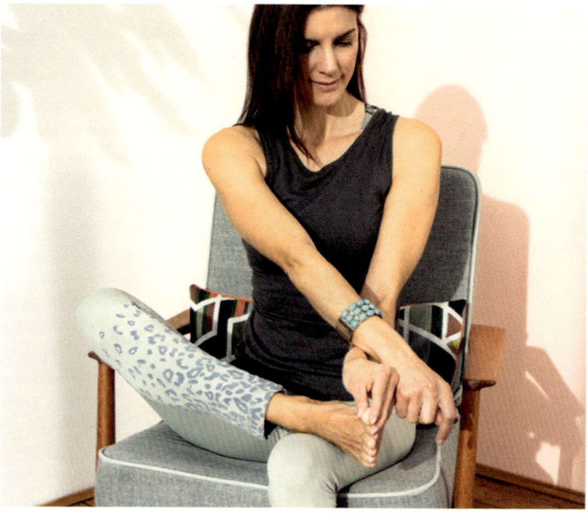

- Rechte Hand an linken kleinen Finger, linke Hand an rechten großen Zeh; für die andere Seite kehren Sie die Sequenz um.

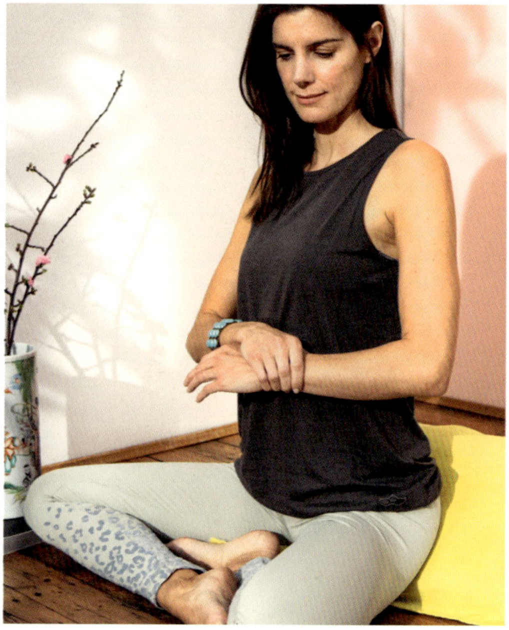

- Rechte Hand an linke 17 (siehe Bild rechts); für die andere Seite kehren Sie die Sequenz um.

Libido

Die Veränderungen unserer Fortpflanzungsenergie beeinflussen natürlich auch die sexuelle Energie. Wiederum gibt es verschiedene Aspekte, die zu einem Libidoverlust führen können. Zum einen sind es die emotionalen und körperlichen Veränderungen, zum anderen das Abnehmen von Milz- und Nierenenergie sowie das Umwandeln der Hormone. Die Eierstöcke produzieren auch nach dem Wechsel weiterhin Androgene, die das Herz schützen, die sexuelle Aktivität aufrechterhalten und die Muskeln stärken.

Zusammenhänge verstehen

- Hormoneller und emotionaler Ausgleich durch Hauptzentralstrom
- Milz- und Nierenfunktionsenergie harmonisieren

Anwendung

- Halten Sie die 13 über Kreuz.
- Linke Hand an linke 15, rechte Hand an linke 6 (siehe Bild unten rechts); für die andere Seite kehren Sie die Sequenz um.

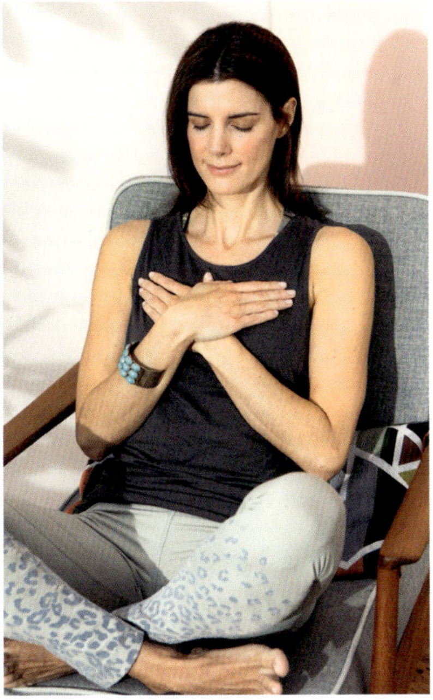

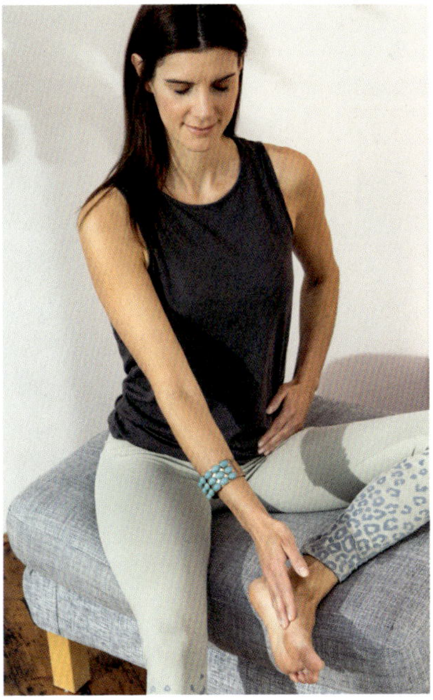

Das Abnehmen von Milz- und Nierenenergie kann mit nachlassendem sexuellem Verlangen verbunden sein. Hier hilft die Harmonisierung der beiden Funktionsenergien.

Trockene Schleimhäute und Haut

Aus schulmedizinischer Sicht führt das Abnehmen von Östrogen zum Austrocknen der Schleimhäute. Östrogen lagert Wasser in das Gewebe ein. Wenn es fehlt, werden Haut und Schleimhäute trockener. Im Jin Shin Jyutsu schauen wir uns die Nieren- und Leberenergie an, die beide durch den Genitalbereich fließen und dabei die Scheide befeuchten. Darüber hinaus ist die Lungenfunktionsenergie dafür zuständig, die Wasserwege offen zu halten und der Haut die nötige Feuchtigkeit zu schenken.

Zusammenhänge verstehen

- Hormoneller und emotionaler Ausgleich durch Hauptzentralstrom
- Leber-, Nieren- und Lungenfunktionsenergie harmonisieren

Anwendung

Im Jin Shin Jyutsu werden trockene Schleimhäute mit der Nieren-, Leber- und Lungenenergie assoziiert.

- Linke Hand an linke 15, rechte Hand an rechte 5 (siehe Bild unten links); für die andere Seite kehren Sie die Sequenz um.
- Halten Sie die Waden.

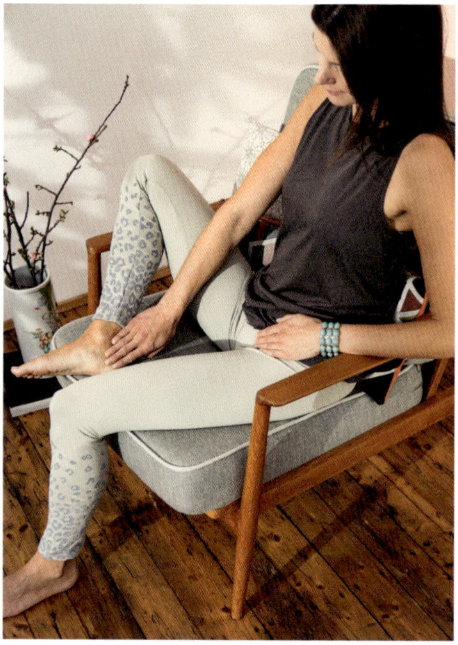

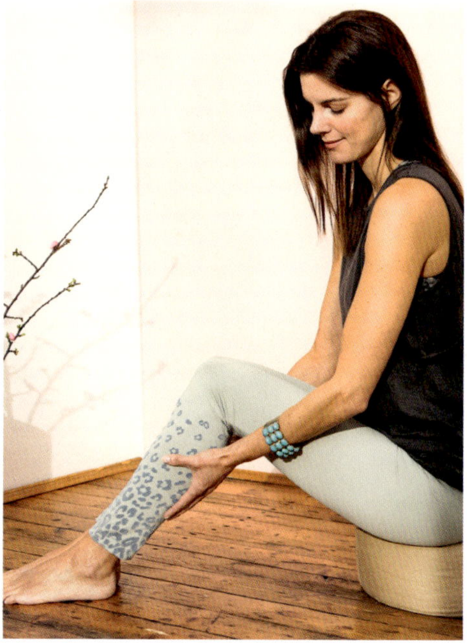

Osteoporose

Es ist ganz natürlich, dass sich unsere Knochen im Laufe des Lebens ständig auf- und abbauen. So sind sie den kontinuierlichen Belastungen des Bewegungsapparates gewachsen. Bei der Osteoporose nimmt die Knochensubstanz ab und macht die Knochen zerbrechlicher. Knochen, Zähne und Knochenmark sind der Nierenenergie zugeordnet. Das natürliche, altersgemäße Abnehmen der Nierenenergie muss aber nicht zwangsläufig zu Osteoporose führen.

Zusammenhänge verstehen

- Hormoneller und emotionaler Ausgleich durch Hauptzentralstrom
- Nieren- und Blasenfunktionsenergie harmonisieren

Anwendung

- Rechte Hand an linke 11, linke Hand an linke 25; anschließend linke Hand an linke 15 (siehe Bilder unten links und Mitte). Für die andere Seite kehren Sie die Sequenz um.
- Rechte Hand an rechte 23, linke Hand an rechte 5 (siehe Bild unten rechts); für die andere Seite kehren Sie die Sequenz um.

Das Harmonisieren der Nieren- und Blasenfunktionsenergie hilft, Knochen und Zähne mit zunehmendem Alter gesund zu erhalten.

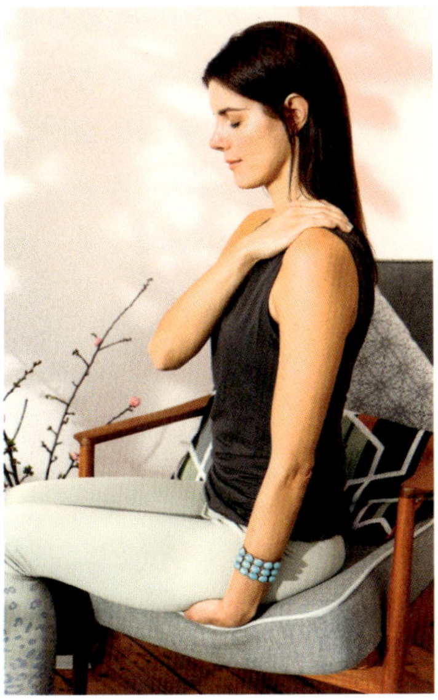

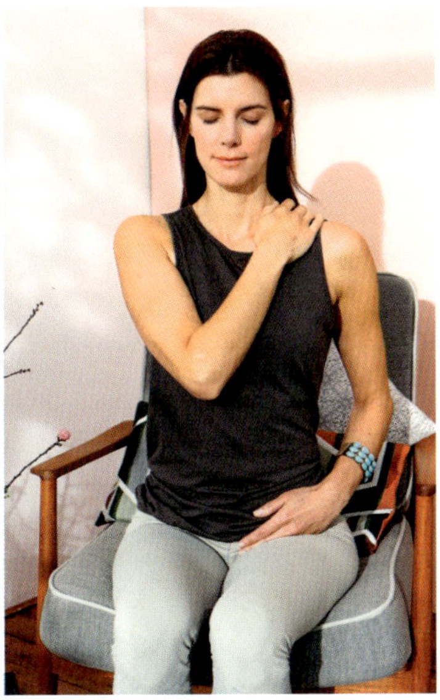

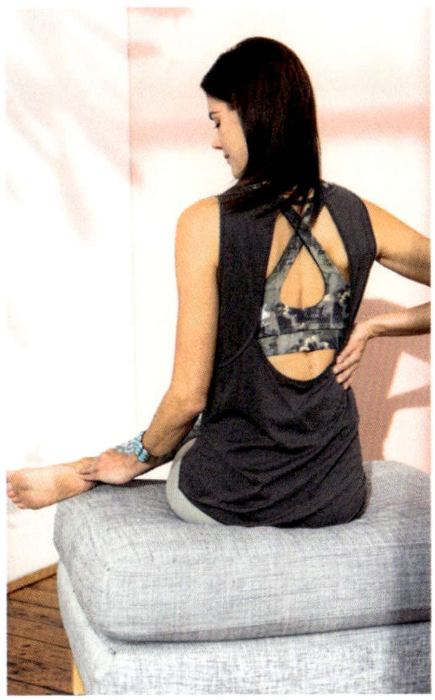

Blasenschwäche

Nach den Wechseljahren oder auch nach der Entbindung kann sich eine Blasenschwäche einstellen. Sie beginnt oft damit, dass Frauen beim Lachen, Husten oder Springen etwas Urin verlieren. Diese Schwäche hat mit dem Abnehmen der Nierenenergie zu tun. Durch Beckenbodengymnastik, Stressreduzierung und Strömen können diese Beschwerden gelindert werden.

Zusammenhänge verstehen

- Hormoneller Ausgleich durch Hauptzentralstrom
- Nieren-, Nabel- und Blasenfunktionsenergie harmonisieren

Anwendung

Einer Blasenschwäche kann durch das Harmonisieren der Nieren-, Nabel- und Blasenfunktionsenergie vorgebeugt werden.

- Rechte Hand an linke 8, linke Hand an linke 16 (siehe Bild unten links); für die andere Seite kehren Sie die Sequenz um.
- Rechte Hand an rechte 23, linke Hand an rechte 5 (siehe Bild unten rechts); für die andere Seite kehren Sie die Sequenz um.

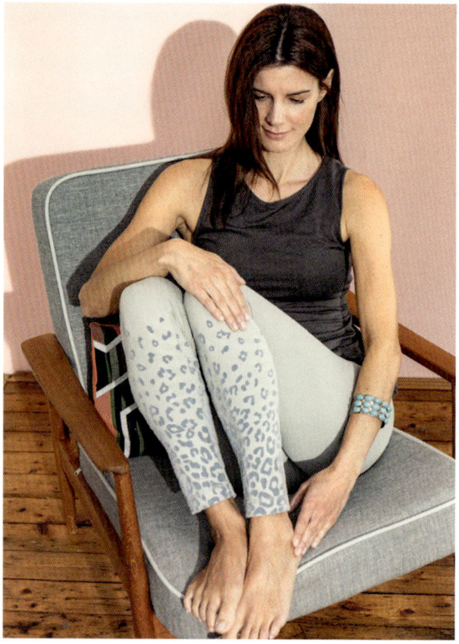

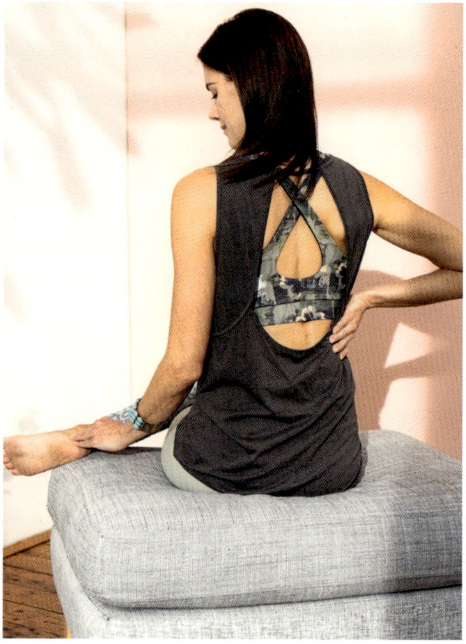

Selbsthilfe bei alltäglichen Beschwerden

Mit Jin Shin Jyutsu können wir die Energien in unserem Körper langfristig harmonisieren, doch eignet sich die Anwendung auch für den akuten Krankheitsfall. Im Folgenden finden Sie einige Beschwerden, die uns im Alltag belasten können, sowie die jeweiligen Selbsthilfegriffe, die rasch Linderung bringen.

Allergien Hohe 19 und gegenüberliegendes SES 1 strömen
Ängste Große Umarmung, Zeigefinger halten
Appetitlosigkeit Beide Hände über Kreuz auf SES 13 legen
Asthmaanfall Beide großen Zehen halten
Atembeschwerden Hände über Kreuz an SES 1 legen
Baby in Steißlage Kleinen Zeh halten
Bauchschmerzen Eine Hand auf SES 14 und die andere an das gegenüberliegende SES 1 legen
Bettnässen SES 19 strömen; Blasenstrom harmonisieren
Blähungen Linkes SES 14 mit der rechten Hand und rechte hohe 1 mit der linken Hand halten und umgekehrt
Blasenentzündung Kleine Zehen halten
Blutende Wunden Rechte Hand schwebend über die Wunde halten und linke Hand darüberlegen
Bluthochdruck Linke Hand auf die rechte 9 (oder 19) und rechte Hand rechts neben das Steißbein legen und umgekehrt
Depressive Verstimmung SES 13 mit beiden Händen über Kreuz halten, große Umarmung
Durchfall Rechtes SES 8 und rechtes SES 2 strömen
Einschlafstörungen SES 18 oder die Fersen halten
Eiternde Wunde Linke Hand auf die betreffende Stelle und rechte Hand darüberlegen
Erbrechen, Übelkeit SES 14 und gegenüberliegendes SES 1 halten, Daumen halten
Erkältung SES 11 und gegenüberliegendes SES 13 strömen
Erschöpfung Hauptzentralstrom, Milzstrom, SES 17 halten
Essschwierigkeiten SES 14 und gegenüberliegendes SES 1 strömen oder Daumen halten
Essstörungen Milzstrom, SES 13 über Kreuz halten

Selbsthilfe bei alltäglichen Beschwerden

Fieber SES 3 mit einer Hand strömen und mit Daumen und jedem Finger der anderen Hand einen Ring bilden

Gedächtnisstörungen SES 20 und gegenüberliegendes SES 4 halten, Herzstrom

Gelenkbeschwerden Gallenblasenstrom, SES 5 und SES 16 halten

Gereiztheit Mittelfinger halten

Gewichtszunahme Magenstrom, SES 21 und gegenüberliegendes SES 23 halten

Gleichgewichtsstörungen SES 14 und gegenüberliegendes SES 19 halten

Halsschmerzen/Mandeln SES 11 und gegenüberliegendes SES 13 strömen

Hautausschlag SES 8 und Waden halten

Husten SES 22 und SES 19 strömen

Hyperaktivität Handgelenke halten oder beide SES 4 strömen

Insektenstiche/Zecken Linke Hand auf den Stich legen und rechte Hand darüber; dieser Griff hilft dabei, das Gift oder den Stachel herauszuziehen

Juckende Stiche SES 19 strömen oder die Waden halten

Kinderkrankheiten SES 3 und nacheinander alle Finger strömen

Konzentrationsstörungen Nacheinander alle Finger halten

Kopfschmerzen/Migräne SES 18 und SES 16 strömen

Lernschwierigkeiten SES 4 strömen oder nacheinander alle Finger halten

Menstruationskrämpfe SES 15 und SES 5 strömen

Morgendliche Energielosigkeit Magenstrom harmonisieren oder Daumen halten

Muskelschmerzen Waden halten, Blasenstrom

Nasenbluten Beide SES 4 strömen

Nasennebenhöhlenentzündung (Sinusitis) Linkes SES 21 mit der rechten Hand und rechtes SES 12 mit der linken Hand halten und umgekehrt

Nervosität Herzstrom, SES 17 halten

Neurodermitis/Schuppenflechte (Psoriasis) Waden und Daumen halten

Selbsthilfe bei alltäglichen Beschwerden

Ohrenschmerzen Ringfinger und kleinen Finger halten

Pickel Linke Hand auf die betreffende Stelle und rechte Hand darüberlegen

Prellungen/Verstauchungen Beide Hände auf die betreffende Stelle legen

Pubertät SES 13 strömen, Nierenstrom, Milzstrom

Reiseübelkeit Handgelenke halten

Reizbarkeit SES 14 und gegenüberliegendes SES 19 halten, Mittelfinger halten

Rückbildung SES 13 halten, Nierenstrom

Rückenschmerzen SES 11 und SES 15 strömen

Schluckauf SES 1 oder SES 12 halten

Schwindel SES 21 und gegenüberliegendes SES 14 strömen

Selbstbewusstsein Magenstrom, Daumen halten

Sodbrennen Linkes SES 14 mit der rechten Hand und rechte hohe 1 mit der linken Hand halten und umgekehrt

Soor/Aphthen SES 21 und gegenüberliegendes SES 14 strömen

Splitter/Spreißel Linke Hand auf die betreffende Stelle und rechte Hand darüberlegen

Stillen SES 13 über Kreuz halten, Magenstrom

Verbrennungen/Verbrühungen Beide Hände nebeneinander auf die betreffende Stelle legen bzw. bei nässenden Brandblasen schwebend darüber halten (30–60 Minuten)

Verdauungsbeschwerden SES 14 und gegenüberliegende hohe 1 halten oder SES 1 strömen oder Daumen halten

Verschlucken SES 1 halten

Verstopfte Nase SES 21 und gegenüberliegendes SES 12 halten; bei allergiebedingten Beschwerden SES 5 halten

Verstopfung Linke 8 und linke 2 strömen

Wachstumsschmerzen Waden oder nacheinander alle Finger halten

Wechseljahresbeschwerden Nacheinander SES 4, 12, 11 und 3 halten und dabei mit der anderen Hand einen Ring aus Daumen und Ringfinger bilden

Zahnschmerzen Zeigefinger halten

Literatur

Burmeister, Alice, und Monte, Tom: *Heilende Berührung: Körper, Seele und Geist mit Jin Shin Jyutsu behandeln.* Knaur MensSana, München 2000

Burmeister, Mary: *Einführung in JIN SHIN JYUTSU IST. Erstes Buch.* Raphael, Bonn 1990

Burmeister, Mary: *Einführung in JIN SHIN JYUTSU IST. Zweites Buch.* Raphael, Bonn 1995

Burmeister, Mary: *Spaß mit Fingern und Zehen: Einführung in JIN SHIN JYUTSU IST. Drittes Buch.* Raphael, Bonn 1995

Burmeister, Mary: *»What Mary Says …«. Eine Zitatesammlung.* Zusammengestellt von Lynne Plueger und Michael Wenninger. Raphael, Bonn 2003

Flaws, Bob: *Schwester Mond.* Verlag für Traditionelle Chinesische Medizin Dr. Erich Wühr, Kötzting

Kaffka, Andrea: *Wechseljahre Wandlungsjahre.* Joy, Oy-Mittelberg

Nissim, Rina: *Wechseljahre Wechselzeit: Ein Handbuch für Frauen.* Orlanda, Berlin

Rainbow, Sonia Emilia: *Frauen Heilkraft: Das vergessene Wissen um die Urkraft der Gebärmutter.* Ansata, München

Riegger-Krause, Waltraud: *Jin Shin Jyutsu: Die Kunst der Selbstheilung durch Auflegen der Hände.* Irisiana, München 2005

Riegger-Krause, Waltraud: *Jin Shin Jyutsu: Die Kunst der Selbstheilung praktisch nutzen. Mit 48 Arbeitskarten.* Irisiana, München 2013

Riegger-Krause, Waltraud: *Jin Shin Jyutsu: Einfache Anwendung zur Selbsthilfe.* Irisiana, München 2012

Riegger-Krause, Waltraud: *Jin Shin Jyutsu: Entspannen mit dem Übungsprogramm für Selbstanwender.* 2 Audio-CDs. Irisiana, München 2013

Register

Abnehmen 106, 111
Adrenalin 30, 108, 141
Akne 69, 79, 118, 122
Albträume 98, 153
Allergien 90, 92, 104, 118, 135, 157, 185
Altersweitsichtigkeit 51, 70, 163
Alzheimer 73, 75, 93, 113, 132, 135
Angina pectoris 132, 146
Angst 44, 46, 52, 83, 99, 107, 108, 185
Anorexie 57, 90
Anspannung 53, 87, 95, 156, 170
Antibiotikum, körpereigenes 83
Aphthen 125, 187
Appetitlosigkeit 185
Ärger 44, 52, 71, 97, 153, 156, 159, 163
Arteriosklerose 92, 132
Arthrose/Arthritis 71, 73, 108, 135, 139, 148–149, 153
Asthma bronchiale 68–69, 83, 87, 91, 102, 118, 139, 185
Atembeschwerden 79, 85, 102, 118, 132, 185
Aufmerksamkeits-Defizit-Syndrom (ADS) 84
Augenbeschwerden 51
Ausstrahlung verbessern 16
Autoimmunkrankheiten 83, 97, 108, 135, 171
Autoritätskonflikte 115

Baby in Steißlage 185
Bandscheibenvorfall 32, 81, 96, 153
Bauchschmerzen 70, 79, 97–98, 185
Beckenboden 90
Becken öffnen 85, 89–90, 93, 98–99, 101, 111
Bemühung (Einstellung) 16, 44, 48, 75, 102, 135
Betreuerströme 22, 26, 31–33, 163
Bettnässen 89, 139, 185
Bewusstlosigkeit 83
Beziehungsprobleme 149
Bindegewebe 67, 69, 170
Bindehautentzündung 157
Blähungen 98, 108, 110, 129, 153, 185
Blase 73, 96, 137
Blasenentzündung 89, 138–139, 165
Blasenfunktionsenergie 46, 137–140, 159, 183–184
Blasenschwäche 108, 139, 184
Blasenstrom 89, 138
Blockaden lösen 17–18, 21, 40, 138
Blutdruck, niedriger 74, 90
Bluthochdruck 87, 92–93, 95, 107–108, 141, 143, 185
Blutkrankheiten 97
Borreliose 108
Brandblasen 187
Bronchitis, chronische 68–69, 83, 118
Brust, Spannungen in der 61, 63, 97, 124–125, 156, 170–171
Bulimie 90
Burmeister, Mary 12–13, 33, 41, 49, 59, 62, 119, 141
Burn-out 66–67, 71, 149, 165

Chakrenarbeit 17
Chemotherapie 108, 129
Cholesterin, hohes 108, 132, 146
Cortisol 30, 141

Darmerkrankungen 68
Denken, klares 87, 105, 108, 124
Depressionen 40, 45, 64, 70–71, 90, 132, 139, 156, 173–174, 177
Depressive Verstimmungen 16, 52, 106, 117, 121, 132, 142, 153, 173
Diabetes mellitus 67, 108, 129, 146
Diagonale Vermittlerströme 33–35, 163
Dickdarmfunktionsenergie 48, 121–123
Disharmonien 21, 27, 33, 58, 74, 148, 162
Dreieinigkeitsenergie 162–163
Drüsensystem, endokrines 58, 141, 171
Dünndarmfunktionsenergie 48, 131, 134–137, 159
Durchfall 79, 81, 89, 93, 121, 136, 185
Dyskalkulie 84

Eierstöcke 59–62, 71–73, 80, 85, 87, 101, 141, 143, 153, 163, 181
Eierstockentzündung 81
Eierstockzysten 124–125
Einschlafstörung 102, 185
Emotionale Schwankungen 173–174, 180
Endometriose 63, 71, 157, 163, 168–169
Energieströme 26–35, 54, 56, 58, 159
Entgiftung 16, 108, 111, 121, 139, 142, 157, 177
Entscheidungsschwierigkeiten 51
Entspannung 22,44, 90, 93, 101
Entwicklungszyklus 56.
Epilepsie 87, 97, 132, 139
Erbrechen 67, 125, 185
Erde (Element) 66, 124–129, 170
Erkältungen 83, 106, 117–118, 135, 185
Erkrankungen, chronische 33
Erschöpfung 27, 50, 52, 81, 110, 128, 185
Essschwierigkeiten 185
Essstörungen 66–67, 90, 97, 125, 129, 185

Facelifting, natürliches 106
Feuer (Element) 130–137
Fibromyalgie 108, 157
Fieber 135, 186
Fingerhalten 45–49
Fortpflanzungsorgane 29, 31, 81, 99, 142
Frauenkrankheiten 97, 131, 164
Fruchtbarkeit 56–57, 85, 162–163
Frustrationsgefühl 51, 70–71, 152–153, 156, 164
Füße, kalte 31, 99
Fußschmerzen 51

Gallenblase 70–71
Gallenblasenfunktionsenergie 149, 152–156
Gebärmutter 57, 62–63, 72–73, 80, 85, 87, 131, 141, 143, 153, 155, 163, 168–169, 180
Gebärmutterschleimhaut 59–60, 168
Gebärmuttersenkung 85
Geburt, Erleichterung bei 87, 89, 99, 148–149
Gedächtnisstörungen 186
Gedankenkarussell 87, 105
Gedankenmuster, auflösen 16
Gefäßerkrankungen 74
Gelenkbeschwerden 149, 177, 185
Gereiztheit 156, 185
Geschlechtsorgane 79, 90, 93
Gesichtslähmung 93, 95
Geströmt werden 20–21
Gewichtszunahme 186
Gicht 157
Gleichgewichtssinn 86

Gleichgewichtsstörungen 186
Grippe 117–118

Hallux valgus 91
Halsschmerzen 135, 186
Hämorrhoiden 90
Handauflegen 17
Handinnenfläche halten 48
Harnleiterkolik 89
Hauptzentralstrom 26–31
Haut, Regeneration der 52
Haut, trockene 118, 182
Hautausschlag 186
Hauterkrankungen 53, 79
Heiserkeit 92, 135
Heißhunger (Süßigkeiten) 52, 125
Herpes 108
Herzfunktionsenergie 62, 130–134, 165, 174–175, 177, 179–180
Herz-Kreislauf-System 30, 74, 92
Herzrasen 64, 132, 141, 146, 173, 177, 180
Herzrhythmusstörungen 64, 131, 143, 180
Herzstolpern 87, 177
Heuschnupfen 51, 118, 157
Hexenschuss (Lumbago) 81, 112, 153
Hitzewallungen 61, 64, 73, 87, 93, 97, 132, 141, 145–146, 149, 177–178
Hormonbalance 27
Hormoneller Ausgleich 97, 163, 171, 176–177, 179, 184
Hormonelle Umstellung 58–61, 108
Hornhaut 90
Hüftbeschwerden 96
Hühneraugen 90
Husten 85, 103, 118, 184, 186
Hyperaktivität 107, 186
Hypophyse 59–61, 83, 87

Idealismus 68
Immunsystem 16, 30, 63, 96, 108, 175
Inkontinenz 73, 89
Insektenstiche 186
Inspiration 82, 101
Intuition 22, 97, 10–102, 135
Ischiasbeschwerden 71, 89, 93, 112, 153

Jin Shin Jyutsu
– als Selbsthilfe 119–123
– Entstehung des Namens 11–12
– Entstehung im Westen 12–13
Juckreiz 103

Kältegefühl 19
Kaiserschnitt 149
Kalziumhaushalt 29
Karpaltunnelsyndrom 83, 93, 112, 122
Keuchhusten 118
Kieferhöhlenentzündung 122
Kinderkrankheiten 186
Kinderwunsch 30, 69–70, 101, 143, 169
Kleinen Finger halten 48
Knochenbrüche 99
Koliken 67, 79, 85
Koma 83
Konzentrationsstörungen 111, 125, 128, 175, 186
Kopfschmerzen 64, 70, 79, 83, 87, 93, 95, 102, 105, 110, 139, 153, 155, 176–177, 186
Krampfadern 31, 99, 129
Krämpfe 87, 89, 101
Kreativität 90, 96, 142
Krebserkrankungen 83, 97, 108
Kreislauf harmonisieren 16, 102
Kribbeln 19, 78, 83
Kurzatmigkeit 52, 146
Kurzsichtigkeit 157

Lähmung 71, 95, 101
Laufen, Stärkung beim 53
Lebensenergie 7, 10, 13–16, 18, 30, 38, 41, 61, 71, 78, 91, 116–117, 162, 175
Leber 70–71, 90, 96, 128, 131, 142, 152, 155–156
Leberfunktionsenergie 47, 70, 155–158, 163, 165, 168, 171, 175–176, 182
Legasthenie 84
Leistenbruch 93, 96
Lernschwierigkeiten 87, 186
Libido 31, 165, 181
Lichtempfindlichkeit 156–157
Loslassen 39, 47, 68, 78, 82, 84, 88, 90, 121
Luftelement 31, 68, 116
Lungenfunktionsenergie 116–120, 156, 159, 180, 182
Lungenkrankheiten 68–69, 83
Lymphknoten 112–113
Lymphsystem 83, 112

Magenbeschwerden 67, 90, 125
Magenfunktionsenergie 45, 56–57, 62, 66, 121, 124–127,171 176
Meditation 40, 105, 159
»Meer des Blutes« 80
Menstruationsbeschwerden 30, 62–63, 67–69, 71, 73, 79, 97, 99, 125, 164–166, 168
Menstruationsblutung 57, 127, 131, 177
Menstruationskrämpfe 124, 152, 186
Menstruationsschmerzen 80, 85, 108, 112
Menstruationszyklus 57, 59, 68, 129
Midlife-Crisis 72
Migräne 64, 70, 79, 83, 87, 101, 110, 125, 153, 156–157, 176, 186
Milchstau 125
Milzfunktionsenergie 30, 45, 56–57, 61–63, 66, 70, 79, 87, 124, 127–131, 159, 162–163, 165, 167, 170–171, 176, 181
Mitgefühl zeigen 30, 46, 66, 79, 90, 124, 128
Mittelfinger halten 46–47
Mittelohrentzündung 97, 135, 139, 149
Morbus Crohn 135
Müdigkeit, chronische 27, 51–52, 108, 129
Mudras 10, 50–53
Multiple Sklerose 83, 97–98, 129
Murai, Jiro 10–13, 15, 20, 27, 38, 44, 50, 113
Muskelkater 89
Muskelkrämpfe 89, 139
Myome 63, 71, 85, 87, 155, 163, 168–169

Nabelfunktionsenergie 49, 57–58, 63, 145, 148–151, 159, 163, 171, 177, 179, 184
Nackenverspannung 84, 139, 153
Nahrungsaufnahme 46, 79–80
Nahrungsmittelunverträglichkeiten 57, 90, 129, 148
Narben 101
Narkose 83
Nasenbluten 84, 139, 186
Nasennebenhöhlenentzündung 91, 106, 186
Nebenschilddrüse 29, 93, 107
Nervenzusammenbruch 128
Nervosität 52, 102, 132, 173, 186
Neuralgien 95, 122
Neurodermitis 68–69, 118, 122, 186
Nierenbeckenentzündung 108
Nierenfunktionsenergie 46, 56–58, 61–64, 70, 73, 79, 85, 128, 131, 137–138, 141–144, 159, 162–165, 167–168, 174–184

Ödeme 108, 139
Ohnmacht 29, 102
Ohren 53, 73, 83, 85–86, 139, 187
Orangenhaut 67, 129
Organfunktionen stärken 52, 58, 138
Organströme 35, 116–159
Osteoporose 73, 143, 183–184
Östrogen 59–61, 182

Parkinson 73, 75, 93, 113, 132, 135
Perfektionismus 46, 108, 142
Pickel 67, 187
Pilzerkrankungen 30, 108
Prämenstruelle Syndrom 61, 63, 68, 71, 156–157, 164, 169
Prellungen 187
Psoriasis *siehe Schuppenflechte*
Pubertät 7, 27, 58–59, 66–67, 94, 108, 171, 187

Rachitis 102
Regelblutung, ausbleibend 57, 59, 61, 87, 167
Regelblutung, verstärkte 80, 85, 157
Regelschmerzen 90
Reiseübelkeit 187
Reizbarkeit 173, 187
Reizblase 90
Rheuma 108, 135, 139, 148–149
Ringfinger halten 47
Rückbildung 187
Rückenschmerzen 53, 73, 81, 86, 99, 108, 139, 165, 187

Schilddrüse 29–30, 93, 107, 129, 143, 155, 157, 171–173
Schlaflosigkeit 83, 93, 131, 146, 177–179
Schlaganfall 87, 92–93, 95, 107
Schleimhäute, trockene 118, 182
Schleudertrauma 93, 96
Schluckauf 79, 187
Schmerzen in
– Arme/Handgelenke 33, 96, 112, 118, 135
– Beine 81
– Brust 71
– Finger 112
– ganzer Körper 75
– Leiste 125
– Gewebe 101
– Muskel 186
– Rippen 102
– Schläfen 176
– Wirbelsäule 137
Schnarchen 98
Schnupfen 121–122, 135
Schock 87
Schuldgefühle 92, 118, 142
Schuppenflechte 68–69, 118, 122, 186
Schwangerschaft 29, 56, 59, 63, 81, 94, 97–99, 116, 143, 148–149, 164
Schwangerschaftsstreifen 69, 101
Schweißausbrüche 149, 177
Schwerhörigkeit 51
Schwielen 90
Schwindel 64, 84, 86, 97, 105, 143, 157, 176, 187
Sehkraft, nachlassende 51
Selbstbewusstsein 16, 46, 79, 91, 103, 124, 138, 187
Selbsterkenntnis 15–17, 21
Selbstheilungskräfte 131
Senilität vorbeugen 29
Sexualität 68, 108
Sinusitis *siehe Nasennebenhöhlenentzündung*
Skoliose 32
Sodbrennen 97, 98, 136, 187
Sonnengeflecht (Solarplexus) 30, 97
Soor 125, 187
Sorge (Einstellung) 44–45
Sorgen harmonisieren 52, 67, 81, 97, 121, 124, 128
Splitter entfernen 187
Stillen 97, 170, 187
Stimmungsschwankungen 51–52, 61, 156, 173, 177
Stirnhöhlenentzündung 122
Stoffwechsel anregen 16, 27, 29, 111, 171
Stottern 92, 118, 132
Stress abbauen 51–52, 71, 81–82, 87, 90, 92, 102, 108, 112, 132, 156
Süchte 67, 97

Taubheit in den Fingern 83, 112
Tennisarm/-ellbogen 83, 93, 112, 122
Thalamus 29
Thich Nhat Hanh 19, 38, 120, 146, 154
Thymusdrüse 30
Tiefen
– erste Tiefe 66–67
– zweite Tiefe 67–69
– dritte Tiefe 69–71
– vierte Tiefe 71–73
– fünfte Tiefe 73–75
– sechste Tiefe 75
Tinnitus 85–86, 103, 135, 139
Trauer (Einstellung) 44, 47
Tumoren 108, 113
Übelkeit 125, 153, 156–157, 176–177, 185
Überbein 83, 93, 122
Überempfindlichkeit, emotionale 53, 71, 173
Unfruchtbarkeit 85, 87, 143, 163–164
Unsicherheit 7, 44, 46, 52, 58, 73, 84, 99–100, 139, 142
Unwohlsein, allgemeines 15, 82
Urfeuer (Element) 145–151
Urvertrauen 95, 146

Verbrennungen 90, 187
Verdauung harmonisieren 16, 32, 40, 79–80, 90, 96, 124
Verdauungsbeschwerden 53, 67, 70–71, 86, 110, 129, 136, 151, 157, 187
Vergesslichkeit 132, 175
Verhaltensmuster auflösen 16, 100
Verhärtung, innere 14, 78
Vermittlerströme 22, 33–35, 82, 163
Verschlucken 79, 187
Verspannungen 14, 78, 89
Verstauchungen 153, 187
Verstopfte Nase 91, 106, 122, 135, 187
Verstopfung 30, 79, 81, 89, 93, 112, 121–122, 187
Verwirrung, geistige 87, 132
Verzweiflung 81, 142, 146

Wachstumsschmerzen 187
Wasserelement 62, 137, 141, 159, 177, 180
Wechseljahre 58–65, 72–73, 107–108, 128–129, 149, 173
Wechseljahresbeschwerden 30, 60, 63, 67, 71, 80, 143, 155, 157, 164, 187
Weitsichtigkeit 157
Wirbelsäule stärken 31, 157
Wunde, blutende 185
Wunde, eiternde 185
Wut (Einstellung) 16, 44, 46–47

Zahnfleischbeschwerden 89, 121–122, 125
Zahnschmerzen 79, 89, 106, 122, 187
Zecke entfernen 186
Zeigefinger halten 46
Zirbeldrüse 29, 83, 87, 148
Zittern 102, 110, 112
Zwerchfellfunktionsenergie 49, 57, 62, 145–147, 159, 180
Zysten 63, 71, 113, 157, 170

Über die Autorin

Waltraud Riegger-Krause ist eine der wenigen autorisierten Dozentinnen für Jin Shin Jyutsu®. 1985 erfuhr sie erstmals in den USA von dieser Lebenskunst, die sie bei Mary Burmeister selbst erlernte. Später folgte eine Ausbildung zur Heilpraktikerin und das Studium der chinesischen Medizin. Waltraud Riegger-Krause hat eine eigene Praxis im Allgäu und gibt Kurse im In- und Ausland.
www.riegger-krause.de

Impressum

MIX
Papier aus verantwortungsvollen Quellen
FSC® C010328
Klimaneutral Druckprodukt
ClimatePartner.com/14044-1912-1001

Penguin Random House Verlagsgruppe FSC® N001967

1. Auflage

Redaktion: Dr. Ulrike Kretschmer, München
Satz: Dr. Alex Klubertanz, Haßfurt
Projektleitung: Sven Beier
Bildredaktion: Bele Engels
Umschlaggestaltung: Geviert, Grafik & Typografie
Umschlagmotiv: © Bodo Rickassel
Herstellung: Timo Wenda
Reproduktion: Regg Media, München
Druck und Bindung: Alföldi, Debrecen
Printed in Hungary
ISBN: 978-3-424-15402-3

Bildnachweis
Leitung Fotoproduktion: Bele Engels
Fotograf: Bodo Rickassel
Haare & Makeup: Carina Kristandt
Styling: Bele Engels
Prop-Styling: Bele Engels und Carina Kristandt
Model: Claudia Bahl
Für die freundliche Unterstützung der Fotoproduktion danken wir Kamah Yoga, München (www.kamahyoga.com)
Illustrationen: Christian M. Weiß
Alle Bilder stammen von Bodo Rickassel, mit Ausnahme von:
Jin Shin Jyutsu® Inc. Scottsdale, Arizona: 11;
Riegger-Krause Waltraud, Isny/Allgäu: 12